MMS PARA ANIMALES

MMS

para animales

Una guía para el tratamiento holístico
y responsable de los animales con MMS

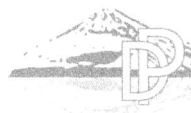

DANIEL PETER
- Verlag -

Verlag für ein neues Bewusstsein

Copyright:	© 2019 Editorial Daniel Peter, Schnaittach, Alemania
Corrección de textos, corrección de pruebas y concepto del diseño:	Monika Stolina-Wolf, SONNENTOCHTER*edition*
Composición y diseño interior:	Eva Saarbourg, Saarbourg Design Gülistan Stahlmann, EYE Marketing
Diseño del título:	Markus Hoffmann, PEPP/ART, utilizando una foto de fotolia
Agradecimientos a:	Ulrich Bogun, servicio de composición y publicación de Berlín
Traducción del alemán:	Esther Rodrigo
Corrección del texto:	Jesús García Fernández
Maquetación y composición:	Stefanie Peschetz
Editor:	Editorial Daniel Peter, Schnaittach
Correo electrónico:	info@daniel-peter-verlag.de
Teléfono para pedidos:	*+49 91 26 / 2 95 57 10*
Internet:	www.daniel-peter-verlag.de
1.ª edición:	08 / 2019
ISBN	978-3-9819954-2-8

¡Toda consulta de cualquier editorial de todo el mundo para la edición de la presente publicación en el idioma nacional correspondiente será bienvenida!

Exención de responsabilidad

Los procedimientos que aquí se exponen tienen por objeto proporcionarle información. No sustituyen a diagnósticos, consultas ni tratamientos médicos. Ni la autora ni el editor serán responsables de los daños de cualquier índole que pudieran resultar del uso de los métodos que se exponen en la presente obra; en particular, no asumiremos responsabilidad alguna por la mejora o el deterioro del estado de salud de su animal.

Debido al dinamismo de internet, es posible que los enlaces que se mencionan en el libro que estaban vigentes en el momento de la edición de este libro hayan cambiado con el tiempo o ya no estén disponibles.

Interpretación de los iconos

Entre los iconos utilizados en este libro se encuentran ...

i ... información sobre temas específicos, como medicamentos, enfermedades o investigadores;

! ... frases que recordar e información especialmente importante sobre consejos y trucos, así como sobre relaciones pertinentes y relevantes;

... casos prácticos concretos del ámbito veterinario. Los ejemplos provienen de la autora, Monika Rekelhof; del Dr. Dirk Schrader, veterinario; y de varios usuarios que han dejado constancia de sus experiencias sobre el uso del MMS para este libro;

... instrucciones detalladas sobre indicaciones concretas de dosificación y terapéuticas.

Contenido

1 Prólogo

Prólogo

«Sanadora de animales en cuerpo y alma»: esa fue mi primera impresión de Monika Rekelhof. Los animales de todo tipo y tamaño, y especialmente su bienestar, siempre han acaparado su interés y no cabe duda de que en el futuro continuarán ocupando su corazón. Además, Monika Rekelhof es una persona que no se deja intimidar por un «no puede ser». Es precisamente esta cualidad la que le ha permitido abrir nuevos caminos.

MMS para animales: una guía para el tratamiento holístico y responsable de los animales con MMS es un libro que describe la aplicación del MMS (master mineral solution) en los animales. Como es natural, me sentí muy orgullosa cuando Monika me pidió que escribiera este prólogo, porque durante años había hecho infinidad de experiencias buenas con el MMS en mí misma y en muchos de mis congéneres. Pero, a pesar de todo, también sentí cierto escepticismo y temor a aplicarlo en nuestro pequeño y todavía joven gato, que, por aquel entonces, apenas pesaba tres kilos. Llena de confianza, seguí su consejo y ¡he aquí que nuestro pequeño Marzipannäschen había mejorado al día siguiente!

En cada página de este libro, los lectores y las lectoras perciben tanto el sentido de la responsabilidad de la autora con la criatura como su compromiso con el bienestar de todos los seres vivos, sin dejarse impresionar por reglas o limitaciones. Es el esfuerzo que Monika Rekelhof ha llevado a cabo para lograr una comprensión integral de los animales, cuyo lenguaje no entendemos, pero por los que, sin embargo, nos preocupamos cuando están a nuestro cuidado. Como dueños de un animal, con la lectura de este libro también obtendremos algunas indicaciones sobre cómo podremos entendernos mejor o tratarnos a nosotros mismos de una manera bastante sencilla. Además, de una forma muy amena, nos ofrece muchas sugerencias para reflexionar sobre cuestiones como la alimentación correctamente adaptada a las especies, las vacunas y dispensar un trato natural a los animales.

«Curar a nuestros queridos animales de manera holística y asumiendo la responsabilidad». Naturalmente, esto incluye también la comunicación con los animales, algo que Monika Rekelhof utiliza a conciencia, que domina a fondo y que transmite en sus cursos. Hay más cosas entre el cielo y la tierra de las que podemos entender, o al menos de las que podemos entender en este momento. Y, sin embargo, existen.

En este libro, la autora aborda con gran detalle el tratamiento holístico de animales con la ayuda del MMS, el DMSO, el CDL o el CDLplus y mucho más.

Desde el primer año de Química, las alumnas y los alumnos aprenden lo siguiente: «Cualquier producto químico del mundo es tóxico en grandes cantidades».

El mejor ejemplo es la sal común, algo que la mayoría de las personas emplean a diario. Piense en lo siguiente: ¡una taza entera resulta mortal! Pero en las dosis recomendadas su uso es seguro.

También podemos comprobar que si uno se bebe siete litros de agua de una vez, esta puede matarle. ¡La dosis es la clave!

Monika Rekelhof no pretende convertir a nadie, ofrece numerosas sugerencias para la reflexión, cuestiona, señala posibilidades o informes sobre experiencias. Si a usted, querida lectora y querido lector, también le gusta ver las cosas desde una perspectiva más amplia, ¡atrévase!

Este libro puede contribuir a ello de una manera maravillosa, brindándonos la oportunidad de fomentar nuestra sensibilidad hacia nosotros y hacia nuestros semejantes de una manera fantástica.

La autora nos introduce en este tema de una manera tan sensible que tranquilizará hasta al mayor de los escépticos y podrá seguir este camino para la buena salud de su animal.

Dr. h. c. Ulrike C. Hillgner
Arnhem, enero de 2015

2 Introducción

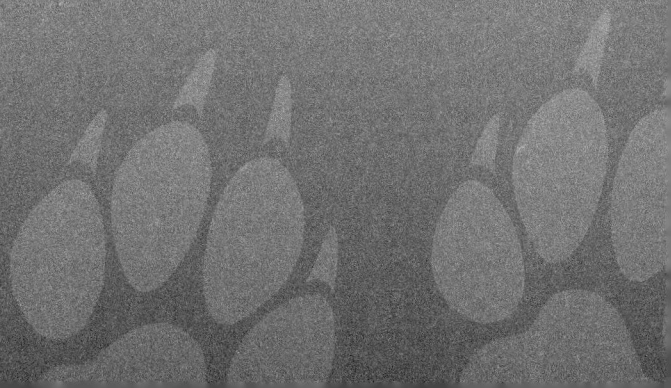

Para mí, ayudar a los animales —y, de ese modo, a veces también a las personas— es una tarea vocacional de gran importancia. Una parte de esa tarea consiste en progresar con valentía y dar a conocer y difundir el beneficioso «remedio» que es el MMS. Aunque a veces se debata sobre el MMS de manera muy controvertida, no pretendo demostrar nada. Lo que me gustaría es dar mi punto de vista y mostrar las experiencias que he hecho con el uso del MMS. Cada uno decidirá por sí mismo y bajo su propia responsabilidad si quiere cambiar algo para sí mismo y para sus seres queridos de cuatro patas y si realmente desea utilizar un remedio como el MMS. Pese a todas las opiniones en contra, el MMS es un remedio muy efectivo. En este sentido, tampoco se trata de cuestionar la profesión del veterinario. En los últimos 10 años se ha producido un acercamiento progresivo entre la medicina clásica y la medicina naturista u holística y yo deseo colaborar con los veterinarios para que los diferentes enfoques puedan complementarse entre sí.

Decisión sobre el uso del MMS, el CDL y el CDLplus bajo su propia responsabilidad

Mientras escribía esta introducción, me acordé de la época en la que los medios de comunicación ofrecían una amplia cobertura sobre los llamados números E y el carácter nocivo de ciertos componentes. Estos informes despertaron la conciencia de los consumidores, por lo que en las tiendas de comestibles pudo verse cómo los consumidores daban la vuelta a cada producto y comprobaban sus ingredientes. Estos números E y otros similares continúan utilizándose hoy en día, pero ¿quién los busca ya? ¿Son estas sustancias menos dañinas ahora? ¿A quién sigue importándole el hecho de que estos números E aparezcan igualmente en la carne para barbacoa adobada y lista para consumir?

Informes sobre los números E en los medios de comunicación

Muchas cosas se han dado por sobrentendidas y, por ello, la mayoría de la gente asume que deben ser buenas. Así, durante mucho tiempo, hubo una lucha por desarrollar un sistema de depósito para las botellas de vidrio. ¿Y qué se usa ahora? ¡Botellas de plástico! Ni siquiera los informes de los medios de comunicación en los que se alude a la contaminación medioambiental, especialmente en los océanos, pueden contribuir a cambiar esta situación. Hace poco me alarmé porque llevaba mucho tiempo queriendo comprar limonada y solo pude encontrarla en un supermercado de bebidas en botellas de plástico.

Limonada solo en botellas de plástico

Lodos residuales en el pienso

Con el pienso sucede lo mismo. Confiamos en la hermosa y, desafortunadamente, bien calculada publicidad. Pero ¿qué contienen los envases a simple vista? ¿Por qué hay que añadir potenciadores del sabor, colorantes y azúcares? Si nuestros animales supieran lo que contienen los piensos industriales preparados, seguro que no se los comerían. En este sentido, una compañera me dijo que en una ocasión había pedido a título particular a un amigo suyo que era biólogo que analizara los ingredientes de una marca de piensos de elaboración industrial muy conocida y nada barata, y que este experto había detectado la alarmante presencia de lodos residuales en este. ¿Qué tal si volviésemos a prestar más atención a los ingredientes? Es importante que en cada ámbito de la vida nos formemos una opinión propia.

Katzen würden Mäuse kaufen («Los gatos comprarían ratones»)

A este respecto, me gustaría citar al autor y periodista Hans Ulrich Grimm, quien en su libro recientemente publicado Katzen würden Mäuse kaufen formula graves acusaciones contra los fabricantes de piensos.

En esta industria es evidente que fallan todos los «frenos del asco», afirmó Grimm en la cadena Deutschlandradio Kultur. Así, los residuos de los mataderos y la carne podrida se transforman reiteradamente en harina de carne y huesos para pienso. Los fabricantes también se benefician del problema de la eliminación de residuos de la industria alimentaria. Esta genera grandes cantidades de residuos de carne de los que hay que deshacerse de algún modo: «Los que se ofrecen son precisamente los productores de pienso, y compran la basura agradecidos». En un escándalo que ya se ha descubierto, los fabricantes incluso «llevaban años transformado los lodos residuales en pienso simplemente porque no estaba prohibido».

Según Grimm, la industria se vale de «todo tipo de trucos químicos» para conseguir que los animales acepten el pienso degenerado. «Se los engatusa sistemáticamente, se engaña a su sentido del gusto y solo entonces se lo comen». El autor señaló que esto no solo es aplicable a los alimentos para animales. Por increíble que parezca, en la producción de alimentos también se efectúa un volumen increíble de manipulación del sabor «para que se pueda disfrutar de todo lo que sale de las fábricas».

Se engaña al sentido del gusto de los animales.

El autor también lamentó la estrecha colaboración de los científicos y la industria de los alimentos para animales. En el curso de la investigación fue imposible encontrar investigadores independientes. La mayoría de los estudios sobre nutrición animal también son financiados por la industria. Averiguar qué tipo de alimento es el más adecuado para un animal es un objetivo legítimo. «Pero comparar diferentes alimentos enlatados y dejar a la naturaleza completamente al margen es un interés de la industria».

La investigación está financiada por la industria

Algo parecido ocurre con los tratamientos alternativos. Antes de dárselos a los animales, mi marido y yo probamos muchos remedios nuevos en nosotros mismos. Así queremos sentir y saber qué sensaciones generan los remedios y qué reacciones producen en el cuerpo. Luego investigo y decido si es bueno para mí y para los animales. Así, hay muchos remedios muy saludables que fueron prohibidos o simplemente desaparecieron en un «cajón». Pero ahora, gracias a Dios, están siendo redescubiertos, se difunden a través de internet y vuelven a estar a nuestra disposición. Pero lamentablemente, como en

Probar uno mismo los remedios antes de dárselos a los animales

el caso del cánnabis, algunos remedios buenos y beneficiosos no se pueden comprar libremente en Alemania, aunque en algunos casos sí se pueden obtener con receta para el tratamiento paliativo del dolor.

---

i

Entre el 300 a. de C. y el 200 d. de C. se encuentra una primera mención en un texto médico chino sobre el tema del cánnabis como producto terapéutico. En 1898, William Randolph Hearst inició una campaña de informes que instigaban contra del cánnabis para que el Gobierno de los Estados Unidos prohibiera su uso. En su caso se trataba exclusivamente de la fabricación de papel, ya que en aquella época el papel se fabricaba muy barato a partir del cáñamo índico y no de madera, como sucedería posteriormente. En 1937 se prohibió el uso del cánnabis.

En este sentido, me resulta difícil entender que, a pesar de que hubiera abundante bibliografía y registros sobre curaciones y aplicaciones del cánnabis, este pudiera hacerse invisible para el público en general y desaparecer casi por completo de la percepción pública. Muchas personas solo lo conocen como droga.

---

i

Hasta 1960, la estrofantina era reconocida como un producto terapéutico y se la consideraba fundamental para la medicina cardiológica en Alemania. Este fármaco llegó a utilizarse para el tratamiento de la insuficiencia cardíaca aguda hasta 1992, pero hoy en día ha desaparecido del mercado. ¿Cuál ha sido el motivo?

Seguramente se podrían enumerar muchos remedios que en el pasado prestaron servicios destacados a la humanidad en términos de curación y recuperación. Y ahora llegamos al tema y al remedio que se trata en este libro: el MMS. Sobre el MMS podrían contarse historias similares a las de la estrofantina o el cánnabis. A continuación encontrará información sobre este tema.

¿Quién se beneficia de la desaparición gradual de este remedio? ¿Cómo ha podido suceder? Una cosa es segura: aquellos que tienen dinero tienen el poder de provocar un cambio en la sociedad.

---

i

El MMS fue descubierto en 1996 por Jim Humble. Tras haber ayudado a miles de personas que sufrían malaria, lo hizo público. También se le ofreció a la OMS la posibilidad de realizar estudios más profundos sobre el remedio, pero la solicitud fue rechazada. Entretanto, en el mundo hay numerosos libros y películas sobre el uso del MMS. Médicos, naturópatas, veterinarios y naturópatas de animales utilizan el remedio para curar. En libros y en internet pueden leerse cientos de miles de informes de usuarios (de todo el mundo) que atestiguan curaciones.

¿Qué me motivó a escribir este libro?

Como ya he dicho anteriormente, una motivación inicial muy importante del origen de este libro es el deseo de esclarecer el modo en el que los alimentos elaborados industrialmente pueden enfermar y envenenar a nuestros animales y cómo, por otro lado, ahora existe una maravillosa oportunidad de liberar a nuestros animales de estas toxinas mediante el MMS.

Otra razón importante ha sido la impotencia de muchos veterinarios que a menudo no pueden hacer nada por sus pacientes y ya no saben qué decir. Una y otra vez oigo decir a los responsables de mascotas frases como «... su animal tiene una enfermedad crónica incurable...», «... no tenemos ningún diagnóstico...», «... no sé a qué se debe...» y cosas por el estilo. En muchos casos, la medicación administrada hace que nuestros animales se pongan aún más enfermos de lo que ya esta-

La impotencia de los veterinarios

ban, pese a lo cual, con demasiada frecuencia, no se ve ni se percibe curación o mejora alguna.

Importante: la identificación de tratamientos alternativos

Y, por último, los inauditos efectos secundarios de los medicamentos convencionales me han llevado a mostrar a los lectores y las lectoras tratamientos alternativos cuya aplicación puede curar a nuestros animales con pocos o ningún efecto secundario o cuyo uso puede, al menos, producir mejoras significativas en su estado general. Aun cuando el remedio y las alternativas que se describen a continuación sigan siendo menospreciados o incluso combatidos públicamente, deseo de todo corazón transmitir mis conocimientos en este ámbito y dar a conocer las posibilidades que el MMS y otros remedios naturales ofrecen. Sería realmente una lástima que este conocimiento, como tantas otras cosas, se perdiera o, lo que es peor, sencillamente se ocultara. En mi opinión, todo el mundo debería tener derecho a decidir por sí mismo lo que quiere hacer por su salud y bienestar, y por la salud y el bienestar de sus animales.

Se ha descubierto un remedio excepcional

Entre todos los remedios alternativos que he llegado a conocer, ninguno me ha impresionado tanto por su eficacia como el MMS. Por eso, para mí es especialmente importante dejar constancia y transmitir a la humanidad valiosas experiencias para que este remedio pueda seguir siendo una bendición para muchas personas y animales, sobre todo teniendo en cuenta que el 80 % de las enfermedades de los animales tienen su origen en enfermedades bacterianas, víricas o fúngicas, para las que la medicina convencional no proporciona ningún remedio adecuado —aparte de los tóxicos antibióticos, contra los que cada vez más bacterias desarrollan resistencia— y que no cuentan ni con un único remedio contra los virus. La presente obra, MMS para animales, le proporcionará una descripción precisa y detallada de cómo puede utilizar este remedio de forma segura para ayudar a su mascota.

El MMS no es un remedio milagroso y yo no puedo ni debo hacer promesas de curación, como tampoco puede un veterinario. No se puede predecir con certeza cómo puede producirse la curación, pero podemos dirigir el tratamiento de nuestros animales en la dirección correcta. Según una frase que los veterinarios suelen decir tras una operación exitosa, «¡ahora todo está en manos de Dios!». ¡Eso es bueno! Y puesto que todos somos hijos de Dios, ¡tomemos la curación en nuestras propias manos!

Podemos dirigir el tratamiento de nuestros animales en la dirección adecuada

Monika Rekelhof
Goch, febrero de 2015

2.1 ¿Cuándo comenzó el proyecto del libro?

La primera pregunta que me hice fue la siguiente: ¿cuándo conocí realmente el MMS, a Jim Humble y todo lo relacionado con este contexto e inicié mis primeros ensayos? ¿Cómo llegué inicialmente a ello?

Cómo empezó todo

De hecho, ya no podría decirlo con exactitud, pero hace unos 10 años supe por «casualidad» de Jim Humble y de su descubrimiento: el MMS. Probablemente fue durante una conversación con un amigo en nuestro lago, en Baviera. ¿Fue realmente una coincidencia? Si es así, a día de hoy sigo alegrándome y sintiéndome agradecida. Y, por supuesto, ¡me gustaría expresar mi profundo agradecimiento a los ángeles que lo maquinaron todo!

Un agradecimiento a los ángeles

No era capaz de olvidarme de lo que había escuchado, así que, una vez en casa, me senté frente al ordenador e investigué en Google. Lo que leí hizo que sintiera todavía más curiosidad y que quisiera saber más sobre este remedio. Inmediatamente compré el libro Máster Mineral Solución del Tercer Milenio,

El origen: Máster Mineral Solución del Tercer Milenio, de Jim Humble

de Jim Humble, y poco tiempo después llevé a cabo los primeros ensayos en mí misma.

Primeros ensayos en mí misma

Dado que en el primer libro se indicaba que había que aumentar el número de gotas hasta llegar a 15, yo también quise conseguirlo; lamentablemente, para este tipo de cuestiones soy muy ambiciosa y suelo ignorar las indicaciones que se me dan. Debo confesarlo: fue horroroso. El sabor de la mezcla me dio la impresión de estar bebiendo agua de una piscina o algo peor. No podía librarme del olor a cloro. Tenía la sensación de tenerlo por toda la nariz. Como también ignoré las primeras reacciones —tales como el ruido en el estómago y unas leves náuseas— y continué incrementando la cantidad con entusiasmo (a pasos mayores de lo indicado), el resultado fue el siguiente: me pasé un día entero en el cuarto de baño. Al igual que sucede con los medicamentos, deberían seguirse las indicaciones y las advertencias que se dan. Los medicamentos pueden provocar reacciones muy intensas si no se siguen las indicaciones del prospecto. En cualquier caso, para mí fue una experiencia curativa. Los resultados de mi proceder fueron sorprendentes: al día siguiente me sentía estupendamente y, como había sido un error mío, los resultados no me disuadieron; al contrario: todavía sigo utilizando el MMS, aunque hoy en día con algo más de precaución y en dosis más pequeñas, claro. Gracias al CDL (por sus siglas en alemán) y al CDLplus —un remedio más suave elaborado a partir del MMS y con el mismo principio activo—, es muy fácil de utilizar (¡sin pasarse un día en el aseo!). En el CDL y el CDLplus, el sabor del principio activo ya no es tan desagradable y se pueden evitar reacciones como la diarrea y los vómitos (además, me gustaría decir a todos aquellos que ahora están gritando y diciendo «¡ahí pone que da diarrea!» que los antibióticos y otros medicamentos ¡me producen la misma reacción o incluso más fuerte!). A continuación fui a mi médico de familia para someterme a un reconocimiento y me confirmó que estaba más saludable de lo que había estado en mucho tiempo.

Demasiada ambición no es buena...

El CDLplus, la alternativa más suave

Naturalmente, también tuve mucho éxito con el resto de pruebas. Alergia, resfriado, micosis vaginal, picaduras de mosquitos, herpes: todo había desaparecido con el MMS. Este remedio resultó ser sencillamente genial para mí y estoy muy agradecida por haber tenido el valor de probarlo. Lo mejor de todo es que mi marido y yo ya no tenemos miedo a las enfermedades, ni a las nuestras ni a las de nuestros animales.

Ya fuera alergia, resfriado, micosis vaginal, picaduras de mosquitos o herpes, todo desapareció con el MMS

No más miedo a las enfermedades

Poco tiempo después, cuando fue necesario, uno de nuestros gatos pudo probar el MMS. Me sentí muy sorprendida cuando nuestra Sunshine lamió del suelo algo de MMS diluido con agua. A partir de entonces, el remedio pasó a ser un elemento permanente del tratamiento de los animales. Ahora tenemos dos perros, dos gatos y dos alpacas: a todos ellos les hemos dado ya MMS y están sanos y felices.

Claro que a uno mismo no siempre le resulta fácil tomar la decisión y optar por este tipo de tratamientos. Es una decisión que cada uno puede y debe tomar por sí mismo y de la que nadie le puede librar. Como normalmente no hemos aprendido desde la infancia a asumir la responsabilidad de tomar decisiones sobre nuestra propia salud o la de nuestros animales, sino que hemos sido condicionados para ceder la responsabilidad de nuestra salud a los médicos, no cabe duda de que se requiere algo de valentía y cierto aprendizaje para volver a tomar el timón en nuestras propias manos. Del mismo modo que el MMS no es una «cura milagrosa» eficaz por sí sola, ¡no hay que dejar de ir al veterinario! En este sentido, es importante saber que el MMS es un «asesino» de bacterias, virus y parásitos. Con esta función, a veces puede obrar maravillas para los dueños de animales.

Valor para asumir la responsabilidad

El MMS, el CDL y el CDLplus también se han convertido en parte integrante de mi consultorio naturópata para animales y me ayudan a curar a los animales. Pero ello solo sucede cuando los dueños así lo desean y optan expresamente por ello. Porque en mi consulta se les permite asumir la responsabilidad del tratamiento de su animal.

El MMS, el CDL, el CDLplus y el DMSO son parte integrante de mi trabajo en la consulta veterinaria

¡Investigue los efectos secundarios de los medicamentos!

En este libro me gustaría mostrarle lo que un «producto para el tratamiento del agua» (el tratamiento del agua fue la aplicación inicial del MMS) puede lograr y animarle a seguir también vías alternativas, aparte de la medicina veterinaria convencional. Para mí es importante no aceptar sin más los tratamientos y los diagnósticos, y cuestionarlos cuando sea necesario. Creo que no tiene sentido hacer que los animales dependan de comprimidos durante el resto de su vida o generar enfermedades crónicas derivadas de una medicación. Por supuesto, muchos enfoques de tratamiento de la medicina convencional también son adecuados y muchas cosas están justificadas. Pero ¿quién pregunta qué contiene realmente la inyección que el veterinario administra al animal, cuáles son sus componentes o qué efectos secundarios puede provocar? La mayoría de los dueños de animales se encogen de hombros cuando les pregunto qué ha inyectado el veterinario a su mascota. El motivo de acudir al veterinario es la existencia de un problema, pero se recurre a la inyección antes de hacer un diagnóstico. Por lo general, suele tratarse de un antibiótico de amplio espectro y, en algunos casos, de un analgésico. Incluso es posible que en un primer momento el remedio tenga un efecto positivo, ya que alivia los síntomas. Pero ¿cura a nuestro animal? ¿Actúa sobre la causa? Me gustaría darle un ejemplo de lo que para mí supone la investigación de la causa y cómo, con frecuencia, es mejor arreglárselas sin medicación:

¿Combatir los síntomas o investigar las causas?

Un perro de tamaño mediano con signos de parálisis en las patas traseras

Un perro de tamaño mediano de unos seis años de edad padecía signos de parálisis en las patas traseras. Muchas veces no podía dar paseos largos. El diagnóstico del veterinario fue artrosis incipiente. Al perro se le administró medicación y, cuando las cosas se pusieron realmente mal, se le puso una inyección contra el dolor. Como los dueños del perro no estaban dispuestos a aceptar este tratamiento a largo plazo, un día vinieron a verme. Escuché toda la historia e hice algunas preguntas más, entre otras cosas, sobre las vacunas y su dieta habitual. Basándome en los resultados, recomendé a los dueños que cambiasen la dieta

Continuación: Un perro de tamaño mediano con signos de parálisis en las patas traseras

del perro a la dieta ACBA (alimentos crudos biológicamente apropiados). Además, se dio al perro un tratamiento energético para solucionar los bloqueos y hacer que las corrientes energéticas volviesen a fluir. Cuando les dije a los dueños que, de momento, su mascota no necesitaba nada más, reaccionaron moviendo la cabeza con incredulidad. Al cabo de unas tres semanas, la dueña me confesó que solo había cambiado la mitad porque todavía tenía un saco casi entero de «pienso seco del bueno y caro». Sin embargo, llegado ese momento, ¡lo sorprendente fue que el perro estaba mucho mejor! Después de un tiempo de haber efectuado el cambio completo, todos los síntomas desaparecieron completamente. Ahora veo al perro algunas veces cuando salgo de paseo y me produce una gran satisfacción. Este ejemplo no pretende animarle a que deje de acudir al veterinario. ¡Ponga en claro el diagnóstico con el veterinario o terapeuta y luego decida por sí mismo cómo considera que debe ser el tratamiento!

2.2 ¿Cómo surgió finalmente la idea de escribir este libro?

Todo comenzó con un sueño. Una noche conocí a Jim Humble en un sueño. Me pidió que escribiera un libro para él. Yo le dije: «Eso no tiene sentido, ya hay un libro para animales. Entonces, ¿para qué debería escribirlo?». ¡Lo mejor del sueño era que podíamos hablar en bávaro y entendernos perfectamente! También tuve inmediatamente claro que se trataba de un libro para animales. Jim Humble fue muy persistente e insistió. Repetía alto y claro: «¡Escribe un libro por mí!». Cuando me desperté por la mañana, pensé: «¡Vaya tontería! Yo escribiendo un libro, ¡y encima sobre un tema tan importante!».

Tuve un sueño...

Daniel Peter, Jim Humble, Monika Rekelhof

A veces, las cosas ocurren de una manera diferente a como pensabas...

Gracias a mi trabajo con el MMS en mi consultorio naturópata para animales y al libro La guía del MMS, de la Dra. Antje Oswald, estaba en contacto con la Editorial Daniel Peter. Para mi sorpresa, en noviembre de 2013 recibí un correo electrónico de Daniel Peter, o más bien de su empleada Gabriela, que iba a cambiar mi vida: Daniel Peter me preguntó si podía escribir un libro sobre el MMS y su aplicación en

La sorprendente propuesta de la Editorial Daniel Peter a los pocos días de mi sueño

animales. Sí, y ¿qué puedo decir?: ¡esto sucedió a los pocos días de mi sueño!

Mi primera reacción fue: «¡Oh, Dios mío! ¿Yo? ¡No! ¿Sería capaz de hacer algo así?». Estas y otras preguntas se me pasaron por la cabeza. Después de una primera, prolongada y agradable conversación con Daniel Peter, ambos acordamos que debería empezar a escribir y luego ya veríamos porque, a fin de cuentas, ya había acumulado mucha experiencia con el MMS. Escribí las primeras páginas espontáneamente y se las envié a Daniel Peter para que las leyera. Le gustó lo que le envié.

Firma del contrato de autor en el congreso Spirit of Health, en 2014

Así es que dimos el siguiente paso y en 2014 firmamos en Hanóver el acuerdo de autor en el congreso Spirit of Health. Así se dio oficialmente el pistoletazo de salida para el libro, un paso nuevo y realmente emocionante para mí. A partir de ese día de abril fui conociendo a nuevas personas que habían trabajado con el MMS y que accedieron a apoyar mi libro con informes de experiencias. Y ahora, querido lector y querida lectora, ¡sostenga este libro en sus manos y que dé comienzo otra época emocionante!

Lo que me gustaría añadir es que MMS para animales: una guía para el tratamiento holístico y responsable de animales con MMS no pretende ser un libro científico o médico especializado. El libro transmite el uso del MMS con palabras sencillas y claras, lo que facilita los primeros pasos de su empleo bajo la propia responsabilidad. Si no está seguro o tiene alguna pregunta, póngase en contacto con un terapeuta o veterinario que tenga experiencia con este remedio o que esté abierto a su uso. Al final del libro encontrará algunos terapeutas y veterinarios experimentados.

Es posible que este libro le facilite los primeros pasos

Me gustaría manifestar mi especial agradecimiento a Jim Humble, al Dr. Andreas Kalcker, a Leo Koehof y al Dr. Hartmut Fischer, así como a los innumerables aliados que han trabajado incansablemente a favor del uso del MMS, el CDL, el CDLplus y el DMSO, y de la investigación. Solo a través del gran compromiso de muchas personas, el MMS, el CDL y el CDLplus han podido hacerse accesibles al público y distribuirse en el mundo entero. Para mí fue un gran placer conocer personalmente a Jim Humble, al Dr. Andreas Kalcker y al Dr. Hartmut Fischer en abril de 2014 en Hanóver.

Gracias a Jim Humble, al Dr. Andreas Kalcker, a Leo Koehof y al Dr. Hartmut Fischer

3 Medicina holística

o, como muchos la llaman, medicina alternativa

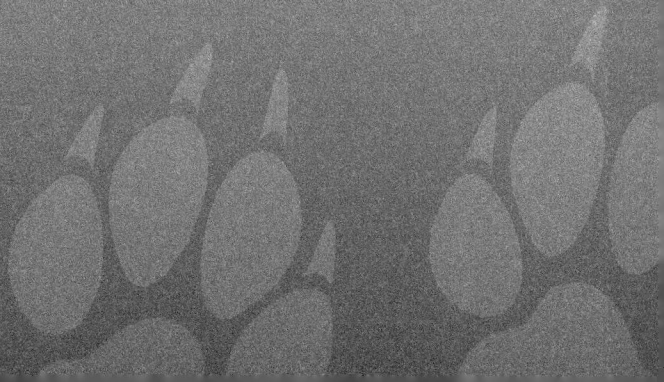

Para mí, la «medicina alternativa» no es una alternativa a la medicina, sino una visión holística del animal como ser vivo. ¿Cuál es el trasfondo de la medicina holística o qué quiero decir con medicina holística?

Medicina alternativa: la visión holística del ser vivo individual

Es muy importante considerar a cada animal como un individuo único. Cada animal es algo muy especial en sí mismo. Por lo tanto, algunos métodos de curación pueden ser utilizados como un enfoque para el tratamiento, pero en muchos casos hay sutiles diferencias que pueden retrasar, o incluso impedir, la curación. Estos efectos también son evidentes en los casos prácticos. ¡Cada tratamiento tiene un resultado diferente en cada animal! Los protocolos estándares y los casos prácticos de este libro son, por ejemplo, un posible tratamiento. Pero en muchos casos hay sutiles diferencias que pueden retrasar o incluso impedir la curación. En estos casos, consulte a un veterinario o terapeuta para que realice el «ajuste de precisión».

Cada animal debe ser considerado como un individuo único

A través de una anamnesis precisa, trato de averiguar cuál es el motivo de la enfermedad. En un primer momento mantengo una entrevista en la que pregunto acerca de la nutrición, las vacunas y el tratamiento con vermífugos para identificar las posibles exposiciones que pueden haberse producido. También es importante averiguar de dónde proviene el animal: ¿proviene de un refugio para animales, del extranjero o ha tenido otros dueños anteriormente? ¿Se ha producido algún cambio serio o una desgracia en su entorno? ¿Tenía el animal algún problema previo debido a una intervención quirúrgica o alguna enfermedad? ¿El animal toma alguna medicación? Así es como comienzo y luego paso a temas concretos individuales.

Al principio del tratamiento se realiza la anamnesis

Proteína de escaso valor en los piensos industriales Por lo general, el primer punto de la anamnesis suele ser la nutrición. La nutrición es extremadamente importante porque la alimentación diaria puede provocar muchos problemas y enfermedades. Los animales toman una gran cantidad de proteínas de escaso valor debido a los piensos industriales.

Cuando se calienta a más de 40 grados, la cadena de aminoácidos, que son los componentes de la proteína, se disgrega y, por lo tanto, toda la estructura de la proteína se destruye. Cuanto más alta sea la temperatura, mayor será la destrucción. Ello suele provocar la hiperacidez de la sangre, lo que a su vez reduce el transporte de oxígeno y, por lo tanto, hace que el abastecimiento de los órganos sea insuficiente. Esta carencia en el tejido suele dar lugar a la enfermedad llamada artrosis. En la mayoría de los casos, la artrosis no es causada por una sobrecarga debido al movimiento, sino que es el resultado de un metabolismo alterado y, por lo tanto, de una alimentación incorrecta.

Los animales toman una gran cantidad de proteínas de escaso valor debido a los piensos industriales.

El medio y el saneamiento del medio Tal y como yo lo veo, otros aspectos importantes hoy en día son el medio y la renovación del medio. Pero cuidado: medio en este caso no significa suciedad, impurezas o suburbio. Cuando la carne se calienta, se destruyen nutrientes importantes. Debido al cambio estructural de las proteínas, el catabolismo desintegra cada vez más amoníaco en el hígado y nitrógeno en los riñones, que se excretan como urea a través de los riñones. Esto provoca numerosos trastornos metabólicos y, como consecuencia de ello, enfermedades renales. Dichas consecuencias suelen darme mucho trabajo en la consulta con los gatos. El aumento de la descomposición del amoníaco también produce trastornos en la musculatura y, como el corazón también es un músculo, ya puede imaginarse cuáles son las consecuencias.

¿Qué más puede desequilibrar el medio interno? Me gustaría mostrarle algunos ejemplos importantes.

Entre otras cosas, se trata de la contaminación por metales pesados, como el mercurio, el aluminio, el cadmio, el plomo, el cobre y el níquel. Algunos de ellos, como el mercurio y el aluminio, suelen encontrarse en grandes cantidades en las vacunas. Los comederos y los bebederos de los animales suelen estar hechos de aluminio. Dado que continuamente se liberan pequeñas cantidades de este metal, habría que considerar cambiarlos por unos de cerámica o porcelana.

Metales pesados en vacunas y recipientes de bebida

También puede darse una contaminación por unas toxinas causadas por bacterias y parásitos llamados endotoxinas. Las endotoxinas se forman por la descomposición de ciertas bacterias (bacterias coli, salmonela, etc.), lo que, por ejemplo, puede provocar fiebre. El problema de las endotoxinas se da con frecuencia en establos de vacas de alta productividad. Los cuadros clínicos pueden incluir inflamaciones de la ubre, inflamaciones del útero y enfermedades de las pezuñas. Es importante que los criadores de caballos y los productores de leche sepan que alimentar a los animales con pacas de paja puede dar lugar a una intoxicación por toxina botulínica. Esta se genera cuando un ratón muerto se incluye en el «paquete». Las toxinas botulínicas se encuentran entre las toxinas más peligrosas de la naturaleza.

Exposición a endotoxinas

Otro punto muy importante son los elementos tóxicos medioambientales que el ser humano produce: conservantes para la madera, insecticidas, dioxinas, plásticos. Incluso pequeñas cantidades como, por ejemplo, partes de un ratón que haya comido algo de un campo rociado con insecticidas pueden provocar síntomas de

Elementos tóxicos medioambientales en la cadena alimentaria

envenenamiento en un gato que se coma ese ratón. Tampoco debería dejar correr a su perro por un campo que haya sido fumigado. Podría incorporar los insecticidas pulverizados a través de las patas. Al lamérselas, las sustancias tóxicas entrarían en su torrente sanguíneo. Seguramente recuerde los escándalos de los piensos contaminados con dioxinas o el escándalo de los huevos con dioxinas. Aunque hoy ya no se hable ni se escriba acerca de ello, eso no significa que los peligros que las dioxinas conllevan ya no existan. Al contrario: estos elementos tóxicos medioambientales pueden ser muy peligrosos para nuestros animales.

Conservantes y potenciadores del sabor

Otras sustancias que suponen una grave contaminación para el organismo son los conservantes y los potenciadores del sabor. Mediante el uso de conservantes, los fabricantes pretenden prolongar el tiempo de conservación de los alimentos, pero el mismo problema se da en los piensos de fabricación industrial, al igual que en algunos platos preparados para el consumo humano: no son saludables y hacen enfermar.

Hormonas, antibióticos, cloro y metales tóxicos

Las hormonas, los antibióticos, el cloro y los metales tóxicos en el agua potable también son perjudiciales.

Muchos animales también muestran un aumento de los trastornos y las dolencias provocados por la contaminación electromagnética.

Radiación

Gases de combustión

Otro aspecto importante que tener en cuenta en la anamnesis son los elementos tóxicos medioambientales. Algunos de estos elementos tóxicos medioambientales son los gases de escape de los automóviles, los gases de escape de las fábricas, los pesticidas y los residuos de medicamentos en el agua del grifo. En los siguientes medios se han detectado cantidades elevadas de residuos: el medicamento para la diabetes metformina, antibióticos y el antigripal Tamiflu. El organismo no metaboliza estos fármacos y son excretados a través de la orina. Tampoco hay que olvidar sustancias como los plásticos y los residuos

Residuos hormonales en el agua

hormonales (píldoras anticonceptivas) en el agua. Estas sobrecargan el metabolismo y, por lo tanto, también los órganos de los seres humanos y los animales.Por eso debería dar agua filtrada a sus animales. Es posible que una fábrica de productos químicos cerca de su domicilio y los contaminantes asociados a ella puedan provocar trastornos orgánicos considerables. Tal vez usted también viva en una ciudad y salga a pasear con su perro por la calle. Su perro recibirá una dosis completa de gases de escape. Los animales absorben estos y otros contaminantes a través del aire, el agua o incluso los pastos.

> **El MMS puede ayudarle a tratar todas estas intoxicaciones. Oxida los agentes patógenos y los metales pesados, e incide positivamente sobre el medio. Dado que los agentes patógenos viven principalmente en medios ácidos y «desequilibrados» a causa, por ejemplo, de una alimentación incorrecta, un agente oxidante como el MMS, que aporta oxígeno a los tejidos, puede mejorar el valor del pH y, por lo tanto, el medio.**

Cambiar la alimentación

Como es natural, al mismo tiempo hay llevar a cabo un cambio en la dieta. En el capítulo 9 encontrará más información sobre el tema de la alimentación.

Para determinar las relaciones relevantes para el animal en cuestión, hay que realizar una anamnesis pormenorizada y, por lo tanto, mantener una entrevista amplia y detallada con los dueños de los animales, para lo cual hay que planificar con suficiente tiempo y tranquilidad. Naturalmente, las conversaciones con los propios animales también son de crucial importancia en este contexto: ¡con mucha frecuencia me dirigen hasta el punto correcto!

Contaminación electromagnética, alteraciones por venas de agua

Además, otras razones que suelen ridiculizarse y que hacen que nuestros animales enfermen son los efectos de la electrocontaminación, las perturbaciones provocadas por venas de agua u otras exposiciones no perceptibles.

Los animales evitan o buscan la radiación

Los animales evitan o buscan la radiación. En el capítulo 14, «Comunicación con los animales», encontrará más información sobre este tema. Las vacas y los caballos evitan la radiación.

La numulación de los eritroci-tos en la sangre provocada por la radiación

Por eso, en el pasado, los agricultores aprovechaban la marcada sensibilidad de estos animales para construir los establos y las casas en lugares con baja radiación. Dejaban a la manada en un prado grande y observaban el lugar en el que los animales se reunían durante el día y dónde se echaban a dormir. Y allí era donde empezaban a construir. Hoy en día, a menudo «obligamos» a nuestros animales a que duerman en un lugar que no les sienta bien solo porque se trata del lugar más bonito para colocar la cama del perro o algo por el estilo. La exposición permanente a la radiación en general o a la contaminación electromagnética puede, por ejemplo, provocar alteraciones en la sangre. En los seres humanos, por ejemplo, se sabe que hablar durante mucho tiempo por el móvil provoca la «disposición en pila de monedas» de la sangre.

i

Seguramente todo el mundo haya oído hablar de los glóbulos rojos, los eritrocitos. Ellos confieren a nuestra sangre su característico color rojo. Si se miran al microscopio, se ven unos discos redondos de igual tamaño ligeramente aplastados en el centro.

La influencia de las ondas electromagnéticas puede dar lugar a la aglutinación de los eritrocitos. Se trata de la denominada numulación o disposición en pila de monedas. Esta aglutinación reduce significativamente la superficie, lo que provoca que solo puedan incorporar una cantidad limitada de oxígeno. Las grandes cadenas de estos eritrocitos aglutinados ya no pueden circular por los finos angíolos y se produce una deficiencia en el suministro de oxígeno. Las células se acidifican, lo que se puede ver en el valor del pH.

En este libro, MMS para animales, no es posible llevar a cabo una investigación de todos los elementos tóxicos medioambientales relevantes —tales como los plásticos— ni enumerarlos exhaustivamente. El libro pretende animarle a que busque información, utilice internet y no se deje engañar ni llamar a engaño por bonitos anuncios publicitarios o eslóganes prometedores. Estos tienen un único propósito, y es hacer entrar mucho dinero en las cajas de la industria farmacéutica y la de los piensos. Como se puede ver en los dos ejemplos siguientes, su volumen de ventas es enorme. Estos y otros datos sobre el volumen de ventas pueden encontrarse fácilmente en internet. Sea curioso y consulte las páginas web de las empresas de renombre.

¡La empresa Pfizer, que, entre otras cosas, fabrica un antibiótico para animales (Synolux RTU), tiene una cifra anual de ventas internacionales total de 51 600 millones de dólares estadounidenses!

Maximizar los beneficios en lugar de conservar la salud

Mars Inc., con célebres productos para animales como Cesar, Chappi, Dreamies, Frolic, Greenies, James Wellbeloved, Kitekat, Loyal, Nutro, Pedigree, Perfect Fit, Royal Canin, Sheba, Trill, Whiskas o Winergy, en 2011 tuvo una facturación anual que rondó los 33 000 millones de dólares estadounidenses.

Por supuesto, todavía no se puede inferir mala intención alguna a partir de las cifras de venta de estas empresas. Pero el lector atento reconocerá que la tarea de los gerentes de estas compañías no es proporcionar una alimentación saludable o curar a los animales, sino maximizar sus propios beneficios. Es importante tener esto en cuenta a la hora de elegir los productos para la nutrición o los medicamentos de su mascota.

Ahora llegamos a otro aspecto especialmente importante en la anamnesis de sus animales: en el marco de la medicina holística, todas las cuestiones relativas al estrés mental y a la mente en su conjunto son de suma importancia. Precisamente en este contexto resulta útil emplear la comunicación con los animales para obtener información sobre el animal y su estado mental. En el capítulo 14, «Comunicación con los animales», encontrará más información sobre este tema. Con mucha frecuencia se pueden observar los mismos síntomas en los seres humanos y

Estrés mental en animales

en los animales: por ejemplo, un problema gastrointestinal que esté presente en una persona que tenga estrés en su trabajo también suele encontrarse en animales con diarrea o similares.

Perra con cistitis recurrente

El primer ejemplo se trata una perra con cistitis recurrente. Cada vez que la perra mostraba estos síntomas, la dueña había tenido previamente estrés psicológico y había intentado aliviarlo con alcohol. En este caso, solo una protección energética y orientada hacia la perra frente a su dueña pudo mitigar los síntomas. Las irritaciones agudas pudieron curarse con MMS, plata coloidal y remedios homeopáticos.

De la misma manera, la mayoría de las personas inseguras también tienen animales inseguros. Esto genera un estrés permanente y con el paso de los años va adquiriendo cada vez más fuerza, lo que puede afectar negativamente al metabolismo. Debido a esta combinación, los animales suelen reaccionar con erupciones cutáneas o con un problema gastrointestinal.

Gato con alteraciones del comportamiento

El segundo ejemplo trata de un gato que, según informó su dueña, solía orinar en los lugares más extraños. El veterinario no pudo encontrar nada. Todos los valores eran excelentes y el gato parecía sano. En el transcurso de una larga conversación, la dueña me dijo que su marido solía pasar mucho tiempo haciendo montajes y que nunca estaba en casa. Ella mencionó que en varias ocasiones el gato había orinado en la maleta del hombre. A través de la comunicación con los animales, el gato me indicó que le preguntara a la mujer cómo se sentía cuando su marido se marchaba. Pensé que la mujer probablemente lo pasaría mal en esa situación, pero, cuando le pregunté sobre ello, la dueña me dio una respuesta alarmante: ella se alegraba cuando su marido se marchaba porque era alcohólico y a menudo se volvía agresivo. Resultó que la dueña también tenía ese problema con su hijo. Por desgracia, en ese momento no quería o no podía cambiar nada por sí misma. Como más tarde me contó, ya había acudido a un veterinario que había sometido al gato a un tratamiento hormonal, lo que a corto plazo mejoró la conducta de la micción. Pero eso no solucionó el problema: al administrarle el tratamiento hormonal, ¡el

Continuación: Gato con alteraciones del comportamiento

hermano del gato tomó el relevo y empezó a orinarse en distintos lugares! Cuando algún tiempo después me encontré por casualidad con la señora y le pregunté si había cambiado algo en su vida, me contó que se había comprado una cocina nueva. No hace falta añadir nada más...

Para descubrir el origen de una enfermedad, hay que tener en cuenta todo el entorno del animal.

Los puntos nutrición, vacunación y entorno del animal me resultan de gran ayudan en cada anamnesis. En los capítulos siguientes encontrará información más detallada sobre estos temas.

Dado que en muchos casos la influencia recíproca entre los seres humanos y los animales es evidente, la relación de causalidad de los cuadros clínicos también lo es. Así que a menudo los dueños de los animales me preguntan si también deberían tomar MMS, cosa que puede ser una buena decisión, pero cada uno deberá tomarla por sí mismo.

Hay una cosa que considero muy importante: no hay dos animales iguales. En cada animal veo un ser vivo único y le muestro el respeto de tomarme el tiempo que haga falta según sus intereses concretos. Porque lo que básicamente mantiene sano a nuestro animal es una interacción entre cuerpo, mente y alma.

3.1 El trabajo en mi consultorio naturópata de animales

Como es natural, en mi consulta también trato a los animales de manera holística. A través de la comunicación con los animales intento averiguar el motivo de su enfermedad y cuál ha sido su desencadenante. Además del tratamiento con homeo-

El tratamiento holístico de los animales

patía, sales de Schüssler, tinturas de plantas y, por supuesto, MMS, CDL y CDLplus, es muy importante tener presente la nutrición adecuada para cada especie.

«¿Puedo darle esto a mi animal?»: esta es una de las preguntas más frecuentes en un consultorio

Cuando recomiendo MMS, CDL o CDLplus, suelo encontrarme con cierto escepticismo. Los clientes hacen preguntas como «¿puedo darle esto a mi animal? Apesta a cloro, ¿no será tóxico?», «¿cómo se supone que debo darle a mi mascota un desinfectante para el agua?», «he leído este o aquel comentario negativo en el periódico o en internet. ¿Eso es lo que se supone que debo darle?». Luego me eché unas gotas de CDL en el dorso de la mano, las froté y demostré que la sustancia no es cáustica, tal y como se afirma en los medios de comunicación (por supuesto, esto solo se puede hacer con CDL, ¡nunca con MMS sin diluir!). Además, mantengo largas conversaciones con mis clientes y menciono los libros más conocidos sobre el tema para disipar sus miedos y prejuicios. A menudo, el mayor temor es el de andar por caminos nuevos, romper con lo que está aprobado y tomar decisiones diferentes a las habituales, con las que se está familiarizado. Por supuesto, los clientes deciden por sí mismos si van a administrar estos remedios o no. Advierto a todos mis clientes que tomar tal decisión es algo que hacen bajo su propia responsabilidad, por supuesto contando con el mayor apoyo posible. A menudo también animo a mis clientes a que sopesen los efectos secundarios y las indicaciones de los prospectos tradicionales y los efectos secundarios conocidos (como se ha descrito anteriormente) de, por ejemplo, el MMS.

Transformar las dudas y los temores en una orientación positiva a través de la información y la percepción...

El dióxido de cloro se forma a partir del clorito sódico

El dióxido de cloro se forma a partir del clorito sódico, por lo que, como ya sabemos, este es un componente importante del MMS, del CDL y del CDLplus. Al buscar clorito sódico en internet, aparecen muchas cosas, entre ellas también MMS y CDL, claro está. También pueden encontrarse los sorprendentes informes de tratamiento del Prof. Dr. Kurt-W. Stahl en Afganistán. Este profesor trata a sus pacientes aquejados de leishmaniosis cutánea con Natrium chlorosum, que es el nombre farmacéutico del clorito sódico.

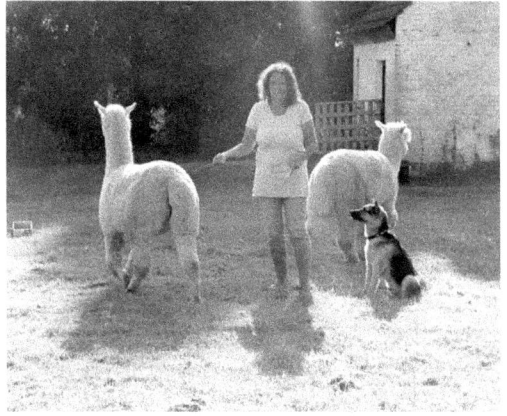

Spirit, Duncan, Paco, en el centro Monika Rekelhof

4

MMS:
la parte teórica

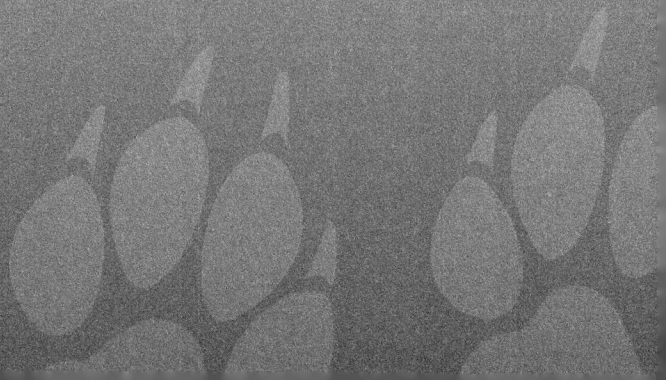

4.1 ¿Qué es el MMS?

¿Qué es realmente el MMS y cómo actúa en el cuerpo de nuestros animales? MMS es la abreviatura de master mineral solution («solución mineral maestra»). Su principio activo es el dióxido de cloro, que normalmente se produce in situ a partir de dos componentes.

MMS significa master mineral solution

Un componente es la sustancia prima principal de la solución de clorito sódico y el otro componente es un ácido. El clorito sódico (NaClO2) no debe confundirse con la sal común (NaCl = cloruro sódico). Si el clorito sódico (NaClO2) se combina con un ácido, se libera el auténtico principio activo, que es el dióxido de cloro.

Una solución de clorito sódico y un ácido son las dos sustancias a partir de las cuales se obtiene el MMS

El dióxido de cloro (ClO2) es un agente oxidante. La oxidación es un proceso natural mediante el que el cuerpo humano —por ejemplo, los pulmones— también elimina agentes patógenos junto con oxígeno. En dicho proceso se extraen electrones del patógeno para que este se descomponga sin más. Este es también el motivo por el que las bacterias no pueden desarrollar resistencia frente al dióxido de cloro. En la medicina convencional, las bacterias se tratan con antibióticos. Los antibióticos son sustancias tóxicas que las bacterias asimilan anabólicamente, es decir, a través del metabolismo. En dicho proceso tienen tiempo suficiente para transmitir la información al material genético y desarrollar resistencia. El dióxido de cloro, por otra parte, elimina los patógenos por oxidación, contra la que las bacterias no pueden defenderse. El dióxido de cloro elimina de esta manera hasta los virus patógenos, lo cual es algo muy notable teniendo en cuenta que la medicina convencional no conoce ni un solo medicamento antiviral.

El dióxido de cloro (ClO2) es un agente oxidante

Las bacterias no pueden desarrollar resistencia al MMS

El MMS elimina hasta los virus

> ¡Las bacterias y los virus no pueden desarrollar resistencia frente al MMS (dióxido de cloro)!

4.1.1 ¿Cómo puedo entender el efecto del MMS?

El MMS puede transportar oxígeno al agua corporal

Un estanque que no recibe suficiente oxígeno se convierte en un apestoso hervidero de fermentación lleno de patógenos. En el cuerpo humano sucede algo parecido, ya que se compone de más de un 70 % de agua y, cuando el agua corporal pierde el equilibrio, se ve afectado por patógenos. Por esta razón, con el MMS puedo aportar oxígeno al agua corporal, que es un agente potabilizador de agua basado en la oxidación, y «oxidar» los agentes patógenos igual que en un vaso de agua.

El MMS puede estimular el apetito de los animales y reforzar el sistema inmunitario

Otro efecto positivo del MMS es que puede estimular el apetito, y, por lo tanto, la digestión, de los animales enfermos. Al ser capaz de eliminar los agentes patógenos del cuerpo con MMS, el sistema inmunitario se ve reforzado y se libera una gran cantidad de energía que el cuerpo puede utilizar para curar cualquier otra enfermedad que pueda estar presente.

Para entenderlo mejor, puede consultar los informes de mi consultorio naturópata para animales, que se encuentran en el capítulo 7, así como los informes de otros terapeutas y de usuarios particulares. Deseo expresar mi especial agradecimiento a estas personas tan comprometidas. Me han ayudado con este libro de manera desinteresada y me han permitido aprender muchas cosas nuevas. Resulta muy enriquecedor ver la gran cantidad de personas y amigos valerosos e interesantes que he tenido ocasión de conocer gracias a este trabajo, y ciertamente lo seguiré haciendo en el futuro. Ello me proporciona energía renovada para seguir llevando a cabo y ampliar mi trabajo. Un animal sano es la mayor recompensa de mi trabajo.

La mayor recompensa es un animal sano

En varias ocasiones, los dueños de animales me han pregunta- do cuándo y para qué enfermedades deben ponerse en contac- to conmigo. Seguramente usted se haga preguntas semejantes sobre el MMS y el CDL. ¿Para qué síntomas o enfermedades puedo darle MMS a mi animal? ¿Qué puedo conseguir al hacer- lo? En primer lugar, se trata de aquellas enfermedades que ten- gan un desencadenante vírico o bacteriano.

¿Contra qué enfermedades puede ayudar el MMS?

> **La medicina convencional no dispone de ningún remedio para comba- tir las enfermedades víricas, ya que los antibióticos solo ayudan —si es que lo hacen— contra las enfermedades bacterianas. Pero ¡el dióxido de cloro (MMS, CDL y CDLplus) elimina fácilmente los virus!**

Los antibióticos solo ayudan contra las bacterias, si es que ayu- dan. Sin embargo, a menudo sucede que la intoxicación no se detecta de inmediato. Un ejemplo son aquellos ataques de los que se sospecha que se trata de epilepsia. La epilepsia no se puede probar, ya que la causa de los ataques solo puede deter- minarse a través de procedimientos de exclusión. Sin embargo, llevar estos procedimientos a cabo resulta muy costoso y re- quiere mucho tiempo. En muchos casos, dichos brotes están causados por intoxicaciones o vacunaciones y pueden tratarse muy bien. Lo mismo sucede con varias formas de ataxia. Pero en ambos casos el tratamiento varía de un animal a otro y la te- rapia debe enfocarse de manera holística.

A menudo, los brotes de epilep- sia pueden estar causados por intoxicaciones o vacunas

Una gata diagnosticada con epilepsia

Una gata diagnosticada con epilepsia acudió a mi consulta. El veterinario la había tratado con «psicofármacos». Cuando la vi en su propia casa, me di cuenta de que era una gata muy insegura. Una vez, cuando quiso saltar sobre un pequeño arma- rio, no consiguió alcanzarlo. A través de la comunicación con los animales me mostró que el desencadenante de la enfermedad había sido una mariposa que había entrado por la ventana y se había comido.

Continuación: Una gata diagnosticada con epilepsia

Consideré que se trataba, por tanto, de una intoxicación. Debido a la medicación, estaba totalmente fuera de sí, en toda la extensión de la palabra. Esto me lo mostró muy claramente a través de la comunicación animal. Una vez efectuado el diagnóstico, acordé con su dueña el tratamiento que seguir. Acordamos que dejara de tomar la medicación y, al mismo tiempo, tratar la intoxicación con MMS e ir eliminando las sustancias nocivas, incluida la medicación. Al cabo de dos días, la dueña me llamó y me dijo que había dejado de tomar los psicofármacos a corto plazo. Lo bueno del tratamiento posterior fue la rápida mejoría. A pesar de haber suspendido la toma del medicamento, la gata no ha vuelto a tener ataques.

Las enfermedades víricas, como la leishmaniosis o la borreliosis, pueden tratarse con éxito con MMS

Muchas enfermedades pueden tratarse óptimamente con MMS. Con frecuencia se tratan enfermedades víricas como la leishmaniosis. La borreliosis, una enfermedad vírica muy común en perros, también puede tratarse con éxito con MMS. Los problemas renales son muy comunes en los gatos, y en los caballos lo son los problemas respiratorios y los ácaros. Al igual que sucede en el caso de los seres humanos, las alergias son cada vez más frecuentes en los animales y a menudo tienen como efecto colateral la aparición de hongos en la piel. Estas enfermedades de la piel se pueden tratar muy bien con MMS.

En el capítulo 7 encontrará enfermedades concretas y las diversas opciones de tratamiento

Enumerar aquí todas las posibles áreas de tratamiento iría más allá del ámbito de este libro y provocaría la fatiga de los lectores y las lectoras. Las enfermedades concretas se mencionarán con mayor detalle en las categorías de animales. Pero ahí tampoco es posible enumerarlas todas. El libro ofrece la mayor gama posible de posibles tratamientos.

Ciertamente, hasta el momento hay preguntas sin respuesta. A continuación me gustaría aclarar tantas preguntas como sea posible para poder facilitarle el acceso a este remedio. Aunque a menudo me doy cuenta de que los dueños ya conocen el MMS y ya llevan tiempo tomándolo sin ningún problema, tan pronto como su propio animal enferma ¡se ponen en contacto conmigo y me preguntan desconcertados si el MMS también funcionaría con su animal! Me sorprendió leer en el libro Salud prohibida, del Dr. Andreas Kalcker, que primero administró MMS a su perro y solo tras haber visto al viejo animal saltar como hacía mucho tiempo que no lo veía hacerlo tuvo el valor de tomarlo él mismo. En mi caso fue al revés: solo he dado este remedio a mis animales una vez que he sabido cómo actúa en el cuerpo humano.

El MMS puede emplearse en seres humanos igual que en animales

A través de los ejemplos del capítulo 7 podrá ver cómo se emplean el MMS, el CDL y el CDLplus. Seguramente se dé cuenta de que estos no son los únicos remedios. La dosis también suele variar considerablemente. Para que algunas cosas resulten más gráficas, he añadido algunos cuadros clínicos. Estos muestran el desencadenante de la enfermedad y los síntomas que esta produce. Los ejemplos prácticos solo constituyen una selección de los muchos ejemplos existentes. Además, existen otras muchas aplicaciones posibles. Cuando su animalito esté enfermo, lo primero que debe hacer es poner en claro el diagnóstico con un terapeuta o veterinario y luego podremos acordar el tipo de tratamiento y la pauta posológica que seguir. Si alguna enfermedad no está incluida en este libro, ello no significa que el MMS no pueda tratarla.

Al final de la anamnesis, y quizás también después de haber hablado con el animal, se evaluarán todos los puntos considerados. En ese momento se decidirá cómo se puede empezar el tratamiento del animal. Se probarán los remedios que pudieran necesitarse y las dosis se ajustarán al animal que tratar. Una vez que los dueños hayan adquirido todos los remedios para el animal, comenzará el tratamiento. Creo que es importante apoyar a los dueños de los animales con asesoramiento y conocimientos, incluso tras el primer tratamiento, especialmente cuando tengan dudas, preguntas o surjan complicaciones.

Después de la anamnesis se establece el plan de tratamiento

i

Al activar el clorito sódico con un ácido, se produce una reacción química que altera las propiedades. El dióxido de cloro es un eficaz antibacteriano. Al beber la mezcla, el dióxido de cloro entra en el tracto gastrointestinal y desde allí pasa a la circulación sanguínea. Los glóbulos rojos lo identifican como una molécula de oxígeno y lo transportan como tal. Como es natural, ello resulta de gran ayuda para transportar el agente oxidante hasta el foco infeccioso y es una gran ventaja en comparación con aquellos remedios que no son transportados por los glóbulos rojos. Cuando la molécula de dióxido de cloro alcanza un patógeno que sea sensible a la oxidación, le sustrae los electrones, lo que hace que sencillamente se descomponga y finalmente el cuerpo pueda excretarlo como un residuo peligroso. Por lo tanto, el MMS puede tener un efecto antibacteriano, antifúngico, antiviral, antiinflamatorio y compensador de ácidos y bases.

4.1.2 ¿Cuál es la diferencia entre el cloro y el dióxido de cloro?

¡El dióxido de cloro no tiene NADA que ver con los limpiadores de cloro de uso habitual!

Aunque el dióxido de cloro huela a cloro, no tiene nada que ver con el cloro ni con los limpiadores de cloro de uso habitual con los que la prensa suele confundir al MMS y, con ello, fomenta el pánico. El cloro destruye los patógenos combinándose con ellos para formar nuevas sustancias que son cancerígenas, mientras que el dióxido de cloro los destruye por oxidación natural, como ya se ha mencionado.

El yodo, el agua oxigenada, el oxígeno y el ozono son agentes oxidantes que llevan mucho tiempo utilizándose en medicina

Un agente oxidante tiene la capacidad de liberar oxígeno y captar electrones como, por ejemplo, los de los patógenos. En este punto me gustaría mencionar algunos ejemplos de agentes oxidantes que ya se utilizan en la medicina convencional o en la alternativa: el yodo, el agua oxigenada, el oxígeno y el ozono.

El ozono es un potente agente oxidante y, sin embargo, es inocuo

El ozono es un oxidante más potente que el dióxido de cloro. Si se dirige un fino chorro de ozono hacia un guante de goma, le hará un agujero inmediatamente. Sin embargo, los médicos y los naturópatas conducen el ozono a la sangre a través de una infusión sin dañar el cuerpo. ¿Por qué? Porque el cuerpo puede gestionar la oxidación. Por eso, el uso de estos agentes oxidantes está autorizado en nuestra agua potable y, diluidos en agua, están clasificados como seguros para los seres humanos y los animales.

> **El dióxido de cloro (ClO2) no tiene nada que ver con el cloro, porque el cloro (Cl) mata a los agentes patógenos mediante combinación, lo que produce nuevas sustancias que son cancerígenas. Por el contrario, el dióxido de cloro (ClO2) elimina los agentes patógenos mediante oxidación, que es un proceso natural para los seres vivos.**

Algunos también dirán que el dióxido de cloro no es un remedio natural. Pero en la medicina naturista también existen remedios como el arsénico, que es un elemento químico que con frecuencia se emplea en la homeopatía. En el libro La guía del MMS, de la Dra. Antje Oswald, podrá encontrar información adicional (véase la bibliografía).

En naturopatía también se trabaja con remedios como el arsénico

En Alemania, el dióxido de cloro y los principios activos MMS, CDL y CDLplus están autorizados exclusivamente para la desinfección del agua. Cada cual deberá decidir por sí mismo cuáles son los pros y los contras de tomarlos. También hay varias patentes médicas al respecto. Al final del libro podrá leer algunas de ellas (véase la bibliografía).

Estamos hablando de una solución de dióxido de cloro que no tiene nada que ver con el cloro. El cloro es un elemento individual, mientras que el dióxido de cloro es un compuesto, por lo que ambos están relacionados químicamente, pero se diferencian por principio. La diferencia es tan grande como la que pueda haber, por ejemplo, entre el hidrógeno y el compuesto químico que contiene hidrógeno que todo el mundo conoce: el agua. Las propiedades del dióxido de cloro son completamente diferentes a las del cloro. El dióxido de cloro es, por tanto, un

El dióxido de cloro tiene unas propiedades completamente diferentes a las del cloro

agente oxidante y nuestro cuerpo y el de nuestros animales es capaz de manejarlo muy bien. La sangre transporta oxígeno, por lo que tenemos una protección muy buena contra la oxidación, pero las bacterias no. Las bacterias no pueden desarrollar resistencia frente al dióxido de cloro, al contrario de lo que sucede con los antibióticos. Esto es muy importante en el mundo actual, ya que casi a diario aparecen informes sobre bacterias nuevas que se han vuelto resistentes a los antibióticos. Estos son solo algunos aspectos. El efecto y los contextos exactos se explican gráficamente en la película Entender el MMS, que está disponible en la Editorial Daniel Peter.

Documental: Entender el MMS

El clorito de sodio activado con ácido es cáustico y si lo ingiriésemos sin diluir nos haría daño.

¡No se bebe el MMS activado, sino la solución diluida con agua!

Los medios de comunicación afirman reiteradamente que el producto que se genera al mezclar MMS con ácido es nocivo. Cuando dicen esto, pasan por alto que no es este MMS activado lo que se bebe, sino ¡la solución fuertemente diluida en agua! En este sentido me gustaría aludir una vez más a los valores LD50 del capítulo 4.2.2.

El dióxido de cloro solo decolora cuando no está diluido

Por supuesto, el dióxido de cloro como agente oxidante en su estado **NO DILUIDO** decolora. Esta es una propiedad de los agentes oxidantes, al igual que sucede cuando un paño de colores se expone al aire y al sol durante un tiempo suficientemente prolongado: los colores se desvanecen. Por lo tanto, el MMS sin diluir debe manipularse con cuidado para que no se produzcan salpicaduras en la ropa. Claro que también puede aprovechar este efecto para eliminar manchas de tejidos blancos. Todo lo que tendrá que hacer es activar MMS sin diluir en un envase atomizador para rociarlo sobre las manchas. Este preparado también es excelente para eliminar el moho de las paredes.

Activamos el MMS, por ejemplo, con ácido cítrico (o con ácido clorhídrico o ácido tartárico) o utilizamos la mezcla preparada de CDL combinada con agua.

> ¡Es muy importante no beber nunca el MMS puro, ya que en ese estado es cáustico!

4.1.3 Ámbitos de aplicación del dióxido de cloro

A través de la formación de radicales libres de oxígeno (O1), el dióxido de cloro destruye virus, bacterias y hongos como, por ejemplo, el virus de la poliomielitis, incluso en una concentración inferior a una p. p. m. Como destruye las bases nitrogenadas de guanina del ARN y del ADN liberados, la formación de nuevas generaciones de agentes patógenos se paraliza por completo. Por eso no se pueden desarrollar cepas resistentes, lo que ocurre a diario con los antibióticos y hace que los médicos estén cada vez más desconcertados, por ejemplo, ante las bacterias hospitalarias resistentes a los antibióticos. Además, ¡el dióxido de cloro no es citotóxico! Entre sus indicaciones cabe citar diversas infecciones virales y bacterianas, así como micosis y secuelas de tratamientos con antibióticos. No se conocen contraindicaciones.[1]

Es imposible que se formen cepas bacterianas resistentes cuando se utiliza dióxido de cloro

Existen muchos otros estudios y trabajos sobre el tema del dióxido de cloro en los que se demuestran sus extraordinarios efectos y éxitos, por ejemplo, en el ámbito del tratamiento antibacteriano.

El dióxido de cloro también se utiliza en los hospitales para la desinfección. Se emplea incluso en depuradoras de aguas residuales para eliminar las bacterias del agua potable. Las frutas, las verduras y la carne se tratan a menudo con dióxido de cloro para matar los gérmenes y las bacterias, y prolongar así el tiempo de conservación. De esta manera, casi todo el mundo consume dióxido de cloro a diario. Lamentablemente, el dióxido de cloro es demasiado caro, por lo que muchos municipios recurren al cloro —más barato pero peligroso— para purificar el agua potable.

El dióxido de cloro se utiliza en depuradoras de aguas residuales para eliminar las bacterias del agua potable

A este respecto, en un artículo de Medical Tribune de 2011[2] se decía: «Según datos del fabricante, el nuevo agente actúa con independencia de la temperatura. Ya no se requieren temperaturas elevadas para la descontaminación. Así, el agente cumple con las clases de eficacia de la A a la D según el Instituto Robert Koch». En realidad, el «nuevo agente» es conocido desde hace décadas.

El dióxido de cloro ha sido aprobado para uso humano hasta en el sector alimentario

El dióxido de cloro está aprobado para uso humano hasta en el sector alimentario, pero, si utilizo la misma sustancia con el nombre MMS, las autoridades y los medios de comunicación proclamarán a viva voz lo peligroso y tóxico que puede ser. Sin embargo, si tomo el mismo principio activo (dióxido de cloro) en el agua potable como desinfectante, todo está bien. ¿Es posible que lo único que moleste sea el nombre? ¿Acaso en el futuro deberíamos hablar solo del principio activo (dióxido de cloro o CDL = solución de dióxido de cloro [CDL, por sus siglas en alemán])? MMS es una denominación ficticia dada por Jim Humble. La aplicación médica del dióxido de cloro es mucho más antigua, pero fue Jim Humble quien utilizó este conocimiento por primera vez de manera práctica y en profundidad, y quien lo dio a conocer. Al hacerlo, se expuso a numerosos ataques, ya que él no es médico y no baila al son de los medios de comunicación ni de las compañías farmacéuticas. Para todas aquellas personas y animales a los que el MMS ha ayudado, esto carece de importancia porque el que sana tiene razón.

4.2 Aspectos legales y «peligrosidad» del MMS

4.2.1 ¿Cuál es el grado de seguridad del MMS?

A pesar de que miles de personas y animales del mundo entero han empleado y emplean el MMS con buenos resultados y no se ha informado de que haya ocasionado daño alguno en el cuerpo cuando se emplea debidamente diluido, en el sitio web del Instituto Federal para la Valoración de Riesgos (BfR, por sus siglas en alemán), bajo el término de búsqueda MMS, hay disponible un documento para descarga en formato PDF en el que se desaconseja la ingesta de MMS y de su eficaz producto de reacción, el dióxido de cloro. Entre otras cosas, dice lo siguiente:

... Sin embargo, el clorito sódico y el dióxido de cloro resultante tras la acidificación no son en modo alguno productos alimentarios seguros...

... Las autoridades sanitarias de varios países europeos, así como de Canadá y EE. UU., ya han informado sobre los riesgos que el «miracle mineral supplement» supone para la salud y han desaconsejado el uso del producto. Después de la ingestión por vía oral de MMS se observaron trastornos gastrointestinales de diversa gravedad acompañados de dolor, náuseas, vómitos y diarrea, asociados parcialmente con trastornos de la presión arterial y una considerable pérdida de líquidos. Entretanto, en Alemania también se han conocido casos de efectos indeseables para la salud tras el consumo y la administración por vía intravenosa de «MMS». Además de náuseas, vómitos y cambios en el estado general, también se ha dado a conocer la aparición de síntomas severos en casos en los que se ha aplicado con fines médicos. Los niños pueden verse especialmente amenazados por el riesgo de quemaduras químicas. El BfR desaconseja imperiosamente el consumo y la utilización del producto «miracle mineral supplement (MMS)».

El Dr. Hartmut Fischer, científico, naturópata y autor de La guía del DMSO, ha abordado científicamente la siguiente cuestión:

Documento PDF generado por el Instituto Federal para la Valoración de Riesgos (BfR, por sus siglas en alemán) para el término de búsqueda MMS

«¿Cuál es el grado de toxicidad del MMS?». En el siguiente capítulo me gustaría describir brevemente lo que ha descubierto.

4.2.2 Valores LD50

Evidentemente se trata de un error...

¿Qué se puede pensar de las declaraciones del Instituto Federal para la Valoración de Riesgos? Cualquiera puede suponer que evidentemente se trata de un error, ya que el mismo instituto no tiene ningún documento PDF en su sitio web que advierta del consumo de la cafeína, el diclofenaco (Voltaren®) o el ácido acetilsalicílico (por ejemplo, la Aspirina®). Sin embargo, si uno se informa acerca de dichas sustancias a través de las correspondientes entradas de la Wikipedia, se puede ver inmediatamente que la toxicidad de estas sustancias es significativamente mayor.

Definición del término valores LD50

La toxicidad de una sustancia se expresa mediante el llamado valor LD50

Mediante el denominado valor LD50 se expresa la toxicidad de una sustancia. Este se obtiene a partir de pruebas toxicológicas e indica la cantidad de una sustancia, expresada en miligramos por kilogramo con respecto del peso corporal, que hay que administrar para que muera la mitad de un colectivo objeto de ensayo, por lo general ratas de laboratorio. Yo prohibiría estos experimentos con animales lo antes posible, pero ahora que ya se han realizado con miles de sustancias naturales y sintéticas también podemos utilizar los valores investigados para evaluar la peligrosidad de una droga cuando se ingiere. Son a estos valores LD50 a los que una institución como el Instituto Federal anteriormente citado suele referirse en sus recomendaciones.

Puede comprobarlo usted mismo: introduzca en Wikipedia el término de búsqueda dióxido de cloro. Como con todas las sustancias (bio)químicas, la página encontrada contiene un largo recuadro a la derecha en el que se enumeran, en primer lugar, la

fórmula molecular y varios datos físicos y químicos. Al final de
este recuadro aparece la toxicología. En este caso pone:

El valor LD50 del dióxido de cloro es de 292 miligramos por kilogramo de peso
corporal. Esto significa que una persona que pesase 70 kilogramos debería ingerir unos 20 000 miligramos (!) de dióxido de cloro para poder esperar sufrir daños serios. Una gota de CDL o de CDLplus contiene solo 0,15 miligramos de
dióxido de cloro (CDL o CDLplus es la abreviatura de las siglas en alemán de una
solución de dióxido de cloro al 0,29 % lista para usar; se trata del mismo principio activo que el MMS y es una mejora de este, ya que la ingesta es más suave y
agradable, y tiene menos sabor).

El valor LD50 de la cafeína es de 192 miligramos por kilogramo en ratas. Por lo
tanto, es aproximadamente 1,5 veces menor, lo que significa que esta sustancia
es aproximadamente 1,5 veces más peligrosa que el dióxido de cloro (MMS/
CDL) porque se requiere una cantidad mucho menor para dañar a los animales
de laboratorio. Por lo tanto, una persona que pesase 70 kilogramos solo tendría
que tomar 14 gramos para poder desarrollar síntomas que pudiesen poner su
vida en peligro.

Una taza de café comparada con 10 gotas de CDL o de CDLplus

Una taza de café contiene 80 miligramos de cafeína y, por lo tanto, es 60 veces
más peligrosa que una dosis promedio de unas 10 gotas de CDL o de CDLplus
en un vaso de agua.

i · VALORES LD50 DEL VOLTAREN Y LA ASPIRINA

Ahora hacemos lo mismo con la palabra de búsqueda diclofenaco (por ejemplo, Voltaren®) y descubrimos que el valor LD50 es de solo 62,5 miligramos por kilogramo; aparentemente, se trata de una sustancia muy peligrosa. Puede continuar, por ejemplo, con la palabra de búsqueda ácido acetilsalicílico (por ejemplo, Aspirina®) y asombrarse nuevamente, ya que su valor LD50 es significativamente inferior al del dióxido de cloro... Por otro lado, puede alegrarse por el valor correspondiente al DMSO.

Aspirina y Voltaren en comparación con CDL o CDLplus

Una reflexión detallada sobre los valores LD50 indica que la Aspirina es aproximadamente 1,5 veces más peligrosa que una solución de dióxido de cloro al 0,29 % y que el Voltaren es cuatro veces más peligroso que una solución de dióxido de cloro al 0,29 % (CDL o CDLplus).

Manejo seguro

Diluya las mezclas rápidamente y siga las instrucciones de dosificación

Solo hay que tener cuidado al manejar los líquidos de partida para elaborar MMS o CDLplus, es decir, al mezclar la solución de clorito sódico con un ácido acuoso: las mezclas deben diluirse lo más rápidamente posible y hay que seguir las instrucciones de dosificación. En el documento PDF anteriormente citado se indica correctamente:

«El contacto directo con la solución sin diluir o con la solución lista para tomar mal mezclada puede provocar irritación cutánea y de las mucosas o incluso quemaduras químicas». Por otro lado, nadie debe pretender tomar más de lo que su propio umbral de náuseas le permita.

La salud bajo nuestra propia responsabilidad

Entonces, ¿qué sucede con el MMS? Suponiendo que el volumen de una gota estándar sea de 0,05 mililitros, se podría esperar un máximo de 0,15 miligramos de ClO_2 por gota de solución de dióxido de cloro (CDL o CDLplus). Según cálculos estequiométricos, una solución estándar de MMS (22,4 % de $NaClO_2$) proporciona teóricamente un máximo de unos 6,5 miligramos de ClO_2 por gota si se toma como base la fórmula química para la formación de ClO_2 y se supone un proceso de reacción óptimo. Eso viene a ser unas 40 veces más. ¿Eso quiere decir que si el contenido indicado de una solución de dióxido de cloro al 0,29 % fuese fiable y la solución de MMS clásica reaccionase íntegramente a ClO_2 deberíamos dosificarla de tal manera que 2 mililitros de CDL (que serían 40 gotas) sustituirían a una gota de MMS?

Concentración del MMS en comparación con la de CDL/CDLplus

Hasta aquí la teoría ...

Sin embargo, a partir de varias mediciones fotométricas de laboratorio, sabemos que la reacción de activación de la solución estándar de clorito sódico (MMS), tal y como la realizamos normalmente con un ácido en un recipiente de vidrio abierto, se produce de manera óptima en lo concerniente al contenido de ClO_2 resultante.

¿Qué quiere eso decir?

Estamos habituados a verter la cantidad de gotas deseadas de una solución de clorito sódico al 22,5 % en un vaso y mezclarlas con el número de gotas «oportuno» del activador adecuado. Se trata de un ácido que transforma el valor del pH de las gotas de MMS de muy alcalino en ácido. La reacción química que da lugar a la formación del auténtico principio activo, que es el dióxido de cloro, se inicia con un pH inferior a 7. A temperatura ambiente, este está en estado gaseoso y comienza inmediatamente a evaporarse en el aire. Si miramos con atención, podremos verlo en las burbujitas de gas que se forman en la mezcla. Luego añadimos agua al vaso. Al hacerlo, la solución se diluye

Al reducir el valor del pH, se libera dióxido de cloro

considerablemente y la reacción de activación, que tras haber aguardado los segundos oportunos no se ha completado, se ralentiza claramente. Al mismo tiempo, el ClO2 que ya se ha formado y aún está en la mezcla se «combina» con el agua que se ha añadido. La solubilidad del dióxido de cloro en agua es de 20 partes por una parte de agua a cuatro grados. Eso serían 20 mililitros de ClO2 gaseoso (unos 50 miligramos) en 1 mililitro de agua. A temperatura ambiente, esta solubilidad empeora proporcionalmente. En cualquier caso, la solución de MMS lista para beber tiene un tono más o menos amarillo-verdoso, ya que es el color que le confiere el ClO2. Las dos soluciones originales —el clorito sódico y el activador— son prácticamente incoloras. La absorción de luz de aquellas soluciones que tienen color puede examinarse con un espectrofotómetro cuando se conoce la longitud de onda de la luz a la que la sustancia capta fotones. En el caso del ClO2, se trata de una longitud de onda de luz de 360 nanómetros, es decir, que está en el rango espectral ultravioleta.

El dióxido de cloro se escapa durante la elaboración

> En la práctica se demuestra que, por ejemplo, 1 gota de MMS (clorito sódico) que se active con 1 gota de ácido tartárico al 50 % y a la que transcurridos 20 segundos se agreguen 1000 mililitros de agua tiene un contenido de ClO2 de 0,87 miligramos. ¡Esto está muy por debajo de los 6,5 miligramos de ClO2 por gota de solución estándar de MMS que cabría esperar en teoría!

Al medir con un fotómetro la amortiguación de la emisión de esta longitud de onda tras el recipiente de cristal (cubeta) en el que la solución está contenida, podrá determinarse la concentración de la sustancia absorbente que hay en el agua. ¿Cuál es la explicación? Bien, por un lado, como ya se ha dicho, una parte del ClO2 que se genera se disipa en el aire antes de que se añada el agua. De ahí que también podamos olerlo en la habitación. Por otro lado, cuando se añade agua, la reacción de clorito sódico a dióxido de cloro todavía no se ha completado. Es decir, que las soluciones bebibles están sujetas a cierta «maduración posterior». Pero como sigue disipándose en el aire y se descompone por acción de la luz, el fotómetro no puede establecer un aumento apreciable de la concentración. Así pues, nos encontramos ante cierto dilema, ya que un tiempo de activación superior daría lugar a una pérdida de gas todavía mayor.

La diferencia de concentración del CDL o el CDLplus y el MMS basada en mediciones:

según mediciones reales, 1 gota de MMS equivale a unas 4-6 gotas de CDL o CDLplus.

EL VALOR LD50 DEL MMS

Con las cantidades empleadas habitualmente de, por ejemplo, unas 3 gotas de MMS en un vaso de agua (aproximadamente 2,61 miligramos de dióxido de cloro), estamos muy lejos del valor LD50 (20 000 miligramos), es decir, en torno a un factor de 7663 (!). Según los datos de Wikipedia, para poner en peligro la vida de una persona habría que consumir más de 22 989 gotas de MMS (clorito sódico + activador), lo que equivale a unos 11 frascos de 100 mililitros de solución de clorito sódico más activador cada uno. Sin embargo, esto no significa que 10 gotas, por ejemplo, no puedan hacer que alguien se sienta mal o que deba tomar grandes cantidades. Escuche siempre a su cuerpo y aumente la cantidad lentamente, comenzando por la dosis más baja, de una sola gota.

En lo que respecta a la comparación de la toxicidad con sustancias de uso habitual como analgésicos, cafeína y otras, el uso de soluciones de dióxido de cloro (CDL y CDLplus) o MMS y DMSO bajo su propia responsabilidad resulta seguro, lo que también se desprende del hecho de que el citado texto del Instituto Federal para la Valoración de Riesgos solo pueda describir los efectos secundarios leves de los que incluso se informó «desde el extranjero»; es decir, ¿es que no hay nada llamativo de lo que informar aquí, en Alemania? Desde este punto de vista, el documento PDF citado puede interpretarse más bien como un auténtico «ennoblecimiento». Aquel que esté interesado en manejar esta publicación correctamente también podrá informarse ampliamente con el presente libro, MMS para animales: una guía para el tratamiento holístico y responsable de animales con MMS, así como con el libro de la Dra. Antje Oswald La guía del MMS.

La guía del MMS, de la Dra. Antje Oswald

4.2.3 Entender el MMS

«Solo la dosis hace el veneno» (Paracelso)

«Todas las cosas son tóxicas y no hay nada que no tenga veneno. Solo la dosis hace el veneno», dijo Paracelso al inicio del siglo XVI. Esto también se aplica a la sal común (cloruro de sodio). Un trágico caso que sucedió en 2005 lo dejó muy claro: una niña de cuatro años murió después de que su madre la obligase con fines disciplinarios a comerse un pudin al que la niña había añadido dos cucharadas de sal.

Muerte tras ingerir un pudin de chocolate

Es una triste historia, pero lamentablemente es cierta. Un gramo de sal por kilogramo de peso corporal puede ser letal. ¡El pudin que la pequeña se comió contenía unos 30 gramos de sal! Esta cantidad le provocó una intoxicación por sodio.[3] Hoy en día damos muchas cosas por sentadas sin ser conscientes de que prácticamente todas las sustancias son tóxicas a una determinada dosis. Hasta el agua puede intoxicarnos.

Pruebas de toxicidad

Para determinar la toxicidad de las sustancias, en las pruebas de toxicidad se recurre a experimentación animal en condiciones normalizadas. Hoy en día se comprueba la toxicidad de todos los medicamentos y de muchas otras sustancias.

El valor LD50

Uno de los criterios del estudio de toxicidad es el valor LD50. El valor LD50 indica la cantidad de una sustancia con la que muere la mitad (el 50 %) de los sujetos de la experimentación de un ser vivo determinado (generalmente ratas). Se expresa en una medida específica, como gramos o miligramos, y generalmente se aplica a un kilogramo de peso corporal. Los datos se diferencian según los distintos animales de experimentación y el tipo de administración (oral, subcutánea, intravenosa). LD proviene de las siglas en inglés de dosis letal (del latín letalis = mortal). En este contexto se aplica lo siguiente:

> **¡Cuanto mayor sea el valor LD50 de una sustancia, tanto más inocua será!** ⚠

Algunos valores LD50 del MMS y de otras sustancias que prácticamente utilizamos de manera cotidiana son:

Sustancia	Producto / presencia	Dosis únicas	Valor LD_{50} para ratas por vía oral	En relación con una persona de 70 kilogramos de peso
Dimetil sulfóxido	DMSO	3,850 miligramos/parte	14 500 miligramos/kilogramo	1 015 000 miligramos
Cloruro sódico	Sal común	una pizca	3000 miligramos/kilogramo	210 000 miligramos
Ibuprofeno	Nurofen	200-400 miligramos/comprimido	636 miligramos/kilogramo	44 520 miligramos
Dióxido de cloro	MMS	máximo teórico: 30 miligramos / 5 gotas	292 miligramos/kilogramo	20 440 miligramos
Ácido acetilsalicílico (AAS)	Aspirina	500 miligramos/comprimido	200 miligramos/kilogramo	14 000 miligramos
Cafeína	Café	40-120 miligramos/taza	192 miligramos/kilogramo	13 440 miligramos
Nicotina	Cigarrillos Marlboro	0,8 mgmiligramos/cigarrillo	50 miligramos/kilogramo	3500 mgmiligramos

Fuente: Wikipedia

¿Qué conclusión podemos sacar de esta información?

Incluso alimentos tan habituales como la sal común pueden tener consecuencias potencialmente mortales si se toman en exceso

Para exponerse a un peligro de muerte, habría que beber, por ejemplo, 10 150 botellas de 100 mililitros de DMSO o un vaso con sal común (¡todo a la vez!) o beberse 168 tazas de café o más de 2 botellas de clorito sódico activado (la cantidad recomendada para el ser humano es de unas 5 gotas). De ello se desprende que es únicamente la cantidad la que constituye el veneno. Incluso alimentos tan habituales como la sal común pueden tener consecuencias que pueden poner la vida en peligro si se toma una sobredosis, y en ningún paquete de sal común aparece la advertencia de «tóxica». Por lo general, a nadie se le ocurre la idea de tomarse 210 gramos. Lo mismo sucede con el MMS: nadie pensaría, ya por el sabor, en activar y tomarse una botella entera.

4.3 El ejemplo de un veterinario de Hamburgo

El Dr. Dirk Schrader es veterinario y tiene su propia consulta en Hamburgo. Cuando es necesario, trata a los animales en su consulta con dióxido de cloro que él mismo elabora. De ese modo ha podido salvar la vida de muchos animales en los que las medicinas convencionales no producían efecto.

Un veterinario de Hamburgo no deja que le prohíban emplear el MMS en sus tratamientos

Ahora, las autoridades en materia de sanidad y de protección del consumidor —la autoridad competente de la Ciudad Hanseática de Hamburgo— le han prohibido elaborarlo y aplicarlo bajo amenaza de imponerle una elevada multa. Como el Dr. Schrader no ha querido aceptarlo y ha preferido luchar para poder utilizar el dióxido de cloro en la consulta, le he pedido permiso para publicar la correspondencia que se había intercambiado entre él y las autoridades.

El procedimiento se sobreseyó y no tuvo que pagar la multa de 10 000 euros. Conforme al artículo 170, apartado 2, del Código de Procedimiento Penal, la fiscalía tiene que sobreseer el procedimiento cuando no dispone de sospechas suficientes.
(Actualización de la 2.ª edición el 1 de enero de 2018)

Unión de tratamientos ambulatorios y clínicos
26 de julio de 2014

Estimada señora XXX:
Hemos tomado nota de la prohibición de elaborar y dar a co-
nocer el CDL. Es una clara violación del derecho por su parte y
por la de su equipo. A tal efecto se me plantean las siguientes
preguntas, a las que le ruego que usted y la fiscalía tengan a
bien responder:

1. Cuando en la consulta nos enfrentamos a una infección cu-
tánea en animales que no responden a los antibióticos corres-
pondientes ni a otros fármacos de uso habitual, pero sabemos
que podemos tratarla sin problema alguno con una loción de
dióxido de cloro que es económica y no entraña peligro algu-
no para el paciente, ¿qué le decimos al dueño del animal?

Buenos resultados
en casos de
infección cutánea

2. Cuando tenemos que tratar infecciones de heridas que, pese
a todos los esfuerzos médicos, «se nos escapan de las manos»
y ponen en peligro la vida del paciente, a pesar de que la sepsis
pueda prevenirse fácil y económicamente con una loción de
dióxido de cloro, ¿qué le decimos al dueño del animal?

El MMS trata con
éxito, entre otras co-
sas, heridas infecta-
das, inflamación de
las encías y lesiones
en el lecho ungueal

3. Cuando tenemos que tratar una osteomielitis después de
una lesión del lecho ungueal y sabemos que una amputación
del dedo podría evitarse fácilmente con una loción de dióxido
de cloro y que los distintos antibióticos no dan resultado al-
guno, ¿qué le decimos al dueño del animal?

4. Cuando tenemos que tratar inflamaciones graves de las en-
cías, especialmente en el caso de los gatos, y los fármacos de uso
habitual en el ámbito veterinario no producen un efecto satis-
factorio, pero sabemos que en dichos casos el tratamiento con
una loción de dióxido de cloro da un resultado óptimo sin poner
en peligro al paciente, ¿qué le decimos al dueño del animal?

5. Cuando tenemos que tratar afecciones sépticas como la parvovirosis o la septicemia provocada por Escherichia coli y las medidas habituales en el ámbito veterinario no provocan mejora alguna y el paciente está condenado a muerte, pero sabemos que podríamos salvarle la vida con infusiones de CDL, ¿qué le decimos al dueño del animal?

Buenos resultados en linfoma maligno y otitis crónica y muy grave

6. ¿Qué le decimos al dueño de un perro con un linfoma maligno que no puede permitirse ninguno de los carísimos tratamientos habituales con vincristina cuando sabemos que podemos liberarle de esta enfermedad con una loción de dióxido de cloro de elaboración propia, aunque según sus órdenes no estemos autorizados a hacerlo?

7. ¿Qué le decimos a un cliente cuyo perro tiene una otitis crónica y muy grave que solo se puede mejorar ligeramente con los costosos productos farmacéuticos de uso habitual aunque se enfrente reiteradamente al riesgo de ruptura del tímpano? ¿Le decimos que podríamos acabar con el sufrimiento del perro con una loción de dióxido de cloro, pero que no podemos hacerlo por orden de las autoridades?

Ciertamente tendría más preguntas que hacerles a usted y a los hombres y mujeres responsables de esta escandalosa resolución provisional.

¿Deberíamos decirles a los frustrados dueños de las mascotas que a usted y a las autoridades sanitarias les importan un bledo? ¿Deberíamos decirles que la actuación administrativa se basa en cuentas antiguas y que toda la «sociedad» está corrompida y moralmente degenerada? Su «sociedad» consiguió detener la importación de Arthridor, un remedio eficaz y económico contra la artrosis, procedente de Israel. Durante muchos años organicé su importación. De buenas a primeras a alguien no le vino bien para el negocio y a través de la Ley del Medicamento se buscó la manera de detener su importación. Dios mío,

Obstáculos a la importación de Arthridor

¿es que no tienen nada más que hacer que organizar semejantes numeritos?

¿Es que usted y su séquito han sido comprados por la industria farmacéutica? ¿Será que se dedican a cargar con especial empeño contra aquellas personas que no están bajo su tutela? Vamos a presentar una interpelación a este respecto en el Parlamento de Hamburgo a través de un partido que ciertamente no le gusta y haremos el asunto público.

A continuación, otra carta del Dr. Dirk Schrader sobre la prohibición del CDL en su clínica veterinaria:

Contra la estupidez y la desfachatez alemana

En los últimos años hemos visto reiteradamente perros y gatos muy muy enfermos. Algunos de ellos eran enfermos terminales y los medicamentos de los que cualquier consultorio veterinario moderno dispone ya no eran de ayuda. A menudo teníamos la impresión de que el pequeño paciente no tenía ninguna posibilidad, a menos que empleásemos el tan controvertido dióxido de cloro. Y he aquí que la mayoría de los animales a los que las infecciones habían llevado al borde de la muerte consiguieron sobrevivir.

Esto nos impresionó mucho y pudimos animar —sin ponernos colorados— a los dueños de los animales gravemente enfermos: el dióxido de cloro, que nosotros mismos elaborábamos según las reglas de la química inorgánica, hizo que casi todos se recuperasen; y, por cierto, el dióxido de cloro elaborado era más barato que su «envase». Una verdadera sensación.

La prohibición de elaborar y utilizar dióxido de cloro que impuso la autoridad en materia de sanidad y de la protección del consumidor nos ha afectado mucho y hoy ha pasado lo que tenía que pasar: el pastor de Brie Vajo, de XXX, del barrio de Rahlstedt, en Hamburgo, que llevaba luchando por sobrevivir desde el fin de semana con fiebre alta y un elevadísimo exceso de leucocitos, ha muerto hoy, martes 5 de agosto de 2014, en torno al mediodía, de una septicemia. Todos los medicamentos empleados, incluidos los de infusión, habían fracasado.

Desde el 3 de agosto de 2014 sabíamos que sucedería. Quisimos emplear dióxido de cloro, pero no nos estaba permitido debido a la orden de las autoridades bajo la amenaza de una multa de 10 000 euros.

Los responsables de la orden oficial son:

*El Dr. XXX, veterinario, y su abogada, la Sra. XXX
La autoridad en materia de sanidad y
de la protección del consumidor
Billstraße 80ª
20539 Hamburgo
En el correo en cuestión era XXX.*

Tras las experiencias que hemos hecho en el pasado utilizando dióxido de cloro, estamos convencidos de que Vajo podría seguir vivo si se le hubiese administrado un tratamiento de infusión de CDL y nos preguntamos qué sucederá en el futuro con este tipo de casos. Como es natural, las autoridades no respondieron a las siete preguntas, y las escuetas palabras del Dr. XXX al teléfono fueron: «Puede presentar una protesta y también puede buscar un abogado».

Querido colega XXX, tenga cuidado, no vaya a ser que las cosas se pongan muy feas. Usted no se ha interesado por los hechos relativos al uso que nosotros hacemos del dióxido de cloro; solo tiene unas vagas ideas sacadas de los medios de comunicación sobre el peligro del dióxido de cloro, cosa que no pretendemos negar. Sin embargo, su uso correcto y seguro está relacionado con el conocimiento de la química orgánica. Y esto, a su vez, está relacionado con matemáticas superiores: todas ellas ciencias con las que es evidente que ni usted ni su equipo están familiarizados.

Espero que usted y su desinformado equipo se pongan en contacto con el dueño del perro y se disculpen por su actuación irreflexiva y perniciosa.

Mañana le haré llegar su dirección.
Piense en la «libertad terapéutica» que la ley garantiza y en el término urgencia terapéutica. ¿Ha oído hablar de ellos?

Libertad terapéutica y urgencia terapéutica

Dirk Schrader"

Es el espíritu que siempre dice no ...

Sobre la orden administrativa del 25 de julio de 2014, suplemento a la denuncia penal.

Artículo 69, apartados 1, 2 y 4 de la Ley del Medicamento.

Autoriza a las autoridades a emitir órdenes cuando:

1. La autorización de comercialización o el registro exigidos para el medicamento no estén disponibles o se haya dispuesto su suspensión.

2. El medicamento o principio activo no haya sido fabricado con arreglo a las normas farmacéuticas reconocidas o no tenga la calidad conforme a las normas farmacéuticas reconocidas.

3. Existan motivos fundados para sospechar que el medicamento, cuando se utiliza según lo previsto, tenga efectos nocivos que vayan más allá de lo justificable según los avances de la ciencia médica...

El dióxido de cloro no requiere autorización

El dióxido de cloro es una molécula que, al igual que la sal común o el azúcar, no requiere autorización. Cualquiera puede elaborarlo a partir de clorito sódico y un ácido. No se puede patentar, como tampoco el clorito sódico y el ácido clorhídrico. Las tres sustancias no se mencionan en el anexo de la Ley del Medicamento ni en la lista del Comité de Medicamentos para Sustancias de Posible Riesgo.

De todo ello se deriva que no tengan ni puedan tener el estatus de medicamento ni estén clasificadas como de posible riesgo. En virtud de la posibilidad de elaboración bajo la propia responsabilidad (artículo 21, 2c, de la Ley del Medicamento y artículo 13, 2b, de la Ley del Medicamento) y de su aplicación en el marco de la libertad terapéutica, su uso médico en el propio consultorio debería resultar posible en términos generales. Además, existe el concepto de urgencia terapéutica (artículo 56a, apartado 2, de la Ley del Medicamento), que se aplica, por ejemplo, a los denominados pacientes o enfermedades abandonados para los que no se dispone de medicamentos autorizados.

En nuestro consultorio solo empleamos el dióxido de cloro cuando los demás medicamentos disponibles no pueden proporcionar seguridad alguna: por ejemplo, en la cirugía braquiocefálica, cuando las llamadas narices de válvula se abren con un láser o quirúrgicamente. En una ocasión, la dueña de un perro no fue capaz de cuidar la zona quirúrgica de la nariz tal y como se había hablado. Al cabo de tres semanas regresó con su perro: ya no tenía nariz.

Algo así no puede evitarse de forma segura con ningún otro principio activo aparte del dióxido de cloro.

Resultados positivos en otitis externa crónica

Esta sensación médica también pudo observarse en el tratamiento de pacientes abandonados con otitis externa crónica. Como es natural, lo describo en un blog en el sitio web www.kritische-tiermedizin.de, lo que me ha valido la acusación de hacer publicidad de un «medicamento no autorizado» según la Ley del Medicamento.

Imagínese que tuviésemos conocimiento de que el dióxido de cloro es altamente efectivo contra la malaria o las infecciones por VIH o incluso las infecciones por ébola y que nos reservásemos ese conocimiento. Eso sería un crimen de lesa humanidad y podría equipararse con el genocidio experimental.

Evidentemente, la otitis externa crónica en perros y gatos no es una epidemia, pero para el animal se trata de un trastorno grave y muy malo que supone un riesgo para su vida y para el dueño de la mascota también lo es en lo concerniente a los costes veterinarios.

Se puede evitar mucho sufrimiento

La única manera de compartir públicamente con mis colegas la posibilidad de emplear dióxido de cloro era a través de un blog en internet. Las universidades no lo habrían hecho. A fin de cuentas, se trata de algo sensacional que bien podría equipararse con anunciar que la tierra no es plana sino esférica.

Su importancia se subestima

El tratamiento de una otitis externa «sin tratamiento por fracaso terapéutico previo» con dióxido de cloro y su aplicación para limpiar una nariz operada con el fin de prevenir una catástrofe segura, así como muchas otras patogenias altamente peligrosas, siempre se ha considerado como la tan citada urgencia terapéutica. En ningún momento había ni hay que temer un peligro directo o indirecto para la salud del ser humano o del animal (artículo 21, apartado 2, número 4, y apartado 2a, frase 1, de la Ley del Medicamento).

La afirmación en sentido contrario de los empleados de la autoridad competente es arbitraria y no se ha demostrado.
En relación con los éxitos terapéuticos acreditados de nuestra casa, constituye un acto criminal de calumnia y engaño al público.

Después de todo, la autoridad en materia de sanidad y de protección del consumidor es la autoridad competente de la Ciudad Hanseática de Hamburgo y es poco probable que sus empleados ostenten el estatus de «estúpidos, enfermos mentales o irresponsables». Pero, si no es así, su proceder en este asunto debería sancionarse como un acto de especial maldad y «abuso de poder». Además, pudo constatarse que sus elevados salarios y pensiones están totalmente injustificados.

También llama la atención que la autora o el autor de la orden administrativa sobre el dióxido de cloro y el nitrito de sodio los confundan; por consiguiente, apenas tienen nociones de la materia.

Estos «expertos» escriben:

«La prescripción, el suministro y el uso del medicamento no autorizado dióxido de cloro que no estén amparados por ningún ordenamiento jurídico conforme al artículo 36 o 39, apartado 3, frase 1, número 2, y dado que tampoco se trata de un medicamento homeopático, solo estarían permitidos si pudiera elaborarse de acuerdo con el artículo 21, apartado 2, número 4, de la Ley del Medicamento (artículo 56a, apartado 1, número 2, de la Ley del Medicamento)».

Ahora bien, usted es consciente del hecho de que el dióxido de cloro no requiere autorización, ¿no es así?

El artículo 56, apartado 1, regula la prescripción, la dispensación y el uso de medicamentos por parte de los veterinarios: «En la medida en que, de lo contrario, la asistencia médica necesaria a los animales estuviese gravemente amenazada y no se temiese un peligro directo o indirecto para la salud humana y animal, el veterinario podrá, en el caso de animales concretos (...)». Etcétera (véase anteriormente).

Y usted infiere: «Ese no es el caso».
La cuestión es si hay algún chalado sin formación que haya «manipulado» la Ley Alemana del Medicamento siguiendo instrucciones de «más arriba» para impedir que utilicemos el dióxido de cloro en nuestra casa.

Estos se atreven a poner lo siguiente por escrito sin tener conocimiento alguno:
«Desde el punto de vista local, las recomendaciones sobre el dióxido de cloro como medicamento eficaz y la mención de sus numerosas indicaciones de uso (desde el sida hasta el cáncer y la cirrosis) no tienen ninguna base y son extremadamente engañosas para los dueños de mascotas (...)».

Se duda de la efectividad sin tener estudios propios

Yo nunca hice semejante recomendación. La eficacia basada en informes de experiencias puede leerse en el libro de la Dra. Antje Oswald (La guía del MMS), cuyo contenido he reproducido parcialmente.

Y se atreven a seguir escribiendo, aparentemente sin ningún conocimiento:

«Se considerará que inducen particularmente a engaño aquellos medicamentos a los que a su efecto terapéutico, acción o principios activos se les atribuya una actividad que no posean (...)».

¿Quiénes son esas personas que publican algo así? ¿Realmente saben de qué están hablando? ¿Han constatado que el dióxido de cloro, por ejemplo, no es efectivo en la otitis externa de perros y gatos? ¿O son imbéciles que únicamente fingen y engañan oficialmente sobre una experiencia con dióxido de cloro?

Los responsables de la orden administrativa no pueden contenerse:

Utilizan el mensaje de advertencia del Instituto Federal para la Valoración de Riesgos (BfR, por sus siglas en alemán) contra el uso del MMS y simplemente señalan que el MMS no es lo mismo que el dióxido de cloro.

Se fomenta el pánico y no se tiene en cuenta la dilución recomendada

La afirmación de que «el dióxido de cloro tiene un efecto irritante y cáustico sobre la piel y las mucosas en función de la concentración» es sencillamente errónea y apunta a un equipo de aficionados dentro de las autoridades en materia de sanidad y protección de los consumidores que buscan ciegamente argumentos sin tener ningún conocimiento de química para hacer que su uso sea imposible.

En el escrito que dirigí a las autoridades el 24 de julio de 2014 se pone en claro que la elaboración de dióxido de cloro en nuestra casa no produce una solución alcalina. El valor de pH de esta se sitúa en un rango de 7,5 a 8. Por lo tanto, es imposible que dañe la piel o las mucosas.

Cabe suponer que el citado equipo de aficionados no haya leído el escrito del 24 de julio de 2014 y mucho menos que lo haya entendido. Sin embargo, su argumentación y el «martilleo» sobre el MMS apuntan a intenciones criminales y malvadas.

En ningún momento se ha utilizado MMS en nuestra casa. Por lo tanto, su efecto sobre los animales y los seres humanos no puede ser objeto de esta exposición.

En Hamburgo, a 14 de septiembre de 2014

Dirk Schrader"

Orden administrativa de 28 de julio de 2014
Prohibición de la producción y la utilización de dióxido de cloro

Por la presente presento una objeción contra su orden y al mismo tiempo presento una denuncia ante la fiscalía de Hamburgo contra
El Dr. XXX
El Dr. XXX
La Sra. XXX
Dirección

Denuncia por
abuso de poder

por abuso de poder colectivo y por cualquier razón jurídica, y presento una querella.

Hechos

Los inculpados carecen de competencia. Contrariamente a sus ideas, en el marco de la soberanía terapéutica un veterinario o un médico pueden utilizar en su consulta sustancias que no estén aprobadas por la Ley Alemana del Medicamento para el tratamiento de pacientes cuando los remedios que parecían ser los adecuados no sean eficaces o no lo sean suficientemente (lo que también se denomina libertad terapéutica).

Derechos
veterinarios

Esto lo establece, en particular, el fundamento jurídico de la urgencia terapéutica.

En este sentido, carece de importancia que la sustancia en cuestión haya sido «autorizada» o no en virtud de la Ley del Medicamento.

Solamente la nocividad manifiesta de un principio activo puede dar lugar a restricciones reglamentarias sobre su uso.

Sin embargo, este no es el caso de la elaboración y la aplicación del dióxido de cloro en nuestro instituto.

Los acusados se guían en su actuación por la semicultura que creen haber adquirido como resultado de la cobertura mediática sobre un producto disponible en internet, conocido como MMS, cuyo efecto se basa indiscutiblemente en el dióxido de cloro, y una advertencia contra su uso por parte del Instituto Federal para la Valoración de Riesgos.

La concentración es la clave

Ellos opinan que el MMS es equivalente a la producción de dióxido de cloro y a su uso en pacientes en nuestro instituto.

Esta visión es incorrecta. Carece de todo fundamento. El denunciante y el abajo firmante son también conscientes de que los acusados tomaron medidas disciplinarias basándose únicamente en motivos inadecuados. El gran cariño y la amistad que hay entre los abajo firmantes y la autoridad, de la CDU o el SPD, es bien conocida en toda la ciudad.
Por lo tanto, la medida disciplinaria es una buena oportunidad para saldar viejas cuentas.

«... sin ningún tipo de daño a los pacientes»

Llevamos mucho tiempo empleando con un éxito del 100 % el dióxido de cloro que elaboramos sin dañar a los pacientes, especialmente en el tratamiento de infecciones cutáneas.
Para ello se mezclan 20 gotas de una solución de clorito sódico al 22,5 % con 20 gotas de ácido clorhídrico al 3,5 % durante un minuto y se disuelven en 60 mililitros de agua corriente fría. Conociendo la toxicidad del gas resultante, se elabora bajo succión o incluso delante de una ventana abierta.

La aplicación de esta solución en las zonas infectadas de la piel (se consigue un efecto más intenso mediante el pretratamiento con una solución al 50 % de DMSO) provoca la eliminación inmediata de todos los microorganismos que estén a su alcance. La aplicación se lleva a cabo reiteradas veces para mayor seguridad.

En caso de inflamaciones alérgicas de la piel, puede ser necesario llevar a cabo un tratamiento simultáneo con cortisona o antihistamínicos.

Para las infecciones de las vías respiratorias o del tracto intestinal, mezclamos 1-2 gotas de una solución de clorito de sodio al 22,5 % con 1-2 gotas de una solución de ácido clorhídrico al 3,5 % durante un minuto (lo mejor es usar un vaso pequeño), luego añadimos aproximadamente 2-5 mililitros de agua del grifo con una jeringa, diluimos la mezcla, la volvemos a introducir en la jeringa y la administramos directamente en la boca del animal (preferiblemente en la parte lateral de la mejilla). Este tratamiento se realiza tras la administración del alimento (¡nunca en ayunas!), en los peores casos, dos veces al día. En estos casos tampoco se ha observado que se haya producido daño alguno en los pacientes. Las infecciones resistentes al tratamiento, como la parvovirosis o la sepsis por coli, también se han curado con las correspondientes infusiones. Resulta interesante que en 2013 pudimos detener siete casos de linfoma maligno en perros utilizando el método oral.

Con la ayuda de las siguientes observaciones del Dr. Hartmut Fischer, de Lauterbach, primeramente será necesario aclarar los términos utilizados.

i

Clorito sódico

... es la forma cristalina estable que se forma por la reacción de dióxido de cloro con hidróxido de sodio como sal de sodio por dismutación o adición directa de peróxido de hidrógeno. Toxicidad: 165 miligramos/kilogramo-1 (LD50, en ratas, por vía oral).

Dióxido de cloro

El ClO_2 puede liberarse si se acidifica en una solución acuosa o se mezcla con cloro. A temperatura ambiente

i

es una sustancia gaseosa con una absorción máxima aproximada de 355 nanómetros, lo que le confiere un color amarillo verdoso. Toxicidad: 292 miligramos/kilogramo-1 (LD50, en ratas, por vía oral). La bibliografía científica sobre el ClO2 muestra cerca de 1200 aciertos a través del portal de búsqueda SciFinder, que incluyen tanto la investigación básica como aplicaciones en la industria y la medicina. El dióxido de cloro se dismuta o descompone de manera acelerada por la acción de la luz en varios productos —como el clorito y el clorato—. Se disuelve fácilmente en agua.

El Voltaren y la Aspirina son más tóxicos que el dióxido de cloro

Toxicidades comparativas: diclofenaco (Voltaren): 62,5 miligramos/kilogramo-1 (LD50, en ratas, vía oral); ácido acetilsalicílico (Aspirina): 200 miligramos/kilogramo-1 (LD50, en ratas, vía oral); es decir, que ambos son más tóxicos que el dióxido de cloro.

Por otro lado, MMS es una palabra artificial y arbitraria que no se corresponde con la definición exacta de una sustancia ni con el nombre de un producto registrado. En términos generales, incluye la mezcla acuosa de clorito sódico y un ácido, inorgánico u orgánico, que tenga un valor de pH inferior a 7. Las soluciones acuosas de clorito sódico y ácidos que tienen un valor de pH > 7 también liberan dióxido de cloro en una cinética lenta a través de diversas fases intermedias. También se habla de ClO2 en statu nascendi (lat.: en fase de formación).

i

Ni el dióxido de cloro ni el clorito sódico figuran en el anexo de la Ley del Medicamento ni en la lista del Comité de Medicamentos como sustancias de posible riesgo. Esto significa que no tienen el estatuto de medicamentos ni están clasificados como de posible riesgo. Debido a la posibilidad de elaborarlos bajo la propia responsabilidad (artículo 21, 2c, y artículo 13, 2b, de la Ley del Medicamento) y de aplicarlos en el marco de la libertad terapéutica, el uso médico en la propia consulta debería estar permitido en términos generales. A ello hay que añadirle el concepto de urgencia terapéutica (artículo 56a, apartado 2, de la Ley del Medicamento), que podría aplicarse, por ejemplo, a los denominados pacientes abandonados o en enfermedades para las que no se disponga de medicamentos autorizados. Por supuesto, esto requiere conocimientos especializados, diligencia, información al paciente, etc., lo que en mi caso nadie pondrá en duda.

Las aplicaciones inadecuadas, las sobredosis, etc., por parte de terapeutas y legos son ciertamente posibles y ya se han producido, pero esta afirmación probablemente se aplique a todos los principios (activos) ampliamente utilizados y a todos los medicamentos oficialmente reconocidos. El hecho de que la dosis hace el veneno es bien conocido, incluso en el caso de la sal común.

En bioquímica, el dióxido de cloro está clasificado como un agente oxidante, lo que incluye sustancias que transfieren átomos de oxígeno o que, debido a su electronegatividad, toman cargas elementales negativas en forma de electrodos o ambas simultáneamente. Por lo tanto, pertenece a un grupo de sustancias que también se utilizan en medicina con fines terapéuticos. Estas in-

cluyen el ozono, el peróxido de hidrógeno, el permanganato de potasio, la artesunata (un peróxido orgánico) o el hipoclorito. Especialmente en el caso del clorito sódico o el dióxido de cloro, el peróxido de hidrógeno y el hipoclorito, la investigación inmuno-lógica fundamental estableció hace décadas (y también se vio parcialmente «ennoblecida» con los Premios Nobel) que estos también están presentes o se generan fisiológicamente en las células humanas y animales en el transcurso de reacciones febriles por infección, cáncer, etc. Los principios activos oxidantes tienen la ventaja determinante de que los microorganismos no pueden desarrollar resistencia alguna contra ellos, lo que nos permite confirmar una previsión favorable de la «evolución».

Las bacterias no pueden volverse resistentes al dióxido de cloro

En otras palabras, las células humanas y animales toleran de manera natural una determinada cantidad de sustancias oxidativas, mientras que los microorganismos u otros antígenos se destruyen en concentraciones mucho más bajas. *Esta es la razón por la que, por ejemplo, podemos infundir ozono pese a estar considerado el veneno más fuerte para la materia orgánica. El factor decisivo es la dosificación tolerable y al mismo tiempo efectiva, que se ha determinado para el ozono de la misma manera que para cualquier otro oxidante, incluido el dióxido de cloro.*

Se han descrito numerosas aplicaciones cuantitativamente significativas para el dióxido de cloro, entre otras su uso para el tratamiento del agua potable según la regulación del mismo nombre o el tratamiento de aguas residuales en las industrias de las bebidas, los productos lácteos y la alimentaria. Se refieren al efecto letal del dióxido de cloro contra prácticamente todos los virus, bacterias, esporas, mohos e incluso priones.[1] Únicamente las micobacterias resistentes conocidas son más bien insensibles al ClO2.

---

1   Seymour Stanton Block: Disinfection, Sterilisation and Preservation. 15 de diciembre de 2000, pág. 215 y ss..

Al mismo tiempo, estudios toxicológicos llevados a cabo en el año 2000 demostraron que los organismos superiores son relativamente insensibles a la absorción de dióxido de cloro por ingestión. **Así, por ejemplo, en un estudio llevado a cabo en seres humanos se determinó que una única toma de 24 miligramos de dióxido de cloro en 1 litro de agua o, más concretamente, 2,5 miligramos de clorito en 500 mililitros de agua no produjo ningún efecto negativo.**[1]

Los organismos superiores son relativamente insensibles al dióxido de cloro

La Autoridad Europea de Seguridad Alimentaria (EFSA, por sus siglas en alemán) también descubrió lo mismo: «... Además, a pesar de un largo historial de uso, no hay datos públicos que sugieran que el uso de dióxido de cloro dé lugar a una mayor tolerancia bacteriana al dióxido de cloro o a una mayor resistencia a los antibióticos terapéuticos y otros agentes antimicrobianos». El Instituto Federal para la Valoración de Riesgos opina que «la carne de pollo tratada con dióxido de cloro no es perjudicial para la salud del consumidor e incluso tiene ventajas en términos de asepsia».

Patentes relacionadas con el dióxido de cloro

Además, el dióxido de cloro ha sido objeto de investigación y aplicación médica durante mucho tiempo, lo que se ha reflejado en la bibliografía a través de numerosas especificaciones de patentes. Algunos ejemplos son:

US 4.03 5,483/12/ 07/1977 para el uso del clorito sódico como antiséptico no tóxico. «... beneficioso en el tratamiento de

---

1 Toxicological Review of Chlorine Dioxide and Chlorite by the U.S. Environmental Protection Agency (EPA), Washington D. C., septiembre del 2000

quemaduras y otras heridas, y en el tratamiento de infecciones sin interferir con el proceso natural de regeneración...».

US 2,70 1,781/08/02/1955, comercialización de una disolución antiséptica para su uso clínico generalizado.

US 5,01 9,$^{402}/_{28}$ 05. 1991, la empresa Alcide comercializa un producto con dióxido de cloro para la desinfección de la sangre y unidades de sangre almacenada. Alcide (una mezcla de cloruro de sodio y ácido láctico) se encuentra actualmente en la gama de productos ECOLAB con el nombre de LD y es también el preparado que se ha utilizado y se utiliza para recabar informes toxicológicos sobre el ClO2.

Estimulación del sistema inmunológico Disminución de la mortalidad Disminución de la dependencia de los antibióticos Mejora de la salud de los animales

US 5,83 0,$^{511}/_{03}$ 11. 1998 para la comercialización de un producto que contiene clorito de sodio y que está destinado a estimular el sistema inmunológico. Fue otorgado a la empresa Bioxy Inc., se utiliza como suplemento alimenticio para animales y reduce la tasa de mortalidad, la excreción de nitrógeno, la dependencia de los antibióticos y las vacunas, y mejora el estado de salud de los animales.

US 5,85 5,$^{922}/_{05}$. 01. 1999, otorgado a la empresa BioCide International para la comercialización de un producto utilizado en el tratamiento terapéutico de heridas crónicas mal cicatrizadas o no cicatrizantes y para otras enfermedades de la piel.

US 6,09 9,$^{855}/_{08}$. 08. 2000, estimulante de la inmunidad animal concedido a la empresa Bioxy Inc.

US 4,29 6,$^{102}/_{20}$. 10. 1981 sobre la comercialización de un producto para el tratamiento de la disentería amebiana en seres humanos mediante la administración oral de dióxido de cloro, patente concedida a Felipe Lazo, Ciudad de México.

US 6,25 1, 372 B1/26/ 0⁶⁄₂₀₀₁ otorgada a Procter & Gamble para la comercialización de un producto para la prevención de la halitosis.

Contra la halitosis

S 4,85 1,²²²⁄₂₅. 07. 1989, otorgada a la empresa Oxo para la comercialización de un producto para la regeneración de la médula ósea.

Regeneración de la médula ósea

US 4,73 7, ³⁰⁷⁄₀₂. 04. 1988 para la comercialización de un producto destinado a combatir las bacterias, los hongos y los virus en enfermedades de la piel.

Para enfermedades de la piel y quemaduras

US 5,25 2,³⁴³⁄₀₂. 03. 1982 otorgada a Felipe Lazo de México para la comercialización de un fármaco para el tratamiento de quemaduras cutáneas.

US 5,25 2,³⁴³⁄₁₂. 10. 1993 otorgada a Alcide para la comercialización de un producto para la prevención y el tratamiento de infecciones bacterianas, en particular la mastitis, utilizando hasta 1000 p. p. m. de dióxido de cloro.

Mastitis

EP 2508474 A¹⁄₃₀. 03. 2012 y referencias cruzadas, empresa Wacker Chemie, con alfa-ciclodextrina como contenedor molecular de dióxido de cloro estabilizado propuesto, entre otras cosas, el uso de parches adhesivos para heridas. En la descripción hace especial hincapié en la selectividad del ClO2 con respecto a otros oxidantes, lo que hace que su aplicación resulte adecuada en tejidos humanos o animales.

Como es natural, las patentes no son una prueba de eficacia en lo que respecta a la recogida de datos clínicos. Sin embargo, también se encuentran en la bibliografía porque el ClO2 ya se desarrolló en la década de los ochenta bajo el nombre anglosajón Dioxychlor, especialmente por parte de médicos de la célebre Clínica Mayo, y se ha utilizado con éxito y am-

Dioxychlor

pliamente como disolución de infusión intravenosa para tratar una amplia variedad de enfermedades. Las publicaciones correspondientes están disponibles en facultades de medicina de los Estados Unidos. De los trabajos toxicológicos realizados con una mezcla de clorito sódico y ácido láctico se desprende que: **«... es excelente contra el herpes, los hongos de las uñas, las verrugas y el tratamiento de quemaduras infecciosas. Los ingredientes activos de este compuesto son el clorito sódico y el ácido láctico. Ha demostrado ser extremadamente eficaz, especialmente en enfermedades crónicas antiguas contra las que ningún otro producto resultaba eficaz».** [1]

Cualquier persona puede buscar más pruebas médico-científicas sobre la efectividad y la tolerancia de los preparados adecuados de dióxido de cloro en dosis razonables.

En este contexto, la actual e injusta «caza de brujas» que se ha llevado a cabo de manera emocional contra un agente de oxidación que se ha utilizado muchas veces durante décadas no resulta comprensible desde un punto de vista objetivo. Solo una pronunciada carencia de información científica elemental puede haber dado lugar al decreto oficial de recusación bajo la amenaza de una sanción, probablemente bajo la influencia de colegas envidiosos o de representantes de los medios de comunicación ávidos de titulares. Espero que no se trate del reflejo de Semmelweis, célebre en la historia de la medicina, que desafortunadamente, tras los correspondientes trabajos de investigación, suele provocar que la mejora en las tendencias terapéuticas tarde 50 años en instaurarse debido a la actitud defensiva de los poderes institucionales. Se trata simplemente

Reflejo de Semmelweis

---

1   M. S. Abdel-Rahman, S. E. Gerges y H. Alliger, Toxicity of Alcide, Journal of Applied Toxicology, vol. 2, n.º 3, S. 160, 1982

de la existencia de miles de años de libertad terapéutica acreditada en el arte de la curación, sin la cual ninguno de los modernos avances de la medicina habría sido posible.

Me gustaría dar las gracias al Dr. Hartmut Fischer por los módulos de texto que ha puesto a mi disposición.

Dirk Schrader, director AT

El procedimiento se sobreseyó y no hubo que pagar la multa de 10 000 euros. Conforme al artículo 170, apartado 2, del Código de Procedimiento Penal, la fiscalía tiene que sobreseer el procedimiento cuando no dispone de sospechas suficientes.
(Actualización de la 2.ª edición el 1 de enero de 2018)

4.4 Jim Humble

Cuando conocí a Jim Humble, creo que tenía 81 años. Conocí a un caballero de edad madura que me pareció que tenía planes para otros 80 años más. Irradiaba cordialidad y calidez.

Irradiaba cordialidad y calidez...

Se ha escrito mucho sobre Jim Humble y la historia del MMS. A todos aquellos que entren en contacto por primera vez con el MMS a través de este libro, les ofrezco un pequeño resumen.

Jim Humble

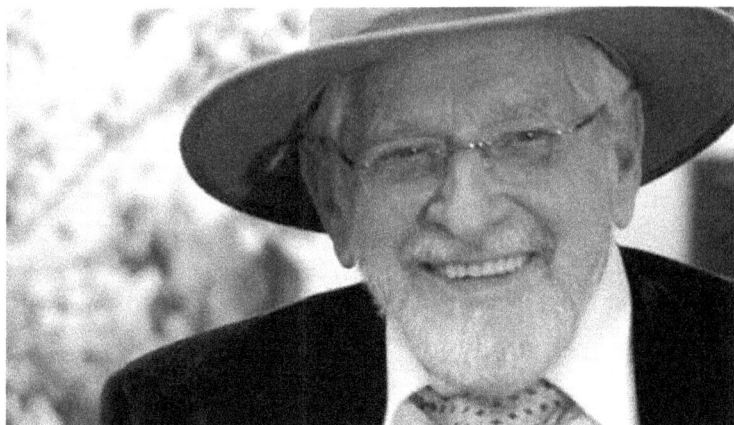

ⓘ Jim Humble, el descubridor del MMS

Jim Humble era un buscador de oro y en calidad de tal en 1996 fue a Guyana para buscar oro en la selva sudamericana. Conociendo por viajes anteriores el riesgo inherente al uso del agua, por ejemplo de los ríos, llevó oxígeno estabilizado para depurarla. En lo más profundo de la selva, dos de sus hombres contrajeron malaria. Envió a varios hombres a otra mina en busca de ayuda o medicinas, pero eso podía tardar hasta seis días. Sin embargo, la espera también podría tener consecuencias graves, ya que la malaria suele ser mortal (la malaria mata a 1,2 millones de personas al año en el mundo). Como la comunicación por radio no funcionaba en la selva, solo quedaba esperar. De repente, a Jim Humble se le ocurrió una idea. Se dijo a sí mismo que el cuerpo humano estaba compuesto por agua en más de un 70 % y que debería ser posible desinfectar el agua del cuerpo. Como Jim llevaba con él el oxígeno estabilizado, preguntó a los enfermos si querían tomar esta «bebida saludable», como él la llamaba. Ellos estuvieron de acuerdo y al cabo de cuatro horas los hombres volvieron a sentirse tan bien que incluso pudieron cenar. Cuando al día siguiente varios hombres más enfermaron de malaria, inmediatamente se les administró la «bebida saludable» y nuevamente funcionó.

Más tarde, en 1997, cuando Jim Humble estaba de vuelta en casa, siguió investigando por su cuenta. Quería saber qué era realmente el oxígeno estabilizado, ya que no aparecía en el envase. Como no tenía los recursos ni los conocimientos de un químico, le llevó cierto tiempo averiguarlo. Pero descubrió que el oxígeno no era la razón de las curaciones.

Pero vayamos por orden. Primero experimentó con oxígeno estabilizado y vinagre en un vaso de agua. Cuando dejaba este vaso en reposo durante 24 horas, el agua olía notablemente a cloro. Sin embargo, el proceso en general y la preparación llevaba demasiado tiempo como para ser llevado a la práctica. ¿Cuál era el motivo de esta reacción? ¿Estaban las curaciones relacionadas con el cloro?

El oxígeno estabilizado es estable debido a su elevado valor como base. Al combinarlo con agua, el valor básico disminuye, los iones de las gotas se vuelven inestables y liberan cloro, tal y como él pensó en un primer momento. Pero ¿cómo podía acelerar esta reacción? Siguió investigando con varios ácidos y descubrió que el ácido acético al 5 % —un ácido orgánico— era el que mejor funcionaba para reducir el valor básico. Finalmente, tras una larga búsqueda, averiguó cuál era el ingrediente del oxígeno estabilizado: clorito sódico o NaClO2. **Entonces, ¿por qué se llama oxígeno estabilizado? Porque el cloruro de sodio tiene un enlace estable con el oxígeno (esto lo convierte en clorito de sodio). Cuando se añade un ácido, el oxígeno, que se ha combinado con el cloro para formar dióxido de cloro, se libera de nuevo y el átomo de cloro se combina con el sodio para formar cloruro de sodio (sal común). Por lo tanto, el dióxido de cloro también es biodegradable.**

Como la mezcla tenía un sabor horrible, probó con muchos zumos y encontró uno de manzana sin vitamina C. ¿Por qué sin vitamina C? Porque dado que el mecanismo de acción del dióxido de cloro se basa en la oxidación y la vitamina C artificial es un potente agente oxidante, cuando se ingiera una dosis elevada de vitamina C deberá esperarse al menos cuatro horas.

Humble era consciente de que un químico probablemente habría necesitado media hora para darse cuenta de esto. Muchos pensarán que esto suena como una sal. Sin embargo, la fórmula de la sal de mesa es NaCl y se llama cloruro de sodio. Hay una significativa diferencia.

La solución de clorito sódico es muy alcalina, que es lo opuesto a ácida. Si la solución de clorito de sodio se neutraliza, se vuelve inestable y libera dióxido de cloro en lugar de oxígeno. A través de pruebas adicionales, Jim Humble descubrió que el agente oxidante era el dióxido de cloro y no el oxígeno.

A lo largo de los años, Jim Humble estableció contactos en África y trató con éxito a miles de personas de malaria.

El MMS se llamaba inicialmente miracle mineral supplement (suplemento mineral milagroso). El MMS tampoco podía ser autorizado como medicamento en África, así que Jim Humble lo llamó suplemento en el sentido de complemento alimenticio —aunque no lo es— con el objetivo de que fuese aprobado. Finalmente se prescindió de la palabra miracle (en inglés, milagro) porque a muchas personas les resultaba desagradable tener que utilizar un «remedio milagroso» y a día de hoy continúa dándole un tufillo negativo (gracias a los medios de comunicación). Pese a ello, este remedio ha obrado milagros reiteradas veces. Desde hace algunos años, la abreviatura MMS significa oficialmente master mineral solution.

Jim Humble se puso en contacto con la OMS y afirmó que gracias al MMS había curado la malaria a varios miles de personas en África. La respuesta de las autoridades fue lapidaria: sin ahondar en el estudio de la sustancia, se le dijo que no funcionaría en ratones; y con ello pusieron punto final al asunto.

Tras muchos reveses, el MMS finalmente se puso en circulación y Jim quiso que fuese accesible para todo el mundo. Escribió el libro Máster Mineral Solución del Tercer Milenio, una parte del cual también puede leerse gratuitamente en internet. Tampoco mantuvo en secreto cómo elaborar la solución: cualquiera puede hacerlo por sí mismo con un coste muy bajo si así lo desea y cuenta con los componentes necesarios.

Este es un pequeño resumen que he hecho de la historia de Jim Humble con mis propias palabras y que he sacado parcialmente del libro Máster Mineral Solución del Tercer Milenio. En él podrá leer la historia completa y los desafíos que se derivaron de ella.

Los acontecimientos expuestos se asemejan a una caza de brujas moderna. Muchas otras personas que han descubierto algo sensacional o particularmente útil a menudo han sufrido un destino similar; por ejemplo, en un número del periódico de la VDT (*Verband Deutscher Tierheilpraktiker*, la Asociación de Naturópatas Alemanes, de mayo de 2014) podía leerse lo siguiente:

El Dr. Glenn Warner, un exitoso médico holístico, ha tratado a miles de pacientes con cáncer, de los cuales más de 1000 se han curado. Su objetivo era conocer la enfermedad, reforzar el sistema inmunológico y curar la enfermedad. Una parte de su tratamiento incluía una alimentación saludable. Su despacho fue asaltado y le revocaron la licencia.
El Dr. Max Gerson, quien había obtenido buenos resultados con la terapia nutricional en pacientes con cáncer, huyó a México para proseguir con sus tratamientos porque su vida profesional en los Estados Unidos se convirtió en un infierno.

La «amenaza» de una alimentación saludable

Estos son solo dos ejemplos entre muchos otros. Todo esto no pasa únicamente en los Estados Unidos, sino en todas partes, y por desgracia también en Alemania. Actualmente, como ya ha podido leer, está teniendo lugar un enfrentamiento de este tipo en una clínica veterinaria de Hamburgo. Yo creo ya no necesitamos «hogueras» ni «cazas de brujas». También quiero poder disfrutar de libertad de opinión y decisión en lo concerniente a los tratamientos y los remedios. En la medida de mis posibilidades, seguiré trabajando y ofreciendo mi apoyo para que cada cual pueda actuar bajo su propia responsabilidad.

Y ahora me gustaría anticipar algo en relación conmigo misma: no formo parte de la Cienciología ni de ninguna otra secta, como los medios de comunicación han insinuado o enfatizado reiteradamente como un aspecto negativo relacionado con el MMS y con las personas vinculadas a él. Tal y como yo lo veo, las cuestiones personales no tienen nada que ver con el remedio, ¿o es que acaso las películas de Tom Cruise y de Will Smith tienen menos éxito por su pertenencia a una secta? A menudo me pregunto de qué se trata: del MMS, o de Jim Humble, ¿o son solo juegos de poder? En este sentido, cada uno puede formarse su propia opinión.

Cienciología

Un millón de libros sobre el MMS vendidos en más de 20 idiomas

Pero el MMS siguió extendiéndose por el mundo entero y nadie ha conseguido detenerlo. Hasta el momento, en todo el mundo se han vendido en torno a un millón de libros sobre el tema, en unos 20 idiomas, gracias a aquellos que se sienten fascinados por el remedio y que están trabajando en su desarrollo e investigación, como, por ejemplo, el Dr. Andreas Kalcker, que está trabajando en la nueva solución de dióxido de cloro (SDC o CDL, por sus siglas en alemán).

Desde luego, también es importante que cada uno decida por sí mismo y bajo su propia responsabilidad si quiere utilizar este remedio con su animal. Nunca me oirá decir que tiene que hacerlo o que es lo único correcto. Todo puede hacerse de varias maneras, pero puede ser un buen modo de mantener sana a su mascota.

4.5 Tipos de MMS

La denominación MMS está prohibida; busque clorito sódico y activador

Como ya he escrito en los primeros capítulos, MMS es una denominación que Jim Humble se inventó. Recuerdo que, cuando empecé a trabajar con el MMS, los frascos de clorito sódico y ácido cítrico llevaban un adhesivo que hacía referencia al MMS y a Jim Humble. Lamentablemente, se prohibió.

Hace poco, una señora que conoce el MMS desde hace años me preguntó por qué ya no había MMS. Como este producto y Jim Humble la entusiasman, no puede entenderlo y los nuevos productos, como el CDLplus, le provocan cierto desconcierto.

Espero que este capítulo arroje algo de luz sobre los diferentes tipos de MMS.

4.5.1 MMS o MMS 1

El MMS original constaba de dos componentes: clorito sódico y ácido cítrico al 10 %. Esto sigue estando en el mercado, pero los trabajos de Jim Humble, Andreas Kalcker y otras muchas personas maravillosas progresan continuamente.

El MMS clásico todavía existe, pero ya no lleva ese nombre. Se reconocerá por el hecho de que se compone de un frasco de solución de clorito sódico al 22,5 % y un frasco de activador: ácido cítrico, ácido tartárico, ácido clorhídrico o ácido láctico. Sigue siendo popular porque es muy eficaz y duradero. La desventaja frente al CDL o al CDLplus es su olor y su sabor, que son ligeramente más intensos.

Al tomar MMS (activado con un ácido y diluido con agua), hay que tener en cuenta que la acidez del ácido gástrico provoca una segunda activación. Por lo tanto, ¡en este sentido también es importante ir aumentando la dosis lenta y cuidadosamente! La activación por el propio ácido del cuerpo se puede aprovechar, o bien utilizando una menor cantidad de ácido para activar (por ejemplo, dos gotas de clorito sódico y una gota de ácido), o bien omitiendo el ácido por completo. En ese caso, el clorito sódico reaccionará primero en aquellas partes del cuerpo que sean ácidas o hiperácidas. De este modo, el efecto no se perderá demasiado pronto y ayudará oxidando las bacterias in situ a la vez que cambiará el medio de ácido a alcalino. La mayoría de las enfermedades de la civilización son provocadas por la hiperacidez. Ello hace que el agua del propio cuerpo pierda prácticamente el equilibrio y las bacterias, los virus y todos los tipos de cáncer proliferen en este medio. El cáncer necesita un ambiente ácido para poder desarrollarse.

> ⚠
>
> **El dióxido de cloro se adhiere, por así decirlo, a los glóbulos rojos y así recorre todo el cuerpo. Si se encuentra con virus o bacterias, los mata, los quema y luego los evacúa a través del proceso de excreción normal del cuerpo. Una vez me lo explicaron así: uno puede imaginarse el modo de acción como un rayo eléctrico que alcanza a las bacterias y similares, y las quema como si de una descarga eléctrica se tratase. Desde luego es una explicación muy simplificada, pero, para explicaciones y comentarios más detallados y científicos, al final del libro encontrará la bibliografía correspondiente.**

4.5.2 Solución de dióxido de cloro (CDL)

El CDL (por sus siglas en alemán) es el mismo principio activo que el MMS (dióxido de cloro), con la diferencia de que en el caso del CDL se ha conseguido elaborar el principio activo del dióxido de cloro de tal manera que resulte mucho más agradable de tomar y utilizar.

Las ventajas del CDL en detalle:
a) Solo hay que utilizar un frasco en lugar de dos, como antes.
b) La solución ya está activada. No es necesario hacer nada más para que se produzca una reacción.
c) Al no ser necesario realizar activación alguna, la molestia del intenso olor desaparece.
d) El sabor es mucho más agradable y suave.
e) En animales cabe la posibilidad de utilizarlo por vía intramuscular.
f) Se tolera mucho mejor y es más suave.
(Tomado del libro de la Dra. Antje Oswald La guía del MMS; véase la bibliografía.)

Andreas Kalcker, un biofísico, cineasta y autor, desarrolló esta solución a raíz de que un criador de ganado bovino le pidiera una solución especial. Tenía el problema de que necesitaba muchos medicamentos para la cría de terneros, lo que económicamente le resultaba insostenible. Sin embargo, no podía administrarles MMS debido a problemas de estómago. Sin embargo, como se vio más tarde, los problemas estomacales no se debían al MMS, sino al fuerte ácido que se había utilizado para la activación. Estos problemas desaparecieron utilizando clorito sódico puro en combinación con ácido clorhídrico de baja concentración (aproximadamente al 5 %) o clorito de sodio sin ácido. Sin embargo, esta circunstancia supuso una importante mejora.

Utilizar CDL/ CDLplus o MMS con ácido clorhídrico

Para ello, el dióxido de cloro se forma en un proceso de destilación a partir de dos componentes de la forma habitual igual que el MMS, y el gas que se desprende se fija a agua refrigerada. El resultado es una disolución de dióxido de cloro puro al 0,29 %. Este debe conservarse en el refrigerador.

i

Comparación entre el MMS y el CDL

Teóricamente, se aplican los siguientes valores aproximados:

El valor de pH del MMS es de 2,5-3, por lo que se encuentra en el rango ácido. El valor de pH del CDL es de 5,5-7 y, por lo tanto, es casi neutro.

Otra diferencia importante es el tiempo de conservación. El MMS tiene una vida útil de varios años. El CDL solo puede conservarse durante unas semanas o meses (preferiblemente protegido de la luz y guardado en el refrigerador). **El CDLplus también dura varios años antes de su activación.** Después de la activación, el tiempo de conservación baja a unas pocas semanas o meses, dependiendo del almacenamiento y la frecuencia de uso.

El MMS es cuatro veces más potente que una solución de dióxido de cloro al 0,29 %.

Por esta razón, el CDL tiene una mejor tolerancia y no suele provocar diarrea o vómitos, como sucede con el MMS en dosis altas.

4.5.3 CDLplus

El CDLplus es una mejora del CDL y equivale, por así decirlo, a un CDL «siempre fresco» y duradero. Esto resolvió el mayor problema del CDL: el de la durabilidad. El paquete contiene una bolsita con un polvo para la activación. El polvo se vierte en el frasco cuando es necesario, luego se agita brevemente y, a continuación, el CDLplus se deja reposar durante cuatro horas a temperatura ambiente. Después de esto, la solución al 0,29 % está lista para ser usada y puede emplearse como el CDL normal. A partir de ese momento debe guardarse en la nevera. La ventaja del CDLplus es que dura varios años y que el frasco entero se activa una sola vez cuando es necesario. Luego tendrá las mismas propiedades positivas, suaves y tolerables que el CDL convencional.

Comparación entre el CDL y el CDLplus

El CDLplus se conserva durante más tiempo

Comparación	CDL	CDLplus
Duración	Semanas/meses	Años / después de la activación como CDL
Vacaciones	Complicado debido a la refrigeración	Fácil, ya que la activación se realiza in situ

4.5.4 Solución Gefeu

Mejor reacción final, porque la reacción se produce en una jeringa

La solución Gefeu es otra forma de elaborarlo. En la solución Gefeu se utiliza el gas puro en vez del MMS activado. La activación se realiza íntegramente en una jeringa. La activación en la jeringa mejora la conversión del activador del ácido y, por ello, la solución tiene un sabor más suave que las mezclas de MMS. Otra ventaja es que solo hay que administrar la solución un máximo de tres veces al día en vez de cada hora, como suele ocurrir con el CDL. Su acción también es muy efectiva. Otro beneficio es su prolongado tiempo de conservación. Según una terapeuta, tras permanecer un año en la nevera seguía conservando toda su eficacia. Sin embargo, la solución Gefeu no puede adquirirse ya preparada, sino que debe y puede elaborarla uno mismo.

La solución Gefeu también puede prepararla uno mismo. Encontrará las instrucciones en el capítulo 5.5.

Lo especial de la solución Gefeu es que reacciona en un ciclo cerrado sin demasiado aire y solo se utiliza una vez que ha reaccionado completamente. Ello hace que su contenido de ácido sea considerablemente inferior y que, una vez diluida en agua, la solución sea más tolerable y más suave que el MMS.

La ventaja de la solución Gefeu es que su proceso especial conlleva que haya que utilizar mucho menos ácido para producir la mayor cantidad posible de dióxido de cloro. Para que el tiempo de activación sea factible, añadimos el agua de dilución más adelante, una vez que la activación haya finalizado con seguridad.

Ventaja: menor acidez

Por ello, la solución Gefeu siempre contiene una concentración de dióxido de cloro de exactamente el 1 % (= 10 000 p. p. m.). Sin embargo, las mediciones han demostrado que debe tratarse de un valor teórico, porque en la práctica la solución Gefeu es unas siete veces más suave que el MMS, lo que equivaldría aproximadamente a la misma concentración que el CDL o el CDLplus.

1 gota de MMS equivale a unas 7 gotas de solución Gefeu.

4.5.5 Glóbulos de MMS

Efecto energético

Al igual que sucede con otros glóbulos homeopáticos, los glóbulos de MMS solo se informan a nivel energético. Los glóbulos de energía de MMS y CDL son portadores de energía con una información sutil para aquellas personas que sean entusiastas de la medicina energética. Según he sabido, las personas los transportan hacia el cuerpo y una vez allí liberan su información. Se los hemos administrado a animales por vía oral, igual que los glóbulos de homeopatía. El efecto fue muy variable y en algunos animales fue necesario reforzarlos con CDL. Puede obtener los glóbulos de energía de la Dra. Antje Oswald (http://shop.informierteglobuli.de).

Siempre que se produzcan novedades y descubrimientos en este sentido, los publicaré junto con sus posibles vías de adquisición en mi sitio web: www.mobile-tierheil-praxis-monika.de.

4.5.6 MMS 2

El MMS 2 debe tomarse con abundante agua

El MMS 2 suele estar disponible en cápsulas. Estas cápsulas contienen hipoclorito de calcio en polvo. Cuando el ser humano las ingiere, primero tiene que beberse dos vasos de agua, luego tomarse la cápsula y finalmente beber otro vaso de agua. Como en el caso de los animales esto resulta muy difícil, si no imposible, lo desaconsejo para ellos. Si no se toma suficiente líquido, la cápsula puede abrirse y mezclarse con el agua en el esófago. Como consecuencia, se formaría ácido hipocloroso, que es muy cáustico. Además, el hipoclorito de calcio no tiene las propiedades positivas de un agente oxidante. Pero como en general es difícil de dosificar, desaconsejo emplearlo. Es más recomendable utilizarlo en seres humanos como complemento del MMS en enfermedades graves para reforzar su efecto.

El MMS y el MMS 2 son dos preparados diferentes.

El MMS es clorito sódico y está asociado a un activador en forma de ácido (ácido cítrico, ácido clorhídrico...) a partir del cual se forma dióxido de cloro.
El MMS 2 es hipoclorito de calcio y se añade agua como activador = ácido hipocloroso.

El MMS 2 se combina con el MMS para tratar enfermedades graves como el cáncer.

El MMS 2 no debe emplearse solo, sino únicamente en combinación con MMS. Por lo tanto, ¡el MMS 2 NO SUSTITUYE al MMS!

El MMS 2 no se recomienda en animales: se toma en forma de cápsula y se transporta al estómago bebiendo un mínimo de 300 mililitros de agua. El ácido clorhídrico del estómago destruye la cápsula y lo activa. Si no se bebe lo suficiente, la cápsula permanecerá demasiado tiempo en la garganta, lo que puede provocar quemaduras químicas. Así es que, por precaución y amor a los animales, quédese con el MMS/CDL, ya que para ellos es suficiente.

4.5.6 Tabla resumen de los tipos de MMS

Medio	Activación	Ventaja	Inconveniente	Hay que tener en cuenta
MMS 1	Activación directa según se requiera	El más eficaz, de fácil manejo; ha demostrado su eficacia en muchos casos; se conserva varios años	Necesita activación; olor muy fuerte; fuerte sabor a cloro; tolerabilidad bastante baja	Cáustico tras la activación: debe diluirse con agua
CDL	Solución ya lista: no requiere activación	De uso inmediato; sabor y tolerancia agradables y suaves debido al proceso de elaboración	Tiempo de conservación breve; hay que conservarlo en la nevera; no es tan fuerte como el MMS 1	Posible pérdida de dióxido de cloro en la disolución debido al almacenamiento y el transporte; debe diluirse en agua
CDLplus	Activación cuando sea necesario; una sola vez para la botella entera	Dura años antes de activarse; una vez activado, solo semanas o meses; una vez activado, debe conservarse en el frigorífico; es idóneo para disponer de una solución de dióxido de cloro fresca y estandarizada en todo momento; sabor y tolerancia suaves y agradables	Su intensidad está entre el CDL y el MMS; debe considerarse un CDL fuerte	Sin activar es relativamente resistente al calor y a la luz, por lo que puede utilizarse muy bien durante viajes al extranjero. ; También también debe diluirse en agua.
Gefeu	Requiere activación	Contiene mucho del gas dióxido de cloro: sabor y tolerancia algo más agradable que el MMS; puede conservarse meses en el frigorífico	Debe elaborarse por cuenta propia: la intensidad puede variar dependiendo de quién la elabore y de las sustancias de partida; no es tan fuerte como el MMS 1	Debe diluirse con agua
MMS 2	Disponible en cápsulas: se compone de hipoclorito de calcio y se activa con agua	Se utiliza en el ser humano en combinación con el MMS 1 para tratar enfermedades como, por ejemplo, el cáncer	Debe tomarse con mucha agua; en caso contrario, la cápsula se abre en el esófago, se activa con el agua y se genera ácido hipocloroso muy cáustico	No es apto para animales: su principio activo no tiene nada que ver con el MMS

5

MMS:
la parte práctica

5.1 ¿Cómo activo el MMS?

Elaboración de una disolución de MMS

Previamente deberá haber encargado los dos componentes: el clorito sódico y el ácido. Ahora ya dispondrá de ambos frascos en su casa. ¿Qué debe hacer ahora con ellos y qué debe tener presente?

i

Materiales para elaborar una disolución de MMS:

* Un frasco de clorito sódico,
* un frasco de ácido,
* un vaso limpio y seco.

En primer lugar, vierta en el vaso las gotas de clorito sódico que sean necesarias, por ejemplo, 2 gotas. En segundo lugar añada el ácido. En la imagen se emplean 2 gotas de ácido cítrico al 50 %. Es importante agitar un poco el vaso para que los dos líquidos se mezclen. Esperamos de 30 a 45 segundos (podrá consultar la proporción de la mezcla y el tiempo de activación de los diferentes ácidos en el capítulo 6).

Durante este proceso (activación) podemos observar cómo cambia el color. Ahora lo diluimos con la cantidad necesaria de agua (en este caso, unos 100 mililitros). Este líquido se puede utilizar directamente.

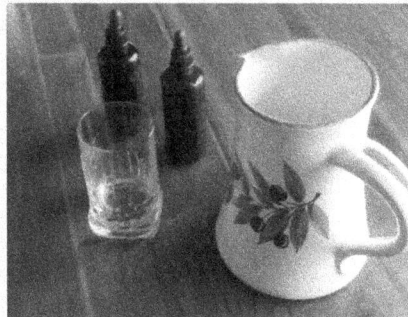

Al activar el MMS, es importante tener en cuenta lo siguiente: ¡a ser posible, trabaje con la ventana abierta o con la campana extractora en funcionamiento y evite inhalar directamente el gas que se desprende! ¡Tampoco entre en contacto con las salpicaduras del líquido activado y no diluido sobre la piel o la ropa, ya que en ese estado es cáustico!

5.2 Preparación fácil y rápida de CDL en pequeñas cantidades según el Dr. Hartmut Fischer

Materiales para la preparación rápida de CDL:

- Gafas protectoras,
- una jeringa de aproximadamente 30 mililitros o más,
- una cánula de aproximadamente 70 milímetros o, mejor, un tubo de 40 centímetros de longitud que encaje en el adaptador de la jeringa,
- clorito sódico al 22,5 %,
- ácido, por ejemplo, ácido clorhídrico al 5-10 % u otro ácido (pero no ácido láctico, ya que en ese caso se produce una formación de gas lenta),
- un vaso de agua.

---

[1] También puede comprar CDL o CDLplus ya preparados. Esa es siempre la opción más sencilla. Sin embargo, si lo elabora usted mismo, puede resultar más barato y tendrá la seguridad de que lo que haya preparado estará fresco. Esta variante de preparación es la manera ideal de elaborar uno mismo dióxido de cloro de un alto grado de pureza (incluso para posibles infusiones), ya que es un proceso de destilación en el que solo queda el ingrediente activo puro

1

Primero póngase las gafas protectoras y llene el vaso con agua.

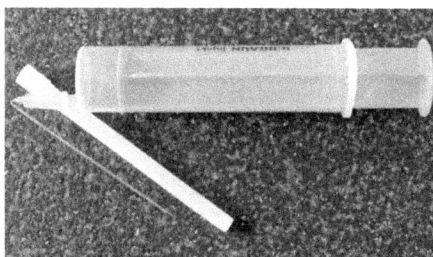

Ahora sostenga la jeringa verticalmente con la cánula y el protector de la cánula hacia arriba. Tire del protector de la cánula (la cubierta de plástico alrededor de la aguja) unos cuatro milímetros hacia arriba y doble cuidadosamente unos 150 grados hacia abajo la cánula (aguja) dentro del protector de la cánula (véase la imagen). Alternativamente, puede colocar un tubo de 40 centímetros de largo en la jeringa, con lo que ya no necesitará la cánula y no habrá peligro de que se lastime con esta.

2

Ahora extraiga el émbolo de la cánula y mantenga la abertura de esta hacia arriba.
Sostenga la jeringa ligeramente inclinada para que el líquido no se salga.

Ahora vertemos cinco gotas de clorito sódico en la jeringa y luego cinco gotas de ácido. El clorito sódico todavía no debe combinarse con el ácido.

3

Vuelva a introducir el émbolo, pero solo un par de milímetros, y sujete la jeringa con el émbolo hacia abajo.

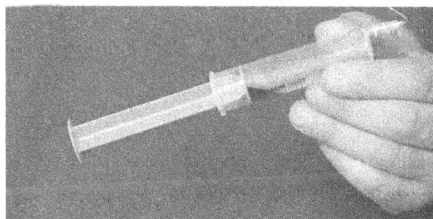

Ahora deje que el clorito sódico se mezcle con el ácido y mézclelo suavemente para que reaccione: así es como se produce el dióxido de cloro. Podrá reconocerlo por el hecho de que el espacio de aire en la jeringa se vuelve amarillo por el gas del dióxido de cloro.

4

Una vez que el gas de la jeringa haya adquirido un manifiesto color amarillo, sumerja la cánula en el agua y presione suavemente la jeringa para que el gas de dióxido de cloro entre en contacto con el agua. **¡Atención! ¡Empuje solo el gas en el agua, no el líquido de reacción!**

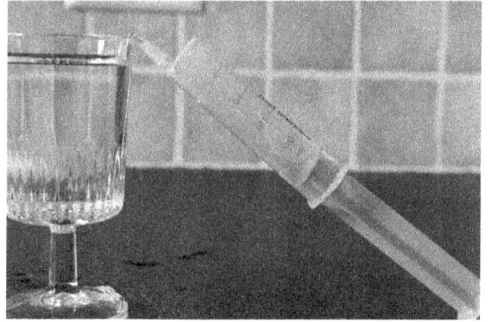

5

Ahora saque la jeringa del vaso de agua, sosténgala de nuevo con el émbolo hacia abajo, vuelva a introducir cuidadosamente aire en la jeringa, espere hasta que la jeringa se haya llenado

del gas amarillento del dióxido de cloro y luego vuelva a empujar el gas en el vaso de agua.

6

Este proceso puede repetirse tantas veces como sea preciso mientras el gas amarillento del dióxido de cloro se siga formando en la jeringa.

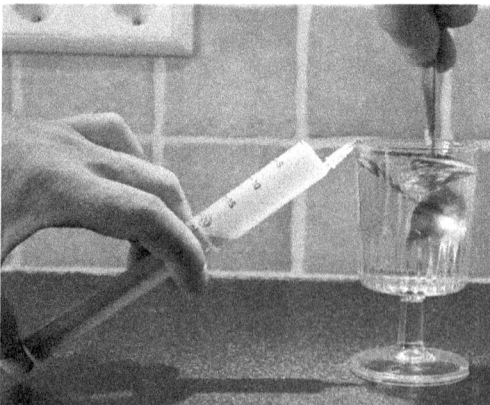

Ahora tendrá una solución de dióxido de cloro pura y perfectamente destilada sin aditivos de sustancias extrañas. No se puede decir con precisión cuál será su concentración, ya que esto dependerá de muchos factores. Sin embargo, cuando se trata de soluciones de dióxido de cloro, se tendrá rápidamente una percepción del color y, por lo tanto, del contenido de dióxido de cloro. A modo de referencia para el color, puede utilizar CDLplus con una solución de dióxido de cloro al 0,29 %, ya que en el caso del CDLplus puede estarse bastante seguro de que contiene lo que pone en la etiqueta. Ello le proporcionará una orientación aproximada para el futuro. De lo contrario, hay instrumentos de medición que miden el contenido de dióxido de cloro: por ejemplo, el fotómetro del Dr. Nüsken o el dispositivo de gama alta que es el único recomendable para el uso profesional: el Palintest.

Una vez que haya finalizado el procedimiento, saque la jeringa, extraiga el émbolo suavemente y diluya el contenido con agua, deséchelo o utilícelo como desinfectante.

¡Buena suerte!

5.3 Preparación propia de CDL en cantidades mayores

En este capítulo encontrará las instrucciones en palabras e imágenes para preparar CDL por su cuenta. Claro que también puede comprar CDL o CDLplus ya preparados. Esa es siempre la opción más sencilla. Sin embargo, si lo prepara usted mismo, puede resultar más barato y tendrá la seguridad de que lo que haya preparado es lo que habrá en el fresco.

i

Previamente deberá disponer de los siguientes materiales:

- Gafas protectoras,
- un tarro de cristal para conservas con tapa de vidrio de aproximadamente 500 mililitros,
- un cuenco de cristal o similar (no debe sumergirse),
- clorito sódico al 22,5 %,
- ácido, por ejemplo, ácido clorhídrico al 5-10 % u otro ácido.

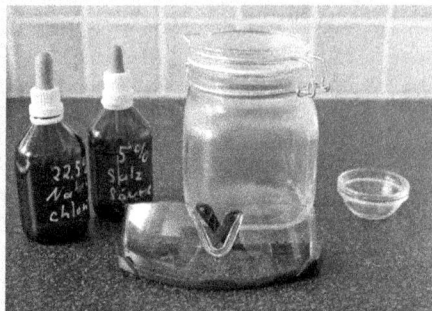

  (Pero no ácido láctico, porque produce una formación de gas muy lenta.)

1

Llene el tarro de cristal con agua justo por debajo del borde (puede verlo claramente en la foto) e introduzca el cuenco de cristal. Deberá tener en cuenta lo siguiente: ¡en el cuenco de cristal no debe entrar agua!

2

Ahora ¡póngase las gafas de protección para protegerse de posibles salpicaduras! Esto es necesario porque durante la activación se produce un gas ascendente. Ahora añada unas 5 gotas de clorito sódico y unas 5 gotas de ácido clorhídrico en el cuenco de cristal. Las gotas deben entrar en contacto entre sí.

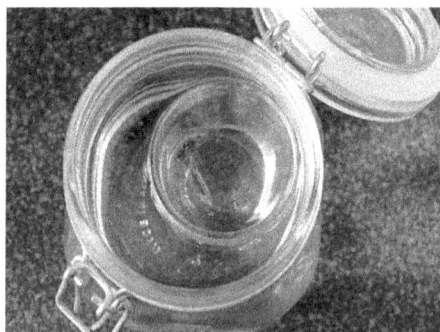

3

Luego cierre la tapa y coloque el frasco en la nevera. ¡Asegúrese de que no entre agua en el cuenco de cristal!

El gas que se vaya generando se combinará con el agua.

4

Transcurrida media hora aproximadamente, podrá ver cómo el agua del vaso se ha vuelto amarillenta. El proceso ha terminado.

5

Deje el vaso en la nevera durante toda la noche.

Al día siguiente, saque el vaso de la nevera con cuidado. En este momento también es importante que se asegure de que no entre agua en el cuenco ni el líquido del cuenco se vierta en el agua. Póngase nuevamente las gafas de protección, abra la tapa y saque el cuenco de cristal con cuidado. El contenido del cuenco de cristal no debe verterse en el agua. ¡Es importante que no toque el líquido con los dedos! Es cáustico. El contenido del cuenco de cristal también tiene una aplicación. El cuenco de cristal puede llenarse de agua y meterse en la nevera para que mate los gérmenes o, sencillamente, agregar el contenido al agua de fregar. Estos son dos usos posibles, pero existen muchos más.

Ahora puede utilizar el CDL obtenido como de costumbre.

¡Buena suerte!

5.4 Preparación de una solución para infusión de dióxido de cloro (IDC)[1]

i

Material necesario para elaborar una solución para infusión:

- Gafas protectoras,
- solución para infusión,
- filtro Luer,
- jeringa de aproximadamente 30 mililitros,
- cánula de aproximadamente siete centímetros,
- clorito sódico al 22,5 %,
- ácido, por ejemplo, ácido clorhídrico al 5-10 % u otro ácido. (Pero no ácido láctico, porque produce una formación de gas lenta.)

1

En primer lugar, póngase las gafas de protección y luego presione la cánula con el filtro Luer superpuesto sobre la jeringa.

Ahora extraiga el émbolo de la jeringa y mantenga la abertura de esta hacia arriba. Vierta 5 gotas de clorito sódico en la jeringa y luego 5 gotas de ácido: el clorito sódico todavía no debe combinarse con el ácido. A continuación, vuelva a introducir el émbolo unos milímetros y agite ligeramente la jeringa.

Ahora el clorito sódico ya puede mezclarse con el ácido y se formará dióxido de cloro. Todavía no debe presionar el émbolo; debe esperar a que se forme el gas (véase «Preparación propia de CDL en cantidades mayores» [capítulo 5.3]).

---

1 IDC es la abreviatura de solución de infusión de dióxido de cloro. Consiste en una solución salina común enriquecida con dióxido de cloro. De este modo se puede llegar rápida y eficientemente al foco desencadenante de la enfermedad a través de la sangre

A continuación retire la protección de la cánula e introduzca esta en la solución para infusión. Para asegurarse de que no entren impurezas en el líquido para infusión, también se puede insertar un filtro Luer entre la jeringa y la cánula.

2

Ahora presione lentamente el gas en la solución para infusión. Atención: ¡El líquido de reacción debe permanecer en la jeringa!

Póngase nuevamente las gafas de protección (en caso de que se las hubiera quitado). Si fuese necesario, puede repetir este proceso para obtener una solución más concentrada. Cuando haya terminado, extraiga definitivamente la jeringa del frasco de infusión: la solución para infusión de dióxido de cloro está lista.

Llene el contenido de la jeringa con agua y deséchela o utilícela como desinfectante. Para neutralizar los posibles cloratos que puedan surgir, puede añadirse una gota de DMSO.[1]

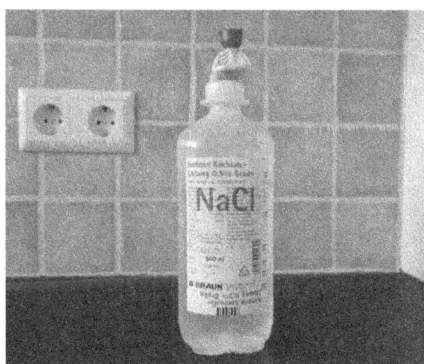

---

[1] Las fotos han sido proporcionadas por Wolfgang Stütz. ¡Muchas gracias!

5.5 Preparación de una solución Gefeu

Compramos en la farmacia un frasco de cristal marrón que pueda contener de 100 a 110 mililitros y dos jeringas desechables (10 mililitros). Los frasquitos deberán tener un cuentagotas en la parte superior que más adelante nos permita verter las gotas de la solución Gefeu en un vaso de agua. ¡También puede adquirirlos en farmacias por poco dinero!

Retire el cuentagotas de la ampolla. Este volverá a colocarse tras la activación.

1

Tome 20 mililitros de agua fría con una jeringa desechable (tamaño: 10 mililitros) y una aguja de jeringa gruesa (llamada cánula de jeringa) de un vaso de agua limpio y vierta el agua en el frasco de cristal. ¡A continuación, introduzca la solución en la nevera! Guarde también los dos frascos —el de clorito sódico y el de ácido— en la nevera.

2

A continuación, extraiga exactamente 2 mililitros de MMS (solución de clorito sódico al 22,5 %) del frasco de clorito sódico refrigerado con la segunda jeringa desechable (tamaño: 10 mililitros) utilizando una aguja de jeringa gruesa (llamada cánula de jeringa). Luego limpie cuidadosamente la aguja con una toallita de papel.

3

Inmediatamente después inserte la aguja (misma jeringa) en el frasco de ácido refrigerado y extraiga exactamente 2,4 mililitros de ácido tartárico al 50 % (o de ácido clorhídrico al 4-6 %).

Se recomienda introducir unos 0,5 mililitros de aire en la jeringa desechable para que la activación posterior no sea demasiado rápida y esté protegida por una especie de bolsa de aire.

4

Ahora, la activación del clorito sódico junto con el ácido tartárico al 50 % (o el ácido clorhídrico al 3-4 %) se efectuará en la jeringa durante exactamente 30 segundos.

Podremos observar cómo la mezcla de la jeringa adquiere una tonalidad amarillenta-rojiza-marrón en su interior. ¡Sucede muy rápidamente!
Durante la activación, el dióxido de cloro resultante intentará escapar de la jeringa gota a gota a través de la aguja porque es gaseoso.

5

Evitaremos que esto suceda introduciendo la aguja casi plana en el frasco de agua durante la activación, de modo que el dióxido de cloro que se libere no pueda hacerlo en el aire, sino que pase inmediatamente al agua a través de la aguja, donde puede ligarse.

¡Atención! ¡Asegúrese de que no pueda salir agua del frasco! ¡Para ello hará falta creatividad! Sujete el frasco con una mano y la jeringa con la otra.

De esta manera obtenemos el mayor rendimiento posible del valioso dióxido de cloro.

6

Una vez transcurrido el tiempo de activación de 30 segundos, inyectamos todo el contenido de la jeringa en el frasco con el agua refrigerada preparada y fijamos nuevamente el tapón gotero a la abertura del frasco, lo cerramos bien con su tapa, lo agitamos brevemente e introducimos el frasco inmediatamente en la nevera.

¡Es importante que etiquete el frasco debidamente con un adhesivo o similar, por ejemplo, «solución Gefeu», para no confundirlo con el frasco de MMS o con otras cosas que haya en la nevera!

Como ha podido leer, preparar una solución Gefeu no tiene complicación alguna. Puede utilizar todos los ácidos de uso común, como el ácido tartárico o el ácido cítrico al 50 % o el ácido clorhídrico al 4-6 %. En la página web www.mmsselbsthilfe.de encontrará otras recetas relacionadas con el tema Gefeu.

6

Empleo práctico del MMS

6.1 Empleo general del MMS

En el capítulo anterior ha podido leer todo lo relacionado con la activación y el uso del MMS, el CDL/CDLplus y la solución Gefeu. Seguro que mucha gente se está haciendo preguntas como ¿cuántas gotas puedo darle a mi caballo y con qué frecuencia debo dárselas?, ¿para qué enfermedades puedo utilizar el remedio?

En este capítulo me gustaría enseñarle el uso práctico del MMS, incluyendo algunas recomendaciones propias de dosificación para que le sirvan de ayuda. Se trata de sugerencias (reglas prácticas) de dosificación. Disponer de una regla práctica para la dosificación es algo que siempre resulta muy útil, pero el tipo y la intensidad de la enfermedad y el animal en sí también juegan un papel importante a la hora de fijar el tratamiento. Si usted trabaja con el péndulo, un tensor o cinesiología, será de utilidad poder probar la dosis específica para el animal. De esta manera podrá establecer si, por ejemplo, la tolerancia de un gato es superior o inferior a la media. Para todos aquellos que no dispongan de estas posibilidades, he preparado una orientación aproximada. Confíe en su intuición y observe a su animal. Si tiene alguna duda, consulte a un veterinario o a un terapeuta.

Emplear las instrucciones estándares como una orientación, pero es mejor probarlo individualmente

¿Cómo debo dosificarlo y qué debo tener en cuenta?

Animal	MMS	CDL	CDLplus	Gefeu
Animales pequeños, por cada 5 kilogramos	1 gota	4 gotas	4 gotas	7 gotas
Animales grandes, por cada 10 kilogramos	1 gota	4 gotas	4 gotas	7 gotas
Caballos, por cada 20 kilogramos	1 gota	4 gotas	4 gotas	7 gotas

En este caso es más sencillo administrar CDL y Gefeu. No hace falta activarlos y el número de gotas se ajusta con mayor facilidad.

> **¡Importante! La reacción y el bienestar de su animal son más importantes que esta regla práctica. Observe a su animal; antes de empezar también puede leer algunos consejos en el capítulo 14, «Comunicación con los animales».**

Suelo recomendar CDL y CDLplus a mis clientes porque son más fáciles de usar. Al administrar CDL y CDLplus, también puedo evitar reacciones desagradables como la diarrea y los vómitos.

6.1.1 Posibles reacciones

Evidentemente, una reacción posible y también esperada es que el remedio sea de ayuda. Si es así, lo habrá hecho todo correctamente. A continuación encontrará una lista de posibles síntomas que deberá tener presentes.

Si aumentamos la dosis demasiado rápidamente y es demasiado alta, puede que el organismo no sea capaz de hacer frente a la excreción a tal velocidad. Ello puede provocar náuseas, vómitos o diarrea.

> **Observe atentamente a su animal y disminuya la dosis inmediatamente si se presentan náuseas, vómitos o diarrea. Lo mejor es actuar cuando se produzcan ligeras punzadas en la barriga o arcadas. También hay que tener en cuenta que, por ejemplo, los caballos y los conejos no pueden vomitar. Con estos animales se debe tener especial cuidado.**

¿Qué debo hacer si mi animal tiene diarrea o vómitos intensos?

En ese caso es importante observar al animal. Pero a menudo no es tan malo como pueda parecer en un primer momento. Se trata de una reacción. El cuerpo está eliminando demasiado deprisa y no da abasto con la evacuación. En ese caso, la cuestión decisiva es si los síntomas se han presentado una sola vez o si llevan cierto tiempo produciéndose. A continuación voy a darle una regla práctica sobre cuál puede ser la mejor forma de actuar en ese caso.

Reacción óptima ante la presencia de diarrea o vómitos intensos
Posible actuación ilustrada mediante el ejemplo de un perro de unos 30 kilogramos:

Día	Dosis	Cantidad de agua	Tomas al día	Reacción
Día 1.º	4 gotas de CDL/CDLplus	50 mililitros	Tres	
Día 2.º	8 gotas de CDL/CDLplus	50 mililitros	Tres	
Día 3.º	12 gotas de CDL/CDLplus	100 mililitros	Tres	Deposiciones blandas pero sin ser diarrea
Día 4.º	4 - 16 gotas de CDL/CDLplus	100 mililitros	Tres	Las deposiciones vuelven a ser normales, sin diarrea

Dado que las deposiciones se han vuelto más blandas al tercer día, volvemos a 8 gotas y, transcurridos dos días, volvemos a aumentar la dosis lentamente. Observaremos atentamente a nuestro querido animal.

Día	Dosis	Cantidad de agua	Tomas al día	Reacción
Días 5.º-6.º	8 gotas de CDL/CDLplus	50 mililitros	Tres	Las deposiciones vuelven a la normalidad
Días 7.º-10.º	10 gotas de CDL/CDLplus	100 mililitros	Tres	Lo tolera muy bien
Días 11.º-14.º	12 gotas de CDL/CDLplus	100 mililitros	Tres	Su estado general es muy bueno

¿Qué puedo hacer si le he administrado demasiada cantidad o si el animal reacciona con vómitos intensos y arcadas?

Se puede intentar animar al animal a que beba agua o administrarle agua directamente en la boca con una jeringa desechable. También puede añadir un poco de bicarbonato sódico. Si un animal reacciona con náuseas o vómitos, incluso con cantidades mínimas, también puede añadir bicarbonato sódico al MMS, al CDLplus, al CDL o a la solución Gefeu. Esto permite reducir el rango de acidez de la solución.

¡Bicarbonato sódico o vitamina C como antídoto en caso de sobredosis!

Proporción de la mezcla (también aparece en el libro La guía del MMS, de la Dra. Antje Oswald, en la página 109): por 1 gota de MMS, 8 gotas de solución de bicarbonato sódico al 10 % (1 cucharadita rasa de bicarbonato sódico con 9 cucharaditas de agua).

La vitamina C también puede ayudar en caso de vómitos intensos y arcadas. Para un ser humano se recomienda de 1 a 5 gramos. Sin lugar a dudas, lo mejor es ir aumentando la dosis muy lentamente. Vomitar una sola vez o tener un poco de diarrea durante un día indica una reacción. El remedio está actuando en el cuerpo de nuestro animal. El cuerpo no puede «evacuar» los residuos a la velocidad necesaria.

Otra reacción puede ser la aparición de impurezas en la piel.

Dado que la piel es el mayor órgano del cuerpo, muchas impurezas se eliminan a través de este órgano. Este proceso puede parecerse al acné o provocar un prurito. ¡No hay que asustarse!

Incluso esta es una reacción positiva y desaparecerá una vez que el proceso de desintoxicación haya finalizado. El tratamiento también se puede reforzar haciendo lavados con agua enriquecida con MMS. Estos lavados alivian los síntomas y favorecen la curación.

A menudo, los dueños de animales quieren que este se cure cuanto antes y aumentan la dosis demasiado rápido.

La desintoxicación requiere tiempo

Pero aunque su animal tolere bien el aumento de la dosis, no por ello logrará que el efecto sea más rápido. Es muy posible que los animales se vuelvan apáticos y lentos porque su cuerpo no haya concluido el proceso que está teniendo lugar en su interior. ¡Reduzca la dosis si ve que su animal muestra tales síntomas! ¡Un exceso también puede ser perjudicial! El remedio está actuando en el cuerpo del animal y este proceso es duro para él. El propio cuerpo tiene que ser capaz de reactivar su capacidad de autosanación. Debe dar tiempo, tanto a sí mismo como al animal. Aunque a veces resulte difícil, tenga paciencia.

¿Y si no funciona?

En ese caso debe asegurarse de que está empleando la dosis correcta. Es posible que sea demasiado baja o demasiado alta.

Si no funciona, es posible que la dosis sea demasiado alta

¿El MMS ayuda por sí solo contra esta enfermedad?

¿Necesito otros remedios de refuerzo? ¿Qué puedo cambiar? En este caso, lo mejor es consultar a un veterinario o terapeuta que trabaje con MMS o esté receptivo a él. Este podrá hacerle un seguimiento durante el tratamiento y probar cuáles son los mejores remedios de apoyo para su animal.

A menudo, los pequeños milagros se producen muy rápidamente, pero los grandes se toman su tiempo.

6.1.2 Ácidos para la activación

El clorito sódico puede activarse con diversos ácidos. Al principio, Jim Humble usaba vinagre. Luego llegó el ácido cítrico al 10 %, que todavía tenía una proporción de mezcla de 1:5. La mayoría de los ácidos disponibles hoy en día son los llamados activadores 1:1. Se puede emplear cómodamente el mismo número de gotas de cada frasco, es decir, una gota de clorito sódico y una gota de ácido. Funciona con ácido cítrico y con ácido tartárico al 50 %, con ácido láctico al 21 % o con ácido clorhídrico al 4-6 %.

i

Ácido láctico dextrógiro al 21 % para la activación del clorito sódico.

¿Por qué activar con ácido láctico?

Cita original del Dr. Hartmut Fischer (La guía del DMSO, pág. 111):
Dado que es muy frecuente que personas que padecen tumores malignos empleen el MMS, he llegado a la conclusión de que como activador es aconsejable utilizar, sencillamente, el ácido láctico dextrógiro.
De por sí, el ácido láctico dextrógiro puede emplearse con fines terapéuticos, con lo que se matan varios pájaros de un tiro.

1. El ácido láctico es un ácido orgánico que activa eficazmente la solución de MMS al mismo tiempo que la estabiliza.
2. El ácido láctico es una sustancia fisiológica que desempeña múltiples funciones de señalización y eliminación en el cuerpo humano.
3. Al ser lo que se conoce como probiótico, el ácido láctico refuerza la flora bacteriana, esencial para el sistema inmunitario.

i

Ácido clorhídrico al 4-6 % o ácido tartárico al 50 %

El clorito sódico puede activarse con cualquiera de estos ácidos. El ácido clorhídrico, uno de los mejores activadores, proporciona una reacción rápida, limpia e insípida.

Muchos usuarios prefieren el ácido tartárico porque es un ácido natural y reacciona rápidamente, pero no debe usarse como activador durante más de un minuto porque, de lo contrario, se cristaliza. El ácido láctico reacciona de forma lenta pero duradera (retardado). Los ácidos rápidos son necesarios cuando se desea liberar inmediatamente la mayor cantidad posible de dióxido de cloro. Los ácidos lentos son necesarios para lograr un efecto suave, lento y retardado, es decir, duradero. Pero, por lo general, funcionan casi todos los ácidos.

Puede utilizar directamente ácido láctico dextrógiro al 21 % con una proporción 1:1, como ya sabe por los otros activadores.

Cada uno puede decidir por sí mismo cuál es la mejor opción para él.

6.1.3 Tabla resumen de los ácidos

Ácido	Ácido en %	Número de gotas de clorito sódico	Número de gotas de ácido	Proporción de la mezcla	Tiempo de activación
Ácido clorhídrico	4-6 %	1	1	1:1	30-45 segundos
Ácido cítrico	50 %	1	1	1:1	30-45 segundos
Ácido tartárico	50 %	1	1	1:1	30-45 segundos
Ácido láctico	21 %	1	1	1:1	30-45 segundos
Ácido cítrico	10 %	1	5	1:5	3 minutos
Ácido tartárico	10 %	1	5	1:5	1-3 minutos

¿Qué significa la especificación de la proporción de la mezcla?
Por ejemplo, 1:5 significa que se hace que una gota de clorito sódico reaccione con cinco gotas de activador.

6.1.4 Medidas de seguridad

Es muy importante que los frascos no estén al alcance de los niños. ¡El CDLplus, el CDL y la solución Gefeu deben conservarse en un lugar refrigerado! En el caso del MMS (dos componentes), no es necesario almacenarlo en frío.

Dado que el MMS y el CDL son sustancias muy potentes, un exceso de estas puede ser perjudicial. Debido a su gran eficacia, se utilizan, entre otras cosas, para combatir bacterias y virus resistentes.

Al igual que sucede en muchos ámbitos, en este caso se aplica el mismo principio: ¡el exceso se convierte en veneno!

Una «chuche» a la semana es algo especial, pero un puñado cada día puede ser perjudicial para la salud de nuestros animales a largo plazo.

1. Es muy importante calcular la dosis en función del peso corporal. Lo mejor es que comience lentamente y vaya aumentando a partir de la dosis más baja. ¡No sea demasiado ambicioso!

2. ¡Asegúrese de que ni el dióxido de cloro ni el clorito sódico le salpiquen en la ropa! Cuando no están diluidas, ambas sustancias son cáusticas y pueden provocar decoloraciones.

3. No hace falta que mantenga la nariz sobre ellas durante la activación. También ayuda soplar ligeramente sobre el vaso después de la activación. Lo mejor es activar el MMS junto a una ventana abierta.

4. ¿Qué hacer si la dosis ha sido demasiado alta? Puede neutralizarla con vitamina C, bicarbonato sódico, abundante agua, zeolita, etc.

5. Atención: ¡El líquido del clorito sódico con el ácido es cáustico! En primer lugar, debe diluirse con agua. Por lo tanto, la cantidad de agua deberá aumentarse conforme se vaya incrementando el número de gotas. Si a un caballo le doy 100 gotas o más, no puedo diluirlas con 100 mililitros de agua, ya que la solución podrá seguir siendo cáustica.
Una vez sucedió lo siguiente con un caballo: como la dueña no aumentó la cantidad de agua lo suficiente, el caballo sufrió una abrasión leve en la garganta durante un breve período de tiempo. Por lo tanto, hay que tener cuidado pero no miedo: esta leve quemadura también se curó en pocos días.

6. Es igualmente importante no inhalar el dióxido de cloro resultante, que, tras la activación, pasa a ser un gas. Una inhalación prolongada a altas concentraciones puede ser tóxica

(para más información: Dra. Antje Oswald, La guía del MMS, Editorial Daniel Peter).

6.1.5 Consejos y trucos

A continuación me gustaría ofrecerle algunos pequeños consejos y trucos que he aprendido durante mi trabajo con animales y que en ocasiones nos han facilitado el tratamiento de los animales, tanto a los dueños como a mí.

a) Administración de MMS con una jeringa

Por lo general, recomiendo a los dueños de los animales que les administren el MMS o el CDL directamente en la boca con una jeringa. Esto puede provocar estrés a los animales que sean más sensibles, especialmente a los gatos. Este estrés puede hacer que la curación se retrase o que aparezcan nuevos síntomas.

MMS/CDL directamente en la boca con una jeringa

!

En tales casos, lo mejor es darles el MMS o el CDL con un poco de queso fresco granulado, nata diluida con agua o alguna otra chuchería. Hasta los «tigres de salón» lo lamerán con gusto. Lo bueno de esto es que evita que el animal y su dueño se estresen.

b) Tratamiento ocular en gatos

Impregnar un paño de algodón con la solución

A veces, a la hora de tratar los ojos de nuestros gatos hay que echar mano del ingenio. En algunos casos se ha demostrado que funciona muy bien sumergir un pequeño trozo de tela de algodón (por ejemplo, un pañal) en la solución ya preparada y luego aplicarlo sobre el ojo presionando ligeramente. Acariciar un poco la barriga del gato puede ser de ayuda.

Como los gatos callejeros no se suelen tomárselo muy bien, en su caso habría que tratarlos internamente, lo que se puede hacerse muy bien a través de la comida.

c) «Lavado de gatos»

«Equipo de combate» recomendado

¿Cómo lavo a un gato? No puedo evitar sonreír al imaginarme a mí misma con una cota de malla, guanteletes y otros valiosos ropajes de la época de los caballeros medievales. Un «equipo de combate» podría ser de gran ayuda.

Verter la solución preparada con una jeringa sin aguja debajo del pelaje

Una idea aún mejor, según pude descubrir, es introducir la solución ya preparada en una jeringa desechable y luego aplicar (sin aguja) pequeñas cantidades bajo el pelaje (no en la piel). Los gatos lo aceptan muy bien si se aplica con una mano y, al mismo tiempo, con la otra se va frotando la solución mediante caricias. La limpieza que el gato se hará posteriormente también permitirá que ingiera pequeñas cantidades.

d) Administración de MMS a conejos y conejillos de Indias

La administración de MMS/CDL a conejos y conejillos de Indias puede ser un problema en algunos casos. Aunque por lo general darles el remedio en el bebedero sea sencillo, el olor puede hacer que dejen de beber. Para evitarlo, se puede reducir o suprimir temporalmente la cantidad de pienso húmedo (hierba) y alimentarlos con pienso seco (heno). Así, el animal tendrá más sed y en poco tiempo beberá a pesar del olor.

Truco: darles más pienso seco...

e) Dosificación y valores orientativos

Los valores orientativos son valores por los que uno puede guiarse. Sin embargo, no todos los animales toleran las dosis indicadas. Hay que empezar con cuidado y aumentar lentamente la dosis, algo que los animales suelen tolerar mucho mejor.

Uso de la comunicación con los animales

Seguro que le llamarán la atención las diferentes dosis que aparecen en los informes. Pero cada animal reacciona de una manera diferente al MMS y a otros remedios. Yo siempre procuro centrarme en cada animal de manera individualizada, por lo general a través de la comunicación con ellos (capítulo 14). A menudo, durante la primera conversación con el dueño percibo que el animal es muy sensible. En tales casos no puedo empezar por una dosis alta, porque el animal reaccionaría inmediatamente con vómitos o diarrea. Dado que los animales ya suelen estar debilitados a causa de la enfermedad, esto sería contraproducente para el tratamiento y podría llegar a suponer un retroceso. Por eso, las dosis suelen ponerse a prueba. De esta manera, la dosis puede ser relativamente alta, contrariamente a los valores orientativos. Mis colegas han podido observar que estas dosis suelen ser muy bien toleradas por los animales.

Lo más importante acerca de las dosis es que siempre hay que tener en cuenta que deben ayudar y no suponer una sobrecarga innecesaria.

f) Administración de MMS con el pienso

A veces hay que administrarlo con los alimentos

Cuando se empieza a emplear el MMS, siempre se dice que es importante administrarlo separado de los alimentos. Naturalmente, esta es la mejor manera y la más efectiva.

Pero, desgraciadamente, en la práctica no siempre es tan sencillo. Algunos animales ya han sufrido largos períodos de tratamientos con pastillas e inyecciones, y otros, simplemente, rechazan todo lo que no sepa como la comida normal. Para poder administrarlo en tales casos, lo mejor es hacerlo junto con el pienso.

También en este caso se aplica lo siguiente: si no está seguro, ¡llame a un terapeuta o a un veterinario que trabaje con MMS!

g) Administración a conejos

Acariciar al conejo con una mano y con la otra administrarle el contenido de la jeringa en la boca

Puedo enseñarle un pequeño truco para poder darle MMS a un conejo. Para ello se requiere un poco de habilidad y práctica.

Ponga al conejo en su regazo, acarícielo con una mano en un costado y con la otra mano vaya presionando lentamente la jeringa e introduciendo la solución en su boca. Al acariciarle en el costado, se activa un reflejo natural del conejo y este empieza a lamer.

h) Administración de polvos como, por ejemplo, vermicidas

Utilizar yogur natural o crema agria como aliciente

Pueden adquirirse unos productos vermicidas vegetales muy buenos, como, por ejemplo, WurmoVet de CdVet. También se pueden adquirir mezclas vegetales. Un consejo para los dueños de gatos es que añadan yogur natural o crema agria (o algo similar) a estas mezclas de hierbas o al vermífugo vegetal y se lo den al gato. De este modo conseguirán engañarlos en la mayoría de los casos. Con los gatos a menudo hay que ser algo ingenioso y siempre hay que andar inventando cosas nuevas.

i) Administración de aminoácidos, vitaminas, etc.

El tratamiento con MMS limpia el cuerpo maravillosamente. Debido a la enfermedad y al proceso de auto-curación que conlleva, el cuerpo pier-de muchos aminoácidos, vitaminas y sustancias similares. Es importante suministrárselos nuevamente. En este sentido, hay varias cosas que han demostrado su eficacia, como la Moringa oleifera y las hierbas frescas o secas. Pero la gama es mucho más amplia y también debería adaptarse al animal que se vaya a tratar.

k) Administración de CDL a gatos

En ocasiones, administrar dióxido de cloro a los gatos puede resultar complicado. Hubo un caso que fue particularmente peliagudo. Se trataba de una gata que solo comía pienso seco. No tomaba golosinas, nata o similares, paté ni ninguna otra cosa. La gata rechazaba todo aquello que no fuera su pienso seco habitual. Lo que hicimos fue ponerle de una a seis gotas en la pata para que luego ella se las lamiera. De este modo, la curación progresó algo más lentamente, pero el resultado final también fue bueno.

Ponerle un par de gotas en la pata

6.2 Instrucciones generales (protocolos) para seres humanos

Podemos transformar los protocolos para seres humanos con un peso aproximado de 70 kilogramos en protocolos para animales según sus necesidades y su peso.

6.2.1 El protocolo MMS 1000 y su aplicación (en seres humanos)

Saturación sanguínea continua

Ventajas del protocolo MMS 1000: Se ha demostrado que una dosis pequeña tomada regularmente da mejores resultados que una única dosis elevada. Hay muchos patógenos que se encapsulan en las células y solo salen de ellas cuando se multiplican. Como el dióxido de cloro no ataca a las células, puede actuar cuando el patógeno abandona la célula. Así, la saturación continua de la sangre sirve para eliminar eficazmente los patógenos difíciles de alcanzar y persistentes, como, por ejemplo, los de las borrelias.

El protocolo 1000 es el protocolo estándar de toma. Constituye una guía para la toma de MMS. Sin embargo, no se trata de algo obligatorio, por lo que se puede adaptar a cada caso individualmente. En muchos casos, sin embargo, es el protocolo más indicado.

1 gota/hora activada cada ocho horas/día durante tres días

- 2 gotas activadas/hora cada ocho horas/día durante cuatro días
- 3 gotas activadas/hora cada ocho horas/día durante siete días

Activación del MMS

Verter 1-3 gotas de clorito sódico + 1-3 gotas de activador en un vaso seco; esperar 30-45 segundos mientras se agita el vaso ligeramente inclinado hasta que las gotas se vuelvan de color ámbar; a continuación, añadir 150-200 mililitros de agua fría y beber inmediatamente.

Reservas diarias

Es aconsejable preparar una botella de agua de un litro con tapón de plástico para todo el día con, por ejemplo, 24 gotas; la botella se puede marcar con siete líneas. Esto permite tomar fácilmente una dosis por hora estando en el trabajo, en la oficina o en la escuela sin tener que reactivarlo cada vez. Además, el sabor, los resultados y la tolerancia son mejores si la mezcla se prepara la noche anterior y luego se mantiene en la nevera hasta que vaya a utilizarse. Otra ventaja adicional es que no hace falta reactivarlo constantemente, aunque la dosis ya no estará tan concentrada ni tan fresca.

Una botella de agua de un litro: abastecerse para el trabajo, la oficina y la escuela

Indicaciones

- No tome ningún zumo que contenga un suplemento artificial de vitamina C una hora antes ni una hora después de la toma.
- Beba abundante agua sin gas, por lo menos 2-3 litros al día, aunque si bebe más tampoco le hará daño.
- Hay que mantener cierto intervalo de tiempo con la toma de anticoagulantes. Con otros medicamentos y remedios homeopáticos no se ha podido observar ninguna interacción. Dado que el MMS fluidifica la sangre de por sí, puede aumentar el efecto de los anticoagulantes, por lo que hay que tener un cuidado especial para que la sangre no se diluya en exceso.

El MMS tiene un efecto anticoagulante

Relación de la mezcla, el activador y el tiempo de activación

Como activador se recomienda generalmente el ácido clorhídrico, ya que también se encuentra de forma natural en el estómago y no deja producto alguno de degradación. El ácido láctico resulta especialmente recomendable para los síntomas de la piel y el cáncer. El ácido cítrico no es el más idóneo porque se tolera peor. El ácido cítrico produce sustancias de degradación que pueden ser

El ácido cítrico no es el más idóneo

una sobrecarga para el cuerpo, ya que este ácido no se obtiene de limones, sino que suele cultivarse en el moho (Aspergillus niger).

- Para ácido clorhídrico al 4 %, ácido láctico al 21 %, ácido tartárico al 50 % y ácido cítrico al 50 %: 1:1 / tiempo de activación de 30-45 segundos.
- Para ácido cítrico al 10 % y zumo de limón: 1:5 / tiempo de activación de 3 minutos.

Prolongación

El protocolo 1000 puede prolongarse hasta tres semanas o más

El protocolo 1000 puede incrementarse aumentando el número de gotas por hora cada ocho horas al día, manteniendo el número de gotas y aumentando hasta 12 tomas individuales al día o combinando ambos. Además, el protocolo 1000 también puede prolongarse sin dañar el cuerpo a tres semanas o más, haciendo un descanso de uno a dos días al cabo de dos semanas. Y luego, para variar, se puede hacer una cura con antioxidantes potentes.

6.2.2 El protocolo CDL-101 según el Dr. Andreas Kalcker (para seres humanos)

El protocolo CDL-101 es equivalente al protocolo MMS-1000

El protocolo CDL-101 es el equivalente al protocolo MMS 1000, con la diferencia de que emplea CDL o CDLplus.
1. Añadir 10 mililitros de CDL (2900 p. p. m. o 0,29 %), equivalente a unas 200 gotas, a un litro de agua. Esta será la ración diaria.
2. Deberá dividirlo en unas 8-12 porciones y beber una porción cada hora.

Importante: ¡observe siempre el organismo!

Esta dosis podrá aumentarse dependiendo del estado de salud y de cada caso concreto. Pero, de ser así, también es importante observar el organismo. Si se experimentan mareos o cansancio severo, por favor, vuelva inmediatamente a la dosis más suave que se haya tolerado bien anteriormente.

6.2.3 El protocolo MMS 1000 + (MMS + DMSO, para la potenciación del efecto) para seres humanos

Para virus persistentes, como el herpes o los hongos: activar las gotas de MMS con ácido (el tiempo de activación será de 45 segundos), añadir la cantidad de agua deseada y el mismo número de gotas de DMSO y de MMS, remover bien y beber la mezcla.

Tratamiento de virus persistentes

Paso 1:	3 gotas de MMS
Paso 2:	3 gotas de ácido, por ejemplo, ácido clorhídrico al 4 %, ácido láctico al 21 % o ácido cítrico o tartárico al 50 %
Paso 3:	Activar durante 45 segundosegundos
Paso 4:	Añadir 100 mlmililitros de agua
Paso 5:	Añadir 3 gotas de DMSO a la mezcla
Paso 6:	Remover y beber

Ejemplo:

El DMSO funciona aquí como un medio de transporte o, como siempre digo, como un «portero automático». Permite que el MMS llegue al tejido y al lugar de los «hechos» con mayor rapidez y profundidad. Otra ventaja es que el DMSO también tiene un efecto antiinflamatorio y analgésico.

El DMSO actúa como un «portero automático»

6.3 Instrucciones generales en animales

A continuación encontrará algunas reglas prácticas para la dosificación. En el capítulo 6.1 podrá leer más acerca del tema.

Regla práctica para la dosificación para uso interno

Animales pequeños	1 gota de MMS (4 gotas de CDL, 4 gotas de CDLplus, 7 gotas de Gefeu) por cada 5 kilogramos + 10 mililitros de agua
Animales grandes	1 gota de MMS (4 gotas de CDL, 4 gotas de CDLplus, 7 gotas de Gefeu) por cada 10 kilogramos + 10 mililitros de agua
Caballos	1 gota de MMS (4 gotas de CDL, 4 gotas de CDLplus, 7 gotas de Gefeu) por cada 20 kilogramos + 10 mililitros de agua

6.3.1 Colirios, gotas óticas y aerosoles en general

Necesitará 1 gota de MMS (activada) o 4 gotas de CDL/CDLplus y 10 mililitros de agua.

i

Para ello necesitará un frasco pequeño de cristal marrón de 50 mililitros que tenga un pulverizador o un accesorio dosificador.

1. Active 1 gota de MMS con el activador o tome 4 gotas de CDL. En el caso del CDL, pase al punto 3.

2. Espere el tiempo de activación necesario para el MMS y el ácido (capítulo 7.1.2).

3. A continuación, añada 10 mililitros de agua a las gotas ya activadas. Finalmente, enrosque el dosificador y empiece el tratamiento.

6.3.2 Colirio y gotas óticas con DMSO

Para las infecciones purulentas de los ojos o los oídos, y también para los ácaros del oído, las gotas de MMS con DMSO han demostrado ser muy eficaces.

1 gota de MMS (activada)	**o 4 gotas de CDL/CDLplus**
1 gota de DMSO	1 gota de DMSO
10 mlmililitros de agua	10 mlmililitros de agua

Preparación de colirio con DMSO

Necesitará hacerse con un frasco de cristal marrón de 50 mililitros con una pipeta de cristal (posiblemente en una farmacia).

1. Active 1 gota de MMS con ácido (véase el capítulo 6.1.2) en el frasco de 50 mililitros o tome 4 gotas de CDL o CDLplus.

2. Añada 10 mililitros de agua.

3. Luego agregue 1 gota de DMSO a la solución.

4. Finalmente, utilice la pipeta para aplicar la solución gota a gota en el ojo (o en el oído).

El tratamiento de los ojos no suele ser fácil, especialmente en el caso de los gatos. Por lo general, lo mejor suele ser tomar un pequeño paño de algodón (un trozo de pañal), mojarlo en la mezcla y aplicarlo sobre el ojo presionando suavemente. Acariciar un poco la barriga del gato también puede ser muy útil. Incluso dar un suave masaje en los ojos con el paño puede tener un efecto muy positivo. En el caso de gatos callejeros, puede ser más conveniente rociar.

6.3.3 Aerosol para heridas en general

5 gotas de MMS (activadas)	o 20 gotas (2 mlmililitros) de CDL
0,5 mililitros de DMSO (aproximadamente 10 gotas)	0,5 mililitros de DMSO (aproximadamente 10 gotas)
100 mlmililitros de agua	100 mlmililitros de agua

Esta mezcla puede verterse en un frasco pulverizador de cristal y rociarse varias veces al día. Para heridas pequeñas también suele ir bien limpiarlas cuidadosamente con un paño de algodón (pañal).

i

Para el aerosol, a ser posible, hágase con un frasco pulverizador de cristal (aproximadamente 500 mililitros).

1. Active 5 gotas de MMS con ácido (véase el capítulo 6.1.2) o tome 20 gotas de CDL o CDLplus.

2. Una vez transcurrido el tiempo de activación (capítulo 6.1.2), añada 100 mililitros de agua.

3. Luego agregue 10 gotas (0,5 mililitros) de DMSO.
    Ahora puede enroscar el difusor y tratar la herida.

6.3.4 Lavados en general

20 gotas de MMS (activadas)	(4 mililitros) 80 gotas de CDL o de CDLplus
5 litros de agua	5 litros de agua

Preparación de una solución para lavados

Prepare un cubo (10 litros).

1. Active 20 gotas de MMS con ácido (véase el capítulo 6.1.2) o utilice 4 mililitros de CDL o de CDLplus.

2. Una vez transcurrido el tiempo de activación (capítulo 6.1.2), añada 5 litros de agua. Con esta mezcla se puede lavar muy bien a perros y caballos que tengan problemas de piel, utilizando un paño de algodón (guante de lavado).
   En el caso de los gatos —que es bien sabido que no se bañan en absoluto o solo si el dueño se pone un «equipo de combate»—, a menudo ha resultado útil poner una pequeña cantidad de solución en una jeringa desechable y aplicar (¡sin aguja!) pequeñas cantidades debajo del pelo (no en la piel) frotando al mismo tiempo. La subsiguiente limpieza hace que cierta cantidad de la solución de MMS o CDL consiga entrar en el cuerpo.

6.3.5 Tabla resumen: instrucciones generales de uso tópico en animales

	MMS	CDL/CDLplus	+ DMSO	Agua
Colirio / gotas óticas sin DMSO	1 gota	4 gotas		10 mililitros
Colirio / gotas óticas con DMSO	1 gota	4 gotas	1 gota	10 mililitros
Aerosol para heridas	5 gotas	20 gotas / 1 mililitro	0,5 mililitros de DMSO (aproximadamente 10 gotas)	100 mililitros
Lavados	20 gotas / 1 mililitro	80 gotas / 4 mililitros		5 litros

6.3.6 Inyecciones de CDL según el Dr. Andreas Kalcker

Este es un protocolo para mamíferos. Para un peso en vivo de 80 kilogramos se administran, respectivamente, 2-5 mililitros (de 40 a 100 gotas) de IDC (inyección de dióxido de cloro)

Uso intramuscular e intravenoso

3000 p. p. m. (solución de dióxido de cloro al 0,29 %) en una proporción 1:5 junto con 10-25 mililitros de solución salina diluida por vía intravenosa o intramuscular. Ajuste siempre la dosis al peso del animal en cuestión. Alternativamente, se pueden inyectar hasta un máximo de 15 mililitros en una bolsa de suero salino de un litro y dejar que vaya entrando lentamente como infusión. Esto se puede utilizar como dosis diaria. En caso de uso prolongado, en ocasiones puede presentarse dolor en las venas. Por eso siempre habrá que comprobar previamente el valor de pH, siendo el óptimo un pH de 7. Cuando el valor de pH sea bajo, podrá aumentarse lentamente hasta alcanzar un valor de 7 añadiendo de 1 a 3 gotas de clorito sódico (NaClO2). La solución será estéril de por sí gracias al dióxido de cloro, pero, para eliminar los pirógenos, utilice un filtro de Luer como adaptador en la jeringa (entre la jeringa y la aguja; disponible en farmacias). Para obtener instrucciones detalladas sobre cómo preparar la solución de IDC, vea la página 116.

6.4 Instrucciones generales, clasificación por animales

A continuación encontrará los protocolos que podrá seguir para empezar el tratamiento. Cada protocolo es bueno en sí mismo y ha sido probado, pero lo más importante es siempre el animal: ¿cómo está y cómo responde? Lo que es bueno para un animal no tiene por qué serlo para otro. Por eso es muy importante observar al animal y seguir la propia intuición. De ahí que, en los casos prácticos, las dosis puedan ser muy diferentes.

Lo más importante es siempre el animal

6.4.1 Instrucciones generales para perros

Perros pequeños	Empezar con 1 gota de MMS	o con 4 gotas de CDL/CDLplus
Perros grandes	Empezar con 2 gota de MMS	o con 8 gotas de CDL/CDLplus

Lo mejor es activar las gotas de MMS en un vaso pequeño para chupitos, luego llenarlo con agua hasta la mitad, extraer el contenido con una jeringa desechable (sin aguja, de 10 mililitros) y dárselo al perro directamente en la boca. Déselo tres veces al día. Después, vaya aumentando una gota al día hasta llegar a la cantidad total calculada. Para perros pequeños, vaya aumentando con más cuidado. Con frecuencia, suelen tolerar mejor un aumento en ciclos de dos a tres días. En los perros pequeños, la administración de CDL o CDLplus también tiene mejor tolerancia y es más fácil de dosificar. En casos agudos —cáncer, leishmaniosis, etc.—, una dosis por hora, unas ocis veces al día, ha demostrado dar muy buenos resultados. Mantener esta dosis entre uno y dos días y luego continuar tres veces al día durante una o dos semanas.

Activar en un vaso para chupitos

Como siempre, es muy importante tener en cuenta que esto es UNA manera de dosificar, pero que cada animal deberá considerarse de forma individualizada. Si se producen náuseas, vómitos, arcadas o diarrea, ¡actúe inmediatamente y reduzca la dosis! Tenga presente que, con frecuencia, ¡menos es más!

A veces basta con unas pocas gotas

Calcule la dosis más alta según el peso corporal. La regla práctica en este caso es 1 gota activada de MMS, o 4 gotas de CDL/CDLplus, por cada 10 kilogramos de peso corporal. Esta dosis deberá mantenerse durante una o dos semanas. Pero ¡también dependerá de lo que se pueda! En el caso de los caballos y otros animales que no pueden vomitar, hay que mantener una dosis más baja. Hemos notado que, con frecuencia, unas pocas gotas bastan para producir la cura. Algunos animales no toleran esta dosis o hay que ir aumentándola muy despacio y con sumo cuidado. Como ya he dicho, lo importante es que observe a su animal y, si es necesario, se ponga en contacto con un terapeuta que esté familiarizado con el remedio. Su animal se lo agradecerá.

6.4.2 Instrucciones generales para gatos

Gatos	4 gotas de CDL/CDLplus	3 Tres veces al día

En casos agudos también se puede intentar aumentar la frecuencia de la dosis. Otra pequeña regla empírica: 20 gotas de CDL = 1 mililitro.

CDL/CDLplus: fácil de dosificar

En este sentido, suelo recomendar la administración de CDL/CDLplus, ya que es más fácil de dosificar y para los gatos resulta más agradable. Si su gato reacciona a las 4 gotas, puede bajar fácilmente a 2. Una vez más, debe calcular la dosis máxima basándose en el peso corporal (máximo 3 gotas de MMS o 12 gotas de CDL/CDLplus). Observe a su gato. La dosis no la determinan usted ni un protocolo, únicamente su gato. ¿Cómo está y cómo tolera el remedio?

Como ya he mencionado anteriormente, en el caso de los gatos la administración mediante una jeringa suele ir asociada a un gran estrés, lo que a su vez puede afectar negativamente a su estado general. He comprobado que es mucho más fácil emplear un cuenco pequeño de CDL/CDLplus, un poco de agua y un poco de queso fresco granulado o algo similar. Los gatos suelen lamerlo con entusiasmo. Este método también se ha empleado con buenos resultados para tratar gatos salvajes.

Consejo para gatos: ¡un cuenco pequeño con MMS, un poco de agua y queso fresco granulado!

Como medida preventiva, a los gatos y los perros se les pueden administrar 2 gotas de MMS (activado) u 8 gotas de CDL en un litro de agua y luego llenarles el bebedero con esta mezcla. Calcule las cantidades más pequeñas según corresponda.

6.4.3 Instrucciones generales para caballos

Fase	MMS activado	oder CDL/CDLplus
Al principio, por la mañana y por la noche	10 gotas en 200 mililitros de agua	40 gotas en 200 mililitros de agua
Incremento por día	+ 10 gotas + 100 mililitros de agua	+ 40 gotas (2 mililitros) + 100 mililitros de agua
Dosis máxima	50 gotas + 600 mililitros de agua	200 gotas (10 mililitros) + 600 mililitros de agua

Comience con 10 gotas de MMS activadas con ácido o 40 gotas (2 mililitros) de CDL/CDLplus y 200 mililitros de agua por la mañana y por la noche.

Aumente diariamente 10 gotas activadas de MMS (o 40 gotas / 2 mililitros de CDL). A menudo basta con aumentar hasta 50 gotas de MMS (dosis máxima) activadas (o 200 gotas / 10 mililitros de CDL/CDLplus) y administrarlas dos veces al día durante una o dos semanas.

Primer día: 10 gotas de MMS activadas o 40 gotas (2 mililitros) de CDL/CDLplus + 200 mililitros de agua o zumo de manzana (sin vitamina C añadida).

Segundo día: 20 gotas de MMS activadas u 80 gotas (4 mililitros) de CDL/CDLplus + 300 mililitros de agua o zumo de manzana (sin vitamina C añadida).
Siga aumentando la cantidad de MMS y de agua hasta llegar a la dosis máxima

i

Los caballos suelen aceptar muy bien la administración de MMS junto con salvado de trigo. Pero también se les puede administrar directamente en la boca con una jeringa (sin aguja). Hay jeringas especialmente grandes para caballos. En este caso, la dosis máxima dependerá en gran medida del caballo, de su peso y de su enfermedad. Lo más importante en el caso de los caballos es manejarlo cuidadosamente, así como aumentar lentamente en función de las circunstancias, ya que nuestros preciosos caballos no pueden vomitar.

6.4.4 Instrucciones generales para conejos, conejillos de Indias y loros

Conejos	4 gotas de CDL/CDLplus	distribuido Distribuido a
Conejillos de Indias	en 0,5 litros de agua	lo largo del día
Loros		

En el caso de animales pequeños, como conejos, conejillos de Indias y loros, añada 4 gotas de CDL/CDLplus a 0,5 litros de agua. En muchos casos, esto ya es la dosis máxima. Puede administrar esta mezcla fácilmente en el bebedero.

!

Si el animal se negase a beber el agua debido al olor, puede dar, por ejemplo, al conejo o al conejillo de Indias más alimento seco, como heno, y prescindir de la hierba. Eso le dará sed y beberá a pesar del olor. Pero también en este caso es muy importante ir tanteando lentamente.

También es importante recordar que debido a la «limpieza» que el MMS lleva a cabo, la enfermedad y el proceso de autocuración, el cuerpo pierde una gran cantidad de aminoácidos, vitaminas y similares. Es importante suministrárselos nuevamente. Un remedio muy bueno son, por ejemplo, los productos de Moringa oleifera y las hierbas frescas o secas.

6.4.5 Instrucciones generales para abejas

He tomado estas instrucciones generales para las abejas del libro de la Dra. Antje Oswald La guía del MMS, pág. 208.

Abejas	Por cada 10 kilogramos de alimento para abejas	18 gotas de MMS activado o 72 gotas de CDL/CDLplus

Entre los apicultores también se ha corrido la voz sobre la eficacia del CDL, el CDLplus y el MMS, razón por la cual algunos apicultores están investigando el uso del MMS en sus abejas. Los primeros resultados pueden esperarse para el 2016.

6.4.6 Instrucciones generales para palomas

Fase	MMS activado	CDL/CDLplus
Al principio, por la mañana y por la noche	2 gotas en 4 litrositros de agua	8 gotas en 4 litrositros de agua
Dosis máxima	6 gotas en 4 litrositros de agua	24 gotas en 4 litrositros de agua

Al tratar a palomas, es aconsejable empezar con cuidado e irlas habituando lentamente. Tal y como la Dra. Antje Oswald escribió en su libro La guía del MMS, el período de habituación también es algo superior. Dosificación: 6 gotas de MMS o 24 gotas de CDL/CDLplus en 4 litros de agua; reparta esta mezcla en los bebederos. Esta es la dosis máxima, así que comience con 2 gotas de MMS u 8 gotas de CDL/CDLplus y vaya aumentando lentamente.

Las palomas también deben habituarse lentamente al remedio

6.4.7 Instrucciones generales para las picaduras de garrapatas

MMS	CDL/CDLplus	Agua	Dosis
6 gotas	24 gotas	200 mililitros	Tres

A las garrapatas no les gustan el MMS ni el DMSO

Las garrapatas suelen picar a los caballos, los perros y los gatos, y a menudo les dejan pequeñas «protuberancias». Estos puntos suelen picarles y se inflaman debido a los lametones y los mordiscos, y pueden llegar a convertirse en heridas abiertas. En estos casos, y antes de que esto suceda, recomiendo preparar un vaso de agua con 6 gotas de MMS o 24 gotas de CDL/CDLplus y frotar el punto varias veces al día con esta solución (tape el vaso entre tratamientos para evitar que el gas se escape). También he comprobado que aquellos animales que tienen un metabolismo y un sistema inmunológico sanos tienen pocas o ninguna garrapata. Tampoco hay que tener miedo de las picaduras, ya que la borreliosis solo se contrae en casos excepcionales. La mayoría de las picaduras suelen ser relativamente inofensivas y, por lo general, únicamente provocan picor y un ligero enrojecimiento. En este sentido, me gustaría hacer referencia a un libro muy recomendable: Borreliose natürlich heilen, de Wolf Dieter Storl, traducido al francés como Guérir naturellement la maladie de Lyme: Traitement holistique et utilisations pratiques (véase la bibliografía). Pude percibir un efecto positivo al administrar DMSO y MMS por el hecho de que durante el período de administración del medicamento apenas se produjeron picaduras de garrapatas o no lo hicieron en absoluto.

6.4.8 Instrucciones generales para heridas

El DMSO para las heridas como analgésico y antinflamatorio natural

Prepare una solución con MMS o CDL/CDLplus y agua según el tamaño de la herida y lávela con esta solución. Añadir DMSO a la mezcla resulta de gran ayuda. Ello desinfecta la herida y mata los gérmenes y las bacterias que pudiera haber. La herida podrá curarse más rápidamente. También se pueden administrar unas gotas internamente. Esto se determinará en función del tamaño y el peso del animal. Si la herida precisó tratamiento veterinario, comience a administrar MMS posteriormente: así podrá favorecer la curación, prevenir posibles tratamientos adicionales con antibióticos y expulsar los remedios que ya se hayan administrado. Los antibióticos debilitan el sistema inmunológico y el cuerpo olvida cómo activar su propio proceso de autocuración.

MMS	o CDL/CDLplus	y DMSO	y agua
10 gotas	40 gotas/ 2 mililitros	20 gotas/ 1 mililitro	200 mililitros

6.4.9 Tabla resumen: instrucciones generales para uso interno en animales

Animal	Peso	Dosis de MMS o CDL/CDLplus				Agua	Dosis	Duración
		Inicio		Dosis máxima				
		MMS	CDL	MMS	CDL			
Perros pequeños	aprox. 10 kg	1 gota	4 gotas	2 gotas	8 gotas	10 mililitros	Tres veces al día	1-2 semanas
Perros grandes	aprox. 50 kg	1 gota	8 gotas	5 gotas	20 gotas	10-100 mililitros	Tres veces al día	1-2 semanas
Gatos	aprox. 4 kg	½ gota	2 gotas	2 gotas	8 gotas	10 mililitros	Tres veces al día	1-2 semanas
Caballos	500 kg	10 gotas	40 gotas (2 ml)	250 gotas	50 mililitros	200-500 mililitros	Dos veces al día	1-2 semanas
Liebres	2 kg	1 gota	4 gotas	1 gota	4 gotas	500 mililitros	En el bebedero	1 semana
Loros	no procede	1 gota	4 gotas	1 gota	4 gotas	500 mililitros	En el bebedero	1 semana
Abejas	no procede	18 gotas	72 gotas	18 gotas	72 gotas	10 kg de alimento para abejas	En el comedero	Al alimentarlas
Palomas	no procede	2 gotas	8 gotas	6 gotas	24 gotas	4 litros	En el bebedero	Siempre disponible

7

Parte práctica ampliada: aplicaciones

Introducción

Los siguientes ejemplos provienen de mi consulta, así como de colegas, usuarios particulares y del Dr. Schrader, veterinario. Mis colegas no suelen trabajar siguiendo los protocolos habituales, ya que también empleamos otros remedios como las flores de Bach, tinturas vegetales, homeopatía y la comunicación con los animales. Además, en algunos casos la dosis se prueba específicamente para el animal. Yo misma estudio cada animal por separado y luego decido cómo elaborar el plan de tratamiento y cómo se lo transmitiré al dueño.

El capítulo 7 se basa en ejemplos prácticos propios y en informes de experiencias de colegas y usuarios particulares, así como en casos prácticos del Dr. Dirk Schrader, veterinario

A la hora de establecer la dosificación de MMS, CDL, CDLplus o DMSO, hay que tener en cuenta al dueño. ¡Cuando lea los informes probablemente pensará en algún momento que la dosis era demasiado baja! Pero cuando el dueño es muy miedoso, a veces empiezo por una dosis baja. De esta manera evito las reacciones iniciales y aumenta la confianza del dueño del animal en el producto y, por lo tanto, también en el tratamiento. En tales casos he notado que, a pesar de lo reducido de la cantidad de MMS, CDL, CDLplus o DMSO, en pocos días ya se aprecia una mejoría.

La confianza es importante: la confianza del dueño en el tratamiento afecta directamente a la conducta del animal

Si usted utiliza MMS por primera vez, es mejor que al principio se ciña a los protocolos. Si se siente inseguro o no sabe si lo que usted cree es lo correcto, consulte a un terapeuta, a un naturópata para animales o a un veterinario que esté familiarizado con este producto. En el apéndice del libro encontrará algunas direcciones (página XXX). También es muy importante que sea usted quien decida utilizar este remedio y quien asuma la responsabilidad.

Un buen punto de partida: cíñase a los protocolos

También encontrará mucha información sobre el empleo y la dosificación del MMS en los siguientes libros: Máster Mineral Solución del Tercer Milenio, de Jim Humble, Salud prohibida, del Dr. Andreas Kalcker, La guía del MMS: asumir la responsabilidad de la salud propia, de la Dra. Antje Oswald, y La guía del DMSO: el conocimiento oculto de la naturaleza para la sanación, del Dr. Hartmut Fischer.

i

Una pequeña regla práctica es la siguiente: 2 gotas de MMS por cada 10 kilogramos. En el caso del CDL/CDLplus serán 8 gotas.
1 gota de MMS equivale a 4 gotas de CDL/CDLplus.

Como ya he dicho, se trata únicamente de una regla general y debe ajustarse a cada animal en función de la enfermedad y el peso de este. En la mayoría de los casos, el CDL/CDLplus también debe administrarse en dosis más altas que cuatro veces la cantidad de MMS.

7.1 Enfermedades de los perros que se han tratado con éxito con MMS

7.1.1 Absceso después de la castración

Descripción de caso práctico:

Tuve que tratar a un perro con un absceso virulento que se le había producido tras la castración. Este se abrió y empezó a supurar. Se formaron dos orificios, que lavaba con MMS activado diluido con agua. Al cabo de tres días, se había curado completamente (las indicaciones del protocolo general para heridas pueden aplicarse a este tratamiento; véase el capítulo 6.4.8.).

7.1.2 Alergias

Alergia (del griego allergos) significa distinto, excesivo.

¿Qué hace que el alérgico tenga una reacción tan excesiva?

Cuadro clínico: Estornudos convulsivos, picores, erupciones cutáneas, diarrea.
Causas: Irritación constante, alimentación incorrecta, contaminación ambiental, muchos tratamientos con antibióticos, exposición a metales pesados.

¿Qué es la alergia?

Una alergia es una hiperreacción del sistema inmunológico ante sustancias generalmente inofensivas. A menudo, las causas se encuentran en la alimentación, en un sistema inmunológico debilitado por las vacunas, en elementos tóxicos medioambientales o en problemas mentales, entre otras muchas cosas.

Descripción de caso práctico:

Un perro acudió a mi consulta con un diagnóstico de alergia estacional. Tenía graves problemas cutáneos y padecía intensos picores en la piel. La primera vez que acudió al consultorio vi un perro muy ansioso, algo que a los seres humanos nos hace mucha gracia, especialmente cuando un dogo trata de sentarse en el regazo de su dueña. Esto hizo que la razón de la «alergia» fuese obvia para mí.

En primer lugar administré al perro una tintura vegetal —concretamente tintura de angélica— para reforzar la confianza en sí mismo.

Tratamos las alteraciones de su piel mediante lavados con CDL. Para ello, mezclamos en un cubo 20 gotas de CDL con unos 5 litros de agua.

Al tratarse de un dogo, fue muy fácil lavarlo y al cabo de una semana la piel ya estaba cicatrizando. Además, le administré remedios como Terrakraft para estimular su metabolismo. Al cabo de unas semanas volvió a crecerle pelo.

7.1.3 Glándula perianal inflamada

Descripción de caso práctico:

Cuando mi perro se fue haciendo viejo, ya no era capaz de limpiarse correctamente la glándula anal. Por ello se le infectaba una y otra vez. Yo sabía que el veterinario le recetaría un antibiótico cada vez que acudiese y no quería que tomase antibióticos. Para evitar que la glándula anal del perro se infectase, tenía que presionar reiteradamente su glándula anal. Tratamos la última infección de la siguiente manera:

Activé 4 gotas de MMS con 4 gotas de activador y lo diluí con unos 10 mililitros de agua. Limpié la zona anal con esta solución.

La infección desapareció a los pocos días y ya no volvió a tener más problemas. Otra ventaja que considero importante es que no fuese necesario administrarle antibióticos.

7.1.4 Anaplasmosis

La anaplasmosis, también llamada erliquiosis granulocítica, es causada por bacterias del género Rickettsia, que son transmitidas por la garrapata de la especie Ixodes ricinus (garrapata común). La transmisión se produce en poco tiempo por la saliva de la garrapata, es decir, a las 40-48 horas de la picadura. La época de actividad de la Ixodes ricinus empieza cuando las temperaturas son superiores a los siete grados y suele durar de marzo a noviembre. Las bacterias Anaplasma atacan a ciertas células inmunitarias del perro (eosinófilos y neutrófilos) y con ellos llegan a varios órganos a través del torrente sanguíneo.

Descripción de caso práctico:

Un perro de unos cuatro años de edad y un peso aproximado de 12 kilogramos acudió para tratamiento con un diagnóstico de anaplasmosis. Su temperatura era elevada y se mostraba «apático». Como esta enfermedad es provocada por bacterias, hemos aplicado el siguiente tratamiento:

Tratamiento

MMS: 2 gotas activadas con unos 10 mililitros de agua por gota, administrado directamente en la boca.

Tercer día: 3 gotas activadas de MMS tres veces al día con 50 mililitros de agua.
Cuarto día: 4 gotas activadas de MMS tres veces al día con unos 50 mililitros de agua.

Por la noche le dábamos, además, una cucharadita de zeolita mezclada con un poco de agua.

Al cabo de unos días se produjo una mejora visible. Estaba más ágil, la temperatura era normal y volvía a estar alegre. Incluso ahora, seis meses después, el perro no muestra ningún síntoma.

7.1.5 Infección de las vías respiratorias, según el Dr. Schrader, veterinario

Para las infecciones de las vías respiratorias o del tracto intestinal, mezclamos 1-2 gotas de una solución de clorito sódico al 22,5 % con 1-2 gotas de una solución de ácido clorhídrico al 3,5 % durante un minuto (lo mejor es usar un vaso pequeño), luego añadimos aprox. 2-5 mililitros de agua del grifo con una jeringa, diluimos la mezcla, la volvemos a introducir en la jeringa y la administramos directamente en la boca del animal (preferiblemente en la parte lateral de la mejilla). Este tratamiento se realiza tras la administración del alimento (¡nunca en ayunas!), en los casos más graves, dos veces al día. En estos casos tampoco se ha observado que se haya producido daño alguno en los pacientes.

7.1.6 Oftalmía

Descripción de caso práctico:

La paciente era una joven perra leonberger con oftalmía recurrente. Además, era muy insegura. Para su psique se le administró tintura de margaritas y angélica; para su metabolismo, unas hierbas de amargo sueco. Al cabo de una semana estaba bien y no podían apreciarse signos de oftalmía. La inflamación tampoco volvió a producirse.

Tratamos los ojos con un remedio homeopático y lo aplicamos lavándolos varias veces al día con 16 gotas de CDL en un vaso de agua.

7.1.7 Cistitis

Descripción de caso práctico:

Mi perro se sentía muy mal. Yo notaba que orinaba frecuentemente y que también tenía sangre en la orina. Su temperatura era alta.

Lo traté inmediatamente con CDL. Aproximadamente cada dos horas le administraba en la boca 4 gotas de CDL con un poco de agua. Es un perro salchicha enano. Al día siguiente ya se había recuperado completamente. Para mayor seguridad, continué dándole esta dosis por la mañana y por la noche durante una semana.

7.1.8 Borreliosis

Borreliosis (enfermedad de Lyme)

La borreliosis se transmite por picadura de garrapata.

Cuadro clínico: Fiebre, signos de parálisis, ganglios linfáticos inflamados.
Causa: Bacterias (Borrelias) a través de la picadura o, más concretamente, de la succión de la garrapata.

Descripción de caso práctico:

Un día recibí la llamada de una mujer de Austria que estaba muy afectada. Entre lágrimas me contó lo siguiente: su perro, de dos años y medio, y 35 kilogramos de peso, tenía la parte trasera paralizada desde la cadera. El veterinario le había diagnosticado una concentración antigua y reciente de borreliosis, así como una displasia de cadera.

Caso práctico de cadera paralizada

En opinión del veterinario, había pocas esperanzas de que se curase, por lo que, si no se producía mejora alguna en el transcurso de una semana, dormiría al perro, es decir, lo sacrificaría. Dos días después fui a Austria y examiné el problema. La comunicación con el animal no me dio ningún signo de que hubiera una displasia de cadera. Tras una conversación inicial y aclarar el diagnóstico, mezclé 2 gotas de MMS, lo diluí con agua y se lo administré al perro en la boca por medio de una jeringa, por supuesto sin aguja. Al poco rato vomitó violentamente. La reacción de la dueña fue: «Genial, las impurezas están saliendo». Cuando le dije que su perro pensaba que la próxima vez que fuera al veterinario lo haría caminando sobre sus cuatro patas, se mostró muy escéptica y no me creyó. Lo había averiguado a través del propio perro mediante la comunicación con el animal. Luego hablé con la dueña acerca del tratamiento que seguir.

Debido a la intensa reacción inicial (véase más arriba), dispuse cuidadosamente que las siguientes dosis fuesen bajas. Aumentar lentamente hasta llegar a 6 gotas de MMS tres veces al día. Al cabo de dos días recibí una llamada de la dueña del perro: tras un solo día de tratamiento con MMS, el perro había podido levantarse solo y al cabo de una semana podía salir a caminar de forma autónoma, orinar y hacer sus deposiciones.

La próxima vez que acudió al veterinario, el perro entró en la consulta caminando sobre sus cuatro patas y ya no se habló más de sacrificarlo. El comentario del veterinario fue: «Bueno, parece que la displasia de cadera no era tan aguda». No haré más comentarios al respecto.

Plan terapéutico:
Primer día: 2 gotas de MMS + activador + 30 mililitros de agua tres veces al día.
Segundo día: 4 gotas de MMS + activador + 30 mililitros de agua tres veces al día.
Tercer día: 6 gotas de MMS + activador + 30 mililitros de agua tres veces al día.

Esta administración de 6 gotas de MMS activado tres veces al día debe mantenerse durante dos semanas. En este caso activamos el MMS con ácido cítrico y lo diluimos con unos 30 mililitros de agua. La solución se introdujo en una jeringa desechable (sin aguja) y se vertió lenta y directamente en la boca del animal.

Nota: Seguramente la dosis era un poco alta. El perro la toleró muy bien, pero para muchos perros de su tamaño sería excesiva. Siempre deberá observar atentamente a su perro.

7.1.9 Perro pastor con borreliosis

De la carta de una clienta:
Creo que debo decirle a usted y a otras muchas personas que, siguiendo sus indicaciones, he conseguido curar la borreliosis a mi perro pastor (de unos 32 kilogramos).

A lo largo de 27-28 días le he administrado diariamente a mi perro 3 gotas de MMS de ocho a nueve veces al día.

Solo vomitó una vez, al segundo o tercer día, tras la sexta dosis. Luego lo dejé descansar y ese día no le di ninguna dosis más. Una vez transcurridos los 27 o 28 días mencionados, de repente rehusó tomarlo y huyó de mí. Para entonces su barriga, que había estado negra, había vuelto a estar sonrosada casi por completo y los síntomas habían desaparecido unos días antes. Lo que pasaba era que yo no estaba muy segura y, como sabía que las Borrelias pueden sobrevivir mucho tiempo en el cuerpo y en las articulaciones, había seguido dándole MMS durante mucho tiempo.

Desde julio del año pasado, mi perro no ha recaído ni ha mostrado síntoma alguno de borreliosis. Ha ganado peso y vuelve a moverse con total normalidad, juega a la pelota y disfruta de su vida de perro.

7.1.10 Otitis crónica

Véase «Otitis».

7.1.11 Informe de sepsis por colibacilo, según el Dr. Schrader, veterinario

Las infecciones resistentes al tratamiento, como la parvovirosis o la sepsis por colibacilo, también se han curado con las correspondientes infusiones.

Encontrará el informe completo en «Parvovirosis», del Dr. Schrader.

7.1.12 Infección intestinal, según el Dr. Schrader, veterinario

Para las infecciones de las vías respiratorias o del tracto intestinal, mezclamos 1-2 gotas de una solución de clorito de sodio al 22,5 % con 1-2 gotas de una solución de ácido clorhídrico al 3,5 % durante un minuto (lo mejor es usar un vaso pequeño), luego añadimos aprox. 2-5 mililitros de agua del grifo con una jeringa, diluimos la mezcla, la volvemos a introducir en la jeringa y la administramos directamente en la boca del animal (preferiblemente en la parte lateral de la mejilla). Este tratamiento se realiza tras la administración del alimento (¡nunca en ayunas!), en los peores casos dos veces al día. En estos casos tampoco se ha observado que se haya producido daño alguno en los pacientes.

7.1.13 Diarrea y epilepsia

El primer día se le administraron a un san bernardo de 65 kilogramos de peso seis dosis de 8 gotas de CDL directamente en la boca. Por la noche, las deposiciones eran visiblemente más sólidas y los síntomas de gastritis habían desaparecido. También se le administraron bentonita y zeolita —una cucharadita de cada una— y proantocianidinas oligoméricas para su estado general tras el tratamiento con CDL. Se le continuó administrando CDL tres veces al día y la solución se incrementó en dos gotas. Como el paciente era un san bernardo, fuimos subiendo hasta llegar a 20 gotas tres veces al día. La dueña, guiándose por su intuición, dejó de administrarle el medicamento el segundo día. Al cabo de varios días recibí una llamada telefónica y me dijo que era una maravilla, que el perro estaba como nuevo y que volvía a tener confianza y a ver el futuro del perro de manera positiva. Lamentablemente tuvo otro ataque porque a veces seguía poniéndose muy nervioso. Como este riesgo era muy grande, le administré una tintura vegetal adaptada a sus necesidades para calmarlo y fortalecerlo.

7.1.14 Eccema purulento

Descripción de caso práctico:

Mi perro tenía un picotazo detrás de la oreja y la causa era desconocida. En un principio esperé una semana, pero la inflamación era cada vez mayor. Entonces busqué un veterinario y me recetó antibióticos para el perro. Al cabo de una semana, el picotazo se abrió, comenzó a salir pus y la inflamación bajó. Pensamos que todo volvía a ir bien, pero dos días más tarde empezó a inflamarse de nuevo. Así es que volví al veterinario para que revisara el diagnóstico y este administró al perro otra inyección de antibióticos y le limpió la herida. Conforme a sus instrucciones, continué tratando el área con tintura de caléndula y crema; la lesión tenía buen aspecto porque salía líquido de la herida y la inflamación casi había desaparecido. Dos días después volvió a hincharse y se infectó (estaba roja y caliente).

Decidimos aplicar externamente MMS y DMSO sobre la inflamación, lo cual hicimos por las mañanas y por las noches.

Tras dos días aplicando regularmente MMS con DMSO mediante toques por la mañana y por la noche, empecé a administrarle 1 gota (la hembra pesaba 11 kilogramos) de MMS activado dos veces al día. La herida volvió a abrirse casi inmediatamente y apareció un orificio de aproximadamente medio centímetro en la piel, lo que era de esperar, ya que la herida había sido visible una semana antes. Se continuó administrando MMS y DMSO dos veces al día, tanto externa como internamente. Transcurridos cuatro días, la herida se había curado. A diferencia de las veces anteriores, ya solo salía líquido limpio de la herida. Poco tiempo después, la herida estaba completamente curada. Bien está lo que bien acaba; la «operación» tuvo éxito.

Tratamiento: 1 gota activada de MMS —con activador y agua— dos veces al día.

7.1.15 Eccema

Descripción de caso práctico:

Un leonberger, que por aquel entonces tenía un año y medio, era un nadador entusiasta.

Después de un baño detecté un eccema húmedo de unos 10 centímetros que le picaba detrás de la oreja derecha.

Se prescribió el siguiente tratamiento:

Tratamiento

Pulvericé una cantidad abundante de CDL puro tres veces al día y luego le daba unos toques con papel de cocina. A continuación lo dejaba secar un poco y finalmente aplicaba un poco de gel de aloe vera (el perro no sentía comezón y así se evitaba el problema real de que se rascase la herida, lo que a menudo impide la cicatrización).

El área afectada se secó visiblemente, el enrojecimiento desapareció al segundo día y a partir del tercer-quinto día traté el área de una a dos veces diarias con un poco de CDL puro.

Lo aplicaba de manera preventiva para garantizar la desinfección. Ya no hizo falta seguir limpiando con papel de cocina, tal y como hacía al principio. Continué con el tratamiento de gel de aloe vera para mantener la zona cuidada.

¡Importante! Aunque el CDL es mucho más flojo y suave que el MMS, en grandes cantidades también puede ser ligeramente cáustico. En este caso era correcto pulverizarlo, pero, para un enjuague bucal, medio frasco de CDL sería demasiado. Así es que también hay que tener cuidado al usar CDL.

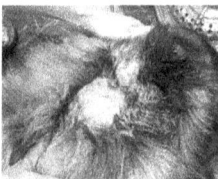

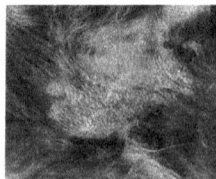

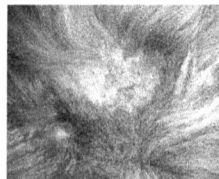

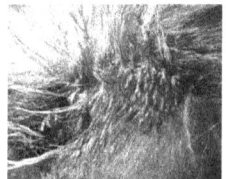

Días del uno al cinco

7.1.16 Eccema en la piel

Descripción de caso práctico:

Una perra dóberman de unos 34 kilogramos fue paciente mía. Durante dos años, la perra había estado yendo de un veterinario a otro porque padecía eccema cutáneo y forúnculos. Incluso la habían sometido a una intervención quirúrgica, lo que no había servido para nada.

La perra estuvo recibiendo biorresonancia tres veces al día y su dueña le daba tres veces al día 4 gotas de CDL con un poco de agua directamente en la boca. Además, las heridas se rociaban con una solución de MMS. Al cabo de una semana, las heridas se habían cerrado y la piel estaba curada (véanse las fotos).

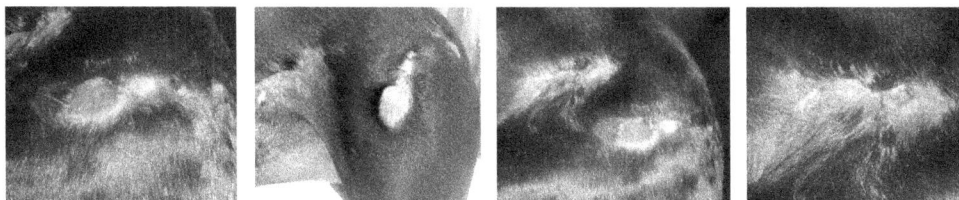

7.1.17 Eccema en la nariz

Descripción de caso práctico, informe de Susanne R.:

Suna de Borken, una galga de unos 28 kilogramos, tenía un eccema en la nariz.

La dueña ya había probado muchas cosas (del veterinario), pero nada había tenido éxito realmente.

La zona se frotaba varias veces al día con MMS (2 gotas activadas vertidas en un vaso pequeño y lleno de agua) durante aproximadamente tres semanas. El lugar se ha curado estupendamente y no se ha vuelto a formar nada (véanse las fotos).

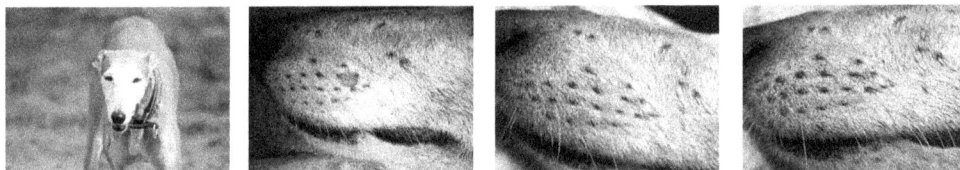

7.1.18 Inflamación en la pata

Descripción de caso práctico, informe de Susanne R.:
Scotty, un perro mezcla de razas, tenía una inflamación en la pata.Al principio le lavaba las patas diariamente con MMS, y además se las frotaba con MMS/DMSO, y por la noche le aplicaba una crema con base de parafina (Melkfett) con caléndula. La mezcla para frotar era como la que pulverizaba a continuación, pero sin esencia de aloe vera.

Antes

Después: el pelo también ha vuelto a crecer

Tratamiento

4 gotas de MMS + activador, 4 gotas de DMSO, 15 mililitros de extracto de aloe vera, 10 mililitros de agua; rociar de tres a cuatro veces al día durante cuatro días y frotar con extracto de aloe vera.

Al cabo de cuatro días, la inflamación se había curado (véanse las fotos, pág. 172, abajo).

7.1.19 Epilepsia y diarrea

Véase el apartado 7.1.13.

7.1.20 Vómitos

Descripción de caso práctico:

El sábado por la noche recibí una llamada de urgencia de una mujer. Su perra, de tres años, había vomitado violentamente unas dos horas después de la cena. Llevaba una hora con náuseas continuas y su estómago sufría contracciones espasmódicas.

Activamos 2 gotas de MMS y las diluimos en 10 mililitros de agua. Luego vertimos esta solución directamente en su boca. Transcurrido un cuarto de hora, el estómago se calmó y las náuseas desaparecieron.

La perra todavía estuvo inquieta durante un rato, pero eso también fue remitiendo poco a poco y pasada otra media hora se echó a dormir. Por la mañana volvió a ser ella misma y a comer con apetito.

7.1.21 Fiebre

Descripción de caso práctico:

A una perra mayor de raza mixta (de unos 23 kilogramos) que tenía fiebre se le habían administrado antibióticos y cortisona. Tras consultarlo con el veterinario, se dejaron de aplicar los remedios, ya que no se había observado ninguna mejoría.

Por desgracia, la dueña no continuó con el tratamiento y al poco tiempo volvieron los problemas. Posteriormente se sospechó que la dueña padecía el síndrome de Münchhausen por poderes.

El primer día se le administró 1 gota de MMS con agua aproximadamente cada hora (unas cinco veces al día). Se le dio con una jeringa directamente en la boca. El segundo día, la dosis se aumentó a 2 gotas por hora. A partir del tercer día se continuó con 2 gotas, tres dosis diarias. Al cabo de una semana, la perra estuvo finalmente sin fiebre por primera vez.

El síndrome de Münchhausen es un trastorno mental en el que la persona afectada es quien provoca los síntomas de la enfermedad. Por ejemplo, en una ciudad se dio el caso de una mujer que se clavó un cuchillo en la pierna y luego acudió a un consultorio cercano y afirmó que había sido atacada. En el síndrome de Münchhausen por poderes se ocasiona una enfermedad (o lesión) a un niño y, en algunos casos, ¡a los animales domésticos que están al cuidado del enfermo! En estos casos, las personas afectadas por el síndrome de Münchhausen por poderes dan tabletas o similares al niño o al animal con el fin de provocarles los síntomas de una enfermedad y luego acudir al médico o al veterinario. De esta manera obtienen atención y se sienten bien cuando son alabadas por los cuidados que dispensan.

7.1.22 Fiebre y enfermedad autoinmune

Descripción de caso práctico:

Un kangal macho de 10 años (de aproximadamente 52 kilogramos) me fue remitido por su veterinario. El perro había nacido con una enfermedad autoinmune, por lo que llevaba toda la vida tomando medicamentos muy potentes que tenían serios efectos secundarios. A pesar de ello, hasta hacía poco había estado muy bien. De repente, un día tuvo fiebre de 40 grados. Acudieron inmediatamente a la clínica veterinaria. Allí lo trataron durante cinco días y luego le dieron de alta ya sin fiebre. Aunque no tenía fiebre, el perro estaba apático y la vejiga se le vaciaba sin presión. Todo ello tenía un efecto adicional: el tratamiento había costado 1600 euros. Cuando la dueña preguntó en la clínica cuál era el diagnóstico, le dieron la decepcionante noticia de que no había ningún diagnóstico. Sin embargo, le dieron 11 tabletas para el tratamiento de seguimiento que debía hacer por la mañana y por la noche durante los dos días siguientes.

Cuando las pastillas se terminaron, la fiebre volvió y también se detectó una alteración en el hígado.

Se le administró lo siguiente:
Primer día: 5 gotas de MMS + activador + unos 10 mililitros de zumo de manzana.
Segundo y tercer día: 5 gotas de MMS + activador + unos 10 mililitros de zumo de manzana.

La fiebre desapareció, el perro estaba estupendamente y corría feliz y contento. Ya no se hablaba de un final ni de eutanasia. La dosis fue relativamente alta para este perro. Se probó especialmente para él. Atención: emplee esta dosis solo después de haber hecho una prueba individual.

7.1.23 Halitosis

Descripción de caso práctico, informe de Eva W.:
A nuestro perro le olía mal el aliento.

Administrar reiteradamente de 5 a 10 gotas de CDL en el bebedero hasta que el olor desaparezca.

Nuestro gato también bebió de él —probablemente porque era el bebedero del perro—; habrá bebido unas 1-3 gotas de CDL. Los animales perciben cuando necesitan algo y les hace bien.

7.1.24 Giardia

Descripción de caso práctico:
Después de que una interminable y costosa odisea de veterinario en veterinario con su perro de 20 kilogramos no diese resultado alguno, la dueña estaba desesperada. La diarrea del perro empeoró en vez de mejorar y su estado general tampoco era bueno.

Empezamos el tratamiento con 3 gotas de MMS + activador + un poco de agua en el pienso dos veces al día.

En un solo día las deposiciones se volvieron blandas y al día siguiente ya eran sólidas.

El perro volvía a estar visiblemente contento. Ya lleva un año sin molestias ni síntomas. ¡Gracias!

7.1.25 Ácaros rojos

Descripción de caso práctico:

La paciente era una perra de dos años con larva roja de trombi-
cúlido, especialmente en la zona de la cola y el ano.

Tratamiento

La lavamos con una mezcla de 20 gotas de MMS (activado) en unos 5 litros de
agua. Como se trataba de un perro de pelo largo, aconsejé a los dueños que lo hi-
cieran al aire libre con un paño de algodón (pañal viejo). Después del tercer lavado
vimos cómo los ácaros se soltaban y el enrojecimiento de la piel, provocado por el
rascado constante, desaparecía y esta se volvía rosada de nuevo. Como la hembra
se lamía después del lavado, el MMS también se aplicaba internamente.

7.1.26 Infección cutánea,
según el Dr. Schrader, veterinario

Llevamos mucho tiempo usando el dióxido de cloro que sintetizamos con un éxito del 100 % y sin dañar a los pacientes, especialmente en el tratamiento de infecciones cutáneas.

Tratamiento

Para ello mezclamos 20 gotas de una solución de clorito sódico al 22,5 % con 20
gotas de ácido clorhídrico al 3,5 % durante un minuto y esto se disuelve en 60 mililitros de agua corriente fría. Conociendo la toxicidad del gas resultante, la preparación se realiza bajo un sistema de succión o delante de una ventana abierta.

La aplicación de esta solución en las áreas de piel infectadas (se obtiene un efecto
más intenso llevando a cabo un pretratamiento con una solución de DMSO al 50
%) produce la eliminación inmediata de todos los microorganismos que estén a su
alcance. La aplicación se lleva a cabo reiteradas veces para mayor seguridad.

Si se producen inflamaciones alérgicas de la piel, en caso necesario, se aplicará un
tratamiento paralelo con cortisona o antihistamínicos.

7.1.27 Dermatitis piotraumática

Descripción de caso práctico:

Un perro de raza mixta (bulldog) tenía numerosos puntos de dermatitis piotraumática en la espalda y en la cola, algunos de los cuales estaban abiertos. Tras muchas visitas al veterinario y haberle administrado reiteradamente cortisona y antibióticos, no se había producido una mejoría visible. Además, el veterinario no era capaz de diagnosticar con precisión de qué bacterias se trataba.

Empezamos el tratamiento con CDL. Era nuestra última oportunidad. Lo aplicamos interna y externamente.

Lamentablemente, ya no recuerdo la dosis exacta. Pero ¿qué puedo decir?: al cabo de tres meses, la pesadilla había desaparecido. Se ha curado de maravilla y el perro tiene un pelo precioso, ¡y ya hace un año de esto! Tampoco hay señales de dermatitis piotraumática. ¡Se lo recomiendo a todo el mundo!

7.1.28 Castración de macho

Descripción de caso práctico:

Una clienta me preguntó en la consulta qué podía hacer antes y después de la castración de su perro a título preventivo.

Le aconsejé un remedio homeopático (Nux vomica) para la fase preliminar. Después de la cirugía, pasamos a la zeolita: una cucharadita mezclada con un poco de agua añadida al pienso por la mañana y por la noche. Además, lavábamos la herida con CDL y DMSO (véase «Tratamiento de heridas» en el apartado 6.4.8). No se produjo ninguna complicación, la herida se cerró a los pocos días y se curó sin ningún problema y sin utilizar antibióticos.

7.1.29 Cáncer de hígado

Descripción de caso práctico:

El paciente es un perro de seis años de edad y con un peso aproximado de 23 kilogramos. Acudió con un diagnóstico de cáncer de hígado, que ya se había propagado con mucha virulencia. El perro también mostraba tumores visibles en el vientre. El veterinario lo consideró un enfermo crónico incurable que debía ser sacrificado lo antes posible.

Tratamiento

Se le administró un alimento ligero y crudo, sin cereales. Adicionalmente se le dieron remedios como amargo sueco, hueso de albaricoque y tintura de muérdago; también CDL, comenzando por 8 gotas tres veces al día y aumentando diariamente la dosis hasta llegar a 20 gotas.

Al cabo de una semana, los dueños percibieron una mejora visible en su estado general. Transcurridas otras dos semanas, los bultos del vientre se habían reducido de tamaño.

A continuación se le administraron remedios homeopáticos, así como suplementos nutricionales. Se siguió tratando al perro con CDL, haciendo breves descansos. El hemograma iba mejorando lentamente.

Sin embargo, al cabo de poco menos de un año, su corazón dejó de funcionar correctamente y cruzó el puente del arcoíris.

Cuando nuestros animales enferman de cáncer, también para ellos existe un «punto de no retorno» (véase el capítulo 13). A partir de este punto, el tratamiento y los remedios que utilicemos serán irrelevantes: no tendrán éxlto porque el avance ya no podrá revertirse. ¡Esto se aplica tanto a la medicina convencional como a la alternativa!

7.1.30 Cirrosis hepática, hepatitis

Cuadro clínico: Salvo por la ictericia, no se trataba de un cuadro clínico típico, más bien asintomático; en fase aguda: alteración del estado general, debilidad, inapetencia, decaimiento físico, aversión al movimiento, molestias reumáticas, trastornos gastrointestinales, fiebre. La orina era escasa, de color oscuro, y las heces eran claras, blandas y de color arcilla. El área del hígado mostraba dolor a la palpación.

Causas: Infecciones por virus, bacterias, hongos, parásitos y sustancias tóxicas.

Descripción de caso práctico:

Un perro de unos 23 kilogramos acudió a la consulta con un diagnóstico de hepatitis. El pronóstico del veterinario daba pocas esperanzas. Consideraba que el perro era un enfermo crónico incurable sin tratamiento, por así decirlo. El problema radicaba en que el perro y su dueña eran extremadamente sensibles.

Como el perro tenía muchas flemas y llegó a vomitar con apenas 2 gotas de CDL, en primer lugar traté estos síntomas mediante la homeopatía. Luego empezamos a mezclar 4 gotas de CDL con agua y a frotarle el cuerpo con esta solución para evitar que siguiese vomitando (resultó sencillo porque se trataba de un perro de pelo muy corto). Como resultado, el remedio pasó al torrente sanguíneo a través de la piel y así le resultaba más tolerable.

Este tratamiento agradó mucho al perro. Con esta mejora inicial de su estado general, pudimos empezar el tratamiento interno con 2 gotas de CDL, administradas lentamente en la boca con 10 mililitros de agua. Todavía sigue en tratamiento.

7.1.31 Leishmaniosis: una enfermedad mediterránea

Enfermedad mediterránea

Esta enfermedad se da principalmente en perros procedentes de países del sur, como España y Grecia.

Se transmite por la picadura del flebótomo. Así es como los patógenos llegan al torrente sanguíneo.

Cuadro clínico: La enfermedad puede manifestarse como inflamación del hígado, los riñones, la piel, los ojos y los huesos.

Descripción del perro Pacorro con leishmaniosis:

Recibí una llamada de urgencia: un perro de ocho meses de edad y unos 14 kilogramos de peso con leishmaniosis diagnosticada (concentración por encima de 800) que en opinión de la veterinaria había que sacrificar. A continuación lo sacaron del centro asistencial y lo trasladaron a uno nuevo. En aquel momento estaban buscando urgentemente otro lugar y me llamaron. Así es que nos hicimos cargo del «hombrecito». La veterinaria le había dado una cantidad enorme de medicamentos, incluyendo uno para el corazón y otro para el reumatismo, analgésicos y medicamentos para la leishmaniosis (alopurinol).

En primer lugar lo cambié a la dieta a base de carne cruda (ACBA) y la toleró muy bien. También le administré espirulina. Luego empezamos el tratamiento. Además, dejó toda la medicación desde el primer día.

Primer día:	seis dosis de 2 gotas de MMS cada una (tras la última administración tuvo unas ligeras arcadas de breve duración). Adicionalmente se diluyeron 2 gotas de MMS con unos 300 mililitros de agua para frotarle el ojo, que lagrimeaba un poco.
Segundo día:	2 gotas de MMS tres veces al día. Ese día también le frotamos los pabellones de las orejas porque estaban un poco enrojecidos. El perro siguió tolerándolo todo muy bien y se lo veía contento y con energía.
Tercer día:	3 gotas de MMS tres veces al día + árnica.
Cuarto día:	3 gotas de MMS tres veces al día; heces más sueltas, leves arcadas por la noche.
Quinto día:	2 gotas de MMS dos veces al día.
Sexto día:	2 gotas de MMS tres veces al día.
Séptimo día:	suspender tratamiento; tintura vegetal.
Octavo día:	2 gotas de MMS dos veces al día, continuando con 2 gotas de MMS dos veces al día.

A partir del noveno día hicimos una pausa con el MMS y empezamos a administrarle una cucharadita de zeolita por la noche durante una semana.

Luego, una cucharadita de bentonita por la mañana durante una semana.
Además, a partir del noveno día se le administró bórax con magnesio (véase la composición en «Bórax», en el capítulo 8.7), media cucharadita por la mañana y por la noche durante una semana.

Luego 16 días de descanso.

A continuación, una semana administrándole 2 gotas de MMS dos veces al día y por la noche una cucharadita de zeolita y selenio. Esto se probó especialmente para él.

Transcurridas apenas seis semanas, ya no se detectaban señales de leishmaniosis. El perro ganó peso de manera continua, tenía energía y estaba contento, como es normal en un perro tan joven.

Como medida de precaución y para estabilizarlo, se le siguieron administrando 1 mililitro de CDL y 0,5 mililitros de DMSO dos veces al día durante una semana.

Transcurridos unos cuatro meses, el hemograma había mejorado significativamente (concentración un poco por encima de 400) y fue esterilizado (esto hay que pensárselo muy bien, ya que a menudo, después de una castración, puede producirse un rebrote de la leishmaniosis). Luego se le administró Terrakraft para el anabolismo del hígado y los riñones, y al mismo tiempo se le empezó a tratar de nuevo con MMS para eliminar los efectos secundarios de la operación.

Para ello se le administraron 3 gotas de MMS + 3 gotas de DMSO + aproximadamente 50 mililitros de agua tres veces al día durante una semana. No volvió a mostrar signos de leishmaniosis.

7.1.32 Tratamiento de la leishmaniosis con Gefeu (general)

Tratamiento general de la leishmaniosis con Gefeu, informe de Sylke G.:
Traté la leishmaniosis a perros utilizando Gefeu y DMSO. Creo que una alimentación correcta también es importante y recomiendo cambiar a la dieta ACBA (alimentos crudos biológicamente apropiados). También utilizo MSM (metilsulfonilmetano) y, si es necesario, un remedio homeopático. Sin embargo, este hay que probarlo para cada animal. Muy importante: ¡todo ello sin alopurinol, claro!

La dosis de Gefeu en este caso es de 25 gotas tres veces al día. Se empieza con 5 gotas de Gefeu y se va aumentando lentamente.

¡Debe tener en cuenta los efectos secundarios del alopurinol! ¿Por qué un animal suele necesitar un remedio adicional para la gota, para el corazón, así como para analgésicos y otros remedios más?

El alopurinol reduce el nivel de ácido úrico y, por este motivo, debe utilizarse con cuidado, especialmente en perros con enfermedades renales. Algunos de los efectos secundarios del alopurinol pueden incluir reacciones alérgicas, malestar, vómitos, dishematopoyesis, formación de cálculos renales y daño hepático.

7.1.33 Leishmaniosis

Descripción de caso práctico, informe de Susanne R.:

Micky, una perra de unos ocho kilogramos, llegó a nosotros el sábado por la noche a través de una protectora de animales.

Dijeron que había dado positivo en la prueba de leishmaniosis que le había hecho el veterinario.

Según este, debería tomar alopurinol una vez al día.

En cambio, empecé a administrarle inmediatamente 2 gotas de MMS + activador + 20 mililitros de agua dos veces al día. Se lo daba directamente en la boca.

El jueves siguiente, cuatro días más tarde, se le estuvieron administrando cada hora 2 gotas de MMS activadas y diluidas en agua.

Por la noche de ese mismo día tuvo una ligera tosecilla.

A partir del viernes se le empezaron a dar 2 gotas de MMS activadas junto con agua dos veces al día y una pizca de zeolita por la noche, esto durante una semana más.

La zona abdominal y la oreja estaban inflamadas y parcialmente abiertas, y se las estuve limpiando con una solución de 2 gotas de MMS y 2 gotas de DMSO diluidas en 50 mililitros de agua.

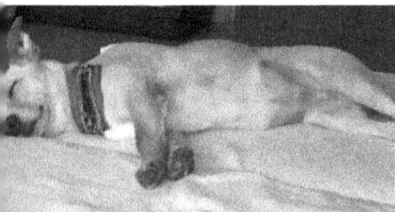

Se ha curado completamente y no ha tenido más episodios.

Aquí puede verse cómo el abdomen ha sanado completamente.

7.1.34 Leishmaniosis cutánea, oído abierto

Descripción de caso práctico:

Un perro de unos 18 kilogramos de peso llegó a la consulta con la oreja abierta. El dueño había intentado muchas cosas. No había respondido a los antibióticos; al contrario, tenía la sensación de que le habían empeorado.

Tratamiento

Le recomendé que preparara una solución de 6 gotas de MMS con activador con un vaso de agua, humedeciera un paño de algodón en la solución y luego lo aplicara cuidadosamente sobre la oreja y lo mantuviera durante uno o dos minutos. Por la noche se aplicaba una pomada a base de hierbas para que se absorbiera durante la noche. Estuvo haciendo esto durante una semana. Luego solo lo hacía dos o tres veces por semana. Además, el primer día le proporcioné un remedio homeopático adecuado y le dábamos 2 gotas diarias de MMS activado y diluido en agua tres veces al día.

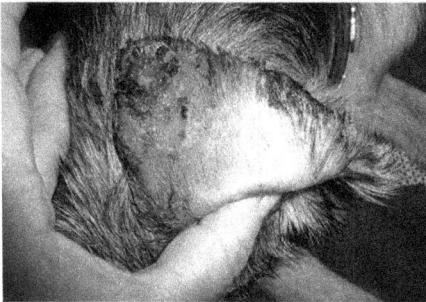

El primer día

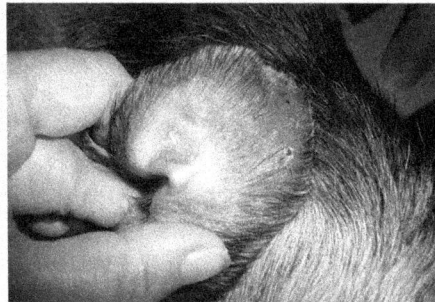

Al cabo de cuatro semanas, aprox.

Durante el tratamiento aconsejé efectuar un análisis de sangre, ya que sospechaba que podía tener leishmaniosis. Por desgracia, la sospecha estaba justificada. Dio positivo, pero afortunadamente la concentración era muy baja. Se trataba de la forma de leishmaniosis cutánea, también llamada botón de Oriente. Se puede detectar, por ejemplo, por oídos abiertos y otros problemas de la piel.

Para mayor seguridad, durante dos semanas se le administraron 2 gotas de MMS activadas y diluidas con agua dos veces al día. Las orejas se mantuvieron sin heridas y hasta el día de hoy no ha vuelto a tener problemas de piel.

7.1.35 Lipomas en la parte inferior del abdomen

Descripción de caso práctico:

Me llamó la dueña de un perro de unos siete kilogramos que tenía varios lipomas en la parte inferior del abdomen. Como el perro había tenido muy malas experiencias con seres humanos cuando era un cachorro, no dejaba que el veterinario lo explorara. Para poder hacerle un reconocimiento, había que administrarle anestesia. La dueña quería evitarlo y por eso acudió a mí. Como los lipomas estaban debajo de la piel y podían moverse, primero probamos un tratamiento sencillo con CDL.

Una vez al día se le administraron 8 gotas de CDL con unos 10 mililitros de agua y las partes afectadas se limpiaron con 18 gotas de CDL diluidas en un vaso de agua.

El tratamiento dio muy buen resultado; los lipomas fueron desapareciendo gradualmente hasta que se disolvieron.

7.1.36 Linfoma maligno

Informe del Dr. Schrader:

Para las infecciones de las vías respiratorias o del tracto intestinal, mezclamos 1-2 gotas de una solución de clorito de sodio al 22,5 % con 1-2 gotas de una solución de ácido clorhídrico al 3,5 % durante un minuto (lo mejor es usar un vaso pequeño). Luego añadimos aproximadamente 2-5 mililitros de agua del grifo con una jeringa, diluimos la mezcla, la volvemos a introducir en la jeringa y la administramos directamente en la boca del animal (preferiblemente en la parte lateral de la mejilla). Este tratamiento se realiza tras la administración del alimento (¡nunca en ayunas!), en los peores casos dos veces al día. En estos casos tampoco se ha observado que se haya producido daño alguno en los pacientes. Las infecciones resistentes al tratamiento, como la parvovirosis o la sepsis por colibacilo, también se han curado con las correspondientes infusiones. Resulta interesante que en 2013 pudimos detener siete casos de linfoma maligno en perros utilizando el método oral.

Encontrará el informe completo en «Parvovirosis», del Dr. Schrader.

7.1.37 Ácaros

Descripción de caso práctico:
La paciente era una perra con mezcla de perro salchicha que llevaba dos años sufriendo recurrentemente ácaros. Los veterinarios no podían acabar con ellos; la infección aparecía en los oídos y volvía una y otra vez. Se utilizaron sin éxito todos los remedios de farmacia disponibles para animales. La explicación que daban los veterinarios era que los canales auditivos de la perra eran demasiado estrechos.

La pobre criatura se sentía continuamente molesta y, por ello, se rascaba y lamentaba sin parar.
Encontrará el informe completo en «Parvovirosis».

Se le administró la siguiente mezcla:

100 mililitros de agua + 20 gotas de CDL.

Esta solución se le pulverizaba diariamente en los oídos, se le frotaban bien y al cabo de ocho días el problema fue cosa del pasado.

7.1.38 Bacterias multirresistentes

Véase «Oído: bacterias multirresistentes».

7.1.39 Zonas abiertas

Descripción de caso práctico:

El leonberger Max (de más de 50 kilogramos) vino a verme cuando tenía cuatro años. Los veterinarios no podían ayudarlo; siempre le prescribían antibióticos, pero por desgracia no lo curaban.

Max tenía de seis a ocho zonas abiertas en todo el cuerpo, algunas del tamaño de un puño. Tras innumerables dosis de antibióticos, su estado general era cada vez peor y ¡ya hablaban de «dormirlo»!

Se le cambió la alimentación por una libre de productos químicos que fuese adecuada para su especie y tuviera un valor integral; luego se le administraron remedios de desintoxicación (que habían sido especialmente probados para él) y se le aplicó MMS por vía oral y externamente. Al cabo de tres semanas, Max volvió a ser el de siempre, excepto por una zona que tardó varios días más en curarse. ¡Ahora vuelve a pasarlo bien cuando sale y disfruta de la vida!

MMS por vía oral:
La dosis se probó especialmente para este perro. Como puede ver, varía en comparación con la de otros perros de un peso similar.
Preparar una mezcla de 4 gotas de MMS, activador y un vaso de agua. Mezclar medio vaso de dicha solución dos veces al día con el alimento.

MMS externamente:
Activar una mezcla de 10 gotas de MMS y mezclar con 500 mililitros de agua, limpiar dos o tres veces al día las zonas abiertas que actuaban a modo de «válvulas» para eliminar las toxinas.

7.1.40 Zona abierta, probablemente por un mordisco

Descripción de caso práctico:

Asco, un golden retriever de Borken, tenía una zona en el costado que se resistía a curarse.

Tratamiento

La dueña se la limpiaba varias veces al día con MMS; hoy en día, la zona ya no es visible. Para ello vertía 2 gotas de MMS activado en un vaso pequeño (2 centilitros) y lo llenaba de agua. La zona se iba curando por días y al cabo de una semana había sanado completamente.

Efecto secundario: ¡El pelaje también está más bonito!

7.1.41 Oído: bacterias multirresistentes

Descripción de caso práctico:

El paciente era un perro con bacterias multirresistentes en el oído. Ningún antibiótico podía ayudarlo porque estas bacterias eran resistentes a ellos.

Tratamiento

Realicé lavados en el oído dos veces al día con 1 gota de MMS disuelta en 15 mililitros de agua. A las bacterias no les quedó más remedio que desaparecer.

7.1.42 Otitis crónica

Descripción de caso práctico:

Mi bulldog francesa padecía una otitis crónica. Tras usar CDL a diario, un oído se recuperó del todo y el otro mejoró considerablemente.

Desde que utilizo CDL, mis perros han vuelto a dormir de un tirón toda la noche, el olor de los perros ha cambiado y su pelaje tiene un brillo maravilloso y es muy suave.

Ahora he empezado a dárselo a mis gatos. Estos reaccionaron al CDL con vómitos intensos y secretando una gran cantidad de líquido que parecía agua. Voy a seguir administrándoselo a una dosis más baja. A los perros les doy 5 gotas disueltas en el agua. También les echo en el oído unas gotas de CDL/agua, 5 gotas, dos veces al día. A los gatos les echo cada día 1-2 gotas (dosis reducida) en el agua. Estoy deseando ver qué sucede. Tanto los perros como los gatos están en buena forma.

Perro: 5 gotas de CDL en el agua.

Gatos: 1-2 gotas en el bebedero.

7.1.43 Dolor de oído

Descripción de caso práctico:
El diagnóstico del veterinario fue una otitis. A través de la comunicación animal, el perro, un macho de 17 kilogramos, me mostró el origen en un dolor de muelas y en una inflamación en el maxilar superior.

Lo tratamos con una tintura de tomillo y CDL por vía oral y a través del canal auditivo. Durante dos semanas le administramos 12 gotas de CDL tres veces al día y para el oído preparamos una solución con 12 gotas de CDL y 10 mililitros de agua en un frasco con pipeta y le echábamos algunas gotas varias veces al día.

Al cabo de una semana ya no tenía dolor y, una vez finalizado el tratamiento, la inflamación no volvió a producirse.

7.1.44 Otitis externa:
inflamación del conducto auditivo externo

Las razas de perros de orejas largas son especialmente propensas a padecer otitis. En este sistema hueco, húmedo y caliente pueden acumularse suciedad, polvo, cuerpos extraños (insectos), ácaros, bacterias y hongos que provocan inflamaciones.

Descripción de caso práctico:

En mi consulta tuve como paciente a un rottweiler muy sensible. Solía padecer otitis con frecuencia y el veterinario ya no sabía qué hacer. A través de la comunicación con los animales descubrí que el desencadenante había sido una picadura de garrapata. Tras consultarlo con el dueño, quien confirmó que había sufrido una picadura de garrapata, hablamos acerca del tratamiento.

La dueña preparaba un vaso de agua con 12 gotas de CDL y le limpiaba cuidadosamente el oído con un bastoncillo de algodón. Desde entonces, nuestro «espíritu sensible» no ha vuelto a tener problemas y, si se presenta algún síntoma, el MMS siempre está a mano.

7.1.45 Infección por parvovirus

Informe sobre una experiencia de infección por parvovirus de la dueña de un refugio de animales de Hungría:

Tras mantener una conversación con Frank sobre la Moringa oleifera y el CDL, sentí curiosidad. Como en ese momento ya tenía 13 perros, quería probarlo todo, así que en primer lugar encargué el CDL para probarlo. Los buenos resultados no se hicieron esperar.

Para empezar lo probé en mi pequeña perrita, mezcla de perro salchicha. Por aquel entonces, la historia de su sufrimiento ya se remontaba a casi dos años.

Los veterinarios no eran capaces de avanzar, los ácaros volvían a sus oídos una y otra vez. Conclusión: se aplicaron sin éxito todos los remedios para animales de farmacia; poco tiempo después, la perra volvía a tener el mismo problema. La respuesta de los veterinarios era que los conductos auditivos de la perra eran demasiado estrechos y la pobrecita se rascaba y lamentaba sin parar.

Así es que yo misma preparé una solución de CDL: 100 mililitros de agua y 20 gotas de CDL.

Aplicaba esta solución diariamente en sus oídos, se los masajeaba bien y al cabo de ocho días el problema era cosa del pasado.

He tenido más éxitos con el parvovirus, que es mortal en el 99 % de los casos. En total ya he salvado la vida a cuatro perros gracias al tratamiento con CDL.

Los veterinarios me habían predicho un panorama horrible porque yo había traído esta enfermedad a través de un cachorro que traje conmigo del refugio Nagikanisza.

Me dijeron sin ningún miramiento que todos los animales —que por aquel entonces eran 12— se contagiarían y que iba a ser espantoso. Con mi desesperación inicial escribí a Frank para preguntarle qué cantidad de gotas y de agua debería tomar. Su respuesta fue 100 mililitros de agua con 10 gotas de CDL cada hora. Y he aquí que la pequeña Susi sobrevivió al virus.

Todas las estancias se desinfectaron, limpiaron y rociaron diariamente con una solución de 200 mililitros de agua y 40 gotas de CDL. Las almohadas y las mantas se quemaron. Como los perros viven en manada, el riesgo de que el veterinario tuviese razón era muy elevado.

Sin estar todavía muy segura acerca de si el remedio realmente lo contendría, tal y como prometía, y como medida de precaución ante el riesgo de infección, les di y sigo dando a los demás perros 3 gotas de CDL cada día en el agua de los bebederos.

Al cabo de ocho días, todo fue historia. Ninguno de los perretes de la manada se contagió y yo estaba infinitamente agradecida a Frank por haberme proporcionado este remedio.

Desde entonces he tratado con CDL a cuatro cachorros que tenían infección por parvovirus; todos sobrevivieron y ninguno de mis 16 perros se ha contagiado. Es cierto: lo juro por el CDL.

Entonces otro de mis perretes se puso enfermo. No sé exactamente qué era. Tenía fiebre y tosía un poco. Podría haber sido traqueobronquitis infecciosa canina, pero no estoy segura. Como tenía CDL, también empecé a tratarlo con él durante tres días, al cabo de los cuales ya no tenía fiebre y la tos había desaparecido gracias al CDL.

7.1.46 Nariz como una goma de borrar

Preparamos una solución con 6 gotas de MMS, activador y agua (un vaso), y le estuvimos limpiando suavemente la nariz una vez al día con un paño. Luego le aplicábamos en la nariz una pomada de hierbas (avellano de bruja). Ahora está húmeda, suave y brillante.

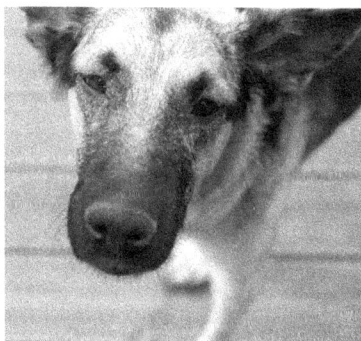

Antes

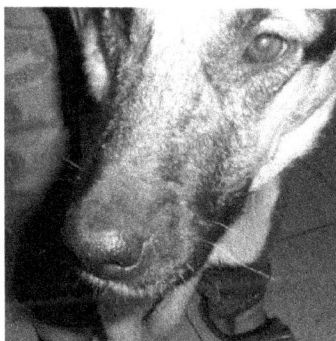

Después

7.1.47 Moquillo

Descripción de caso práctico,
informe de Sylke Georgoulis:

Descripción de caso práctico, informe de Sylke Georgoulis:
A través de la protectora de animales me hice con un perro, Lotte, de medio año, que estaba vacunado de todo (¡el programa completo!) y castrado. Tal y como me confirmó el veterinario, ahora tenía moquillo (¡a pesar de la vacuna!) y desde el punto de vista del veterinario no tenía perspectivas de curarse.

Probé remedios homeopáticos en el pobrecito y al mismo tiempo le administraron Gefeu y MMS. Lamentablemente, ya no sé cuáles fueron las dosis exactas.
Lotte se encuentra muy bien, incluso un año después, y goza de una salud excelente.

7.1.48 Perro callejero

Descripción de caso práctico, informe de Leo Koehof:
Tengo dos fotos muy bonitas para tu libro de animales. Recogí a este perro hace ocho semanas en una cuneta de África. ((Fotos

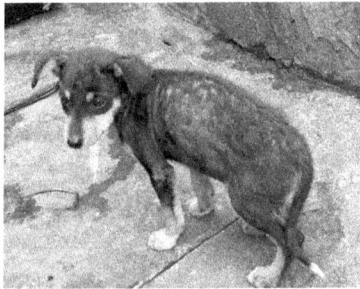

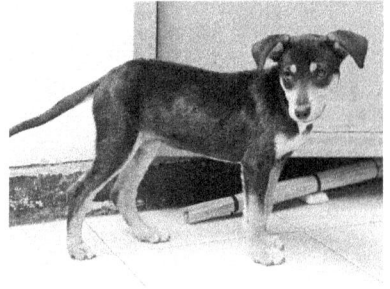

Seite 192)) De no haberlo hecho es probable que ya no estuviera vivo. Le he dado MMS cada día y una vez por semana una sobredosis para desparasitarlo. Además, le he rociado la piel cada día con MMS Gold. Lo he alimentado a base de leche con huevo crudo, polvo de moringa y zeolita.

Luego empezamos poco a poco a darle carne y caldo de carne. La segunda foto se tomó transcurridas cuatro semanas de tratamiento. La gente de los alrededores ha venido para ver a nuestro perro. Nunca habían visto un perro tan bonito. Incluso vino un criador de perros, pero fue el mismo día que tuve que regresar. La próxima vez le explicaré cómo criar perros sanos y fuertes.

Te mantendré al día.
Leo

7.1.49 Tumor en un ojo

Descripción de caso práctico, informe de Eva W.:
De un día para otro me di cuenta de que mi vieja perra tenía un tumor maligno y proliferativo en el párpado inferior. Destacaba en el centro del ojo. Con una pipeta le eché en el ojo una solución de 1-2 gotas de DMSO al 50 % y la misma dosis de CDL, es decir, 1-2 gotas, mezclada con un poco de agua. ¡Hice esto exactamente tres veces y el tumor desapareció! ¡Parece un milagro, pero es lo que pasó!

7.1.50 Tumor en la pata delantera

Descripción de caso práctico:
A una hembra de 15 kilogramos de peso ya le habían extirpado tres veces un tumor muy agresivo y de rápido crecimiento en la pata delantera izquierda. El tumor volvía a crecer al cabo de nueve o diez días.

Después de la última operación volvió a aparecer al cabo de dos días. Entonces empezamos el tratamiento con MMS.

Tratamiento:

Preparamos una solución con 1 gota de MMS con activador (1:1) y 100 mililitros de agua. Vertimos este líquido en una botella y la dividimos en 10 porciones. Fuimos dándole estas 10 porciones distribuidas a lo largo del día. Cada día aumentábamos 1 gota de MMS más ácido y agua. El vigésimo día, al llegar a 20 gotas de MMS (dosis diaria) y ácido, mostró una reacción por primera vez: unas ligeras arcadas. En vista de ello, hicimos un descanso de tres días.

Naturalmente dirá que eso era demasiado para su peso corporal. Pero eso es lo que probamos en esta perra y es lo que realmente requería. Como se puede leer al final de este informe, era lo correcto para esta perra.

A modo de refuerzo le administramos vitaminas durante todo el tiempo, así como un reconstituyente homeopático. La alimentación también se cambió por una dieta sin cereales. Junto con el pienso también se le dio aceite de linaza orgánico de alta calidad por los ácidos grasos omega 3.

Una vez transcurridos los tres días de descanso, seguimos dándole 20 gotas de MMS, ácido y agua (que por supuesto también se incrementó). El tratamiento continuó hasta el trigésimo día, luego intercalamos un descanso de cinco días y a continuación seguimos dándole 20 gotas de MMS, ácido y agua repartido en 8-10 dosis durante 30 días.

Las dosis se administraban una hora después de la primera comida y una hora después de la última comida. ¡La perra lleva un año sana!

7.1.51 Secreción vaginal purulenta

Descripción de caso práctico:
Una perra de cuatro años de edad, mezcla de rottweiler y labrador (de aproximadamente 40 kilogramos), tenía un flujo vaginal constante y a veces muy purulento después del celo.

Me aconsejaron que la esterilizara inmediatamente, aunque la ecografía mostraba que el útero era normal.

Tratamiento

Le di 5 gotas de MMS activadas con unos 100 mililitros de agua o con una mezcla con zumo de manzana por vía oral utilizando una jeringa, repartida en dosis de unos 5 mililitros tres veces al día.

Aunque el flujo cesó tras la primera dosis, seguí dándole esta mezcla más de una semana reduciendo la frecuencia de administración a dos dosis.

Al cabo de un mes aproximadamente hubo que repetir el tratamiento, porque el síntoma había reaparecido.

La perra lleva casi un año libre de síntomas.

7.1.52 Encías purulentas y seudoembarazo psicógeno

Descripción de caso práctico:

Perra de 14 kilogramos con gingivitis purulenta y todos los signos de un seudoembarazo.

Tratamiento

Traté el seudoembarazo con flores de Bach, que se probaron especialmente para la perra. Para las encías le administramos CDL con unos 20 mililitros de agua directamente en la boca.

Primer día: 4 gotas de CDL cada hora (cinco-seis veces).
Segundo día: 8 gotas de CDL cada hora.
Tercer día: 12 gotas de CDL cada hora, continuando con 12 gotas tres veces al día durante una semana.

Al cabo de dos semanas recibí la llamada de la dueña: el seudoembarazo había remitido hasta alcanzar un nivel normal. La inflamación ya no era visible. La perra estaba muy bien.

7.1.53 Mama inflamada

Descripción de caso práctico:

Un día detectaron que una hembra (de unos 32 kilogramos) tenía una mama inflamada y un engrosamiento debajo de ella. La clienta vino a verme inmediatamente porque quería evitar la «maquinaria del veterinario». Ese mismo día iniciamos el tratamiento con MMS.

El primer día se le administraron a la perra cinco-seis dosis de 1 mililitro (20 gotas) de CDL con un poco de agua y queso fresco granulado. Al mismo tiempo se le hicieron varios lavados externos al día con una solución de 2 mililitros (40 gotas) de CDL y unos 200 mililitros de agua. A partir del segundo día se le administraron 2 gotas de MMS, ácido y un poco de agua tres veces al día, nuevamente con una cucharadita de queso fresco granulado. Por la tarde del segundo día, la inflamación y el bulto habían desaparecido. Como medida de precaución se le siguió administrando la última dosis durante otros tres días. Hasta el día de hoy la perra permanece sin síntomas.

7.1.54 Traqueobronquitis infecciosa canina

Informe de un refugio de animales en Hungría:

... Entonces otro de mis perretes se puso enfermo. No sé qué tenía exactamente. La perra tenía fiebre y tosía un poco. Podría haber sido traqueobronquitis infecciosa canina, pero no estoy segura. Como tenía CDL, empecé a tratar también al perrete durante tres días, al cabo de los cuales ya no tenía fiebre y la tos había desaparecido gracias al CDL.

Encontrará el informe completo en «Parvovirosis».

7.2 Enfermedades felinas que se han tratado con MMS con éxito

Es bien sabido que no suele ser fácil tratar a los gatos; tal vez sea por eso por lo que estos pequeños tigres de salón y su personalidad me gustan tanto. Algunos de ellos te desafían una y otra vez para que se te ocurra la manera de tratarlos y entonces se hace necesario recurrir a algún truco. Los gatos saben muy bien lo que es bueno para ellos y lo que no lo es. En el caso de estas preciosidades, el dueño es extremadamente importante: si tiene miedo, está preocupado o simplemente tiene un mal presentimiento mientras prepara el remedio, con frecuencia los gatos se negarán a tomarlo.

i

Una cuestión muy importante en el caso de los gatos son los riñones. Por lo general, los síntomas de una enfermedad o la debilidad de los riñones se deben a la alimentación. En este sentido, lo que más los perjudica es el pienso seco. ¿Por qué? El gato es un animal del desierto, por lo que suele beber muy poco. Para poder digerir este alimento, tendría que consumir el triple de agua. Generalmente toman el líquido a través de los alimentos, por ejemplo, a través de la sangre del ratón. Si no beben lo suficiente, la digestión prolongada hace que el ácido úrico disminuya, lo que sobrecarga los riñones y a la larga los acaba dañando.

7.2.1 Achaques de la vejez

Descripción de caso práctico de la carta de una clienta:
Estoy empleando la solución de Gefeu en mi gata, de 18 años, que es muy delicada en lo que respecta al sabor de su comida, pero se toma las gotas de Gefeu sin ningún problema. Se las doy debido a problemas menores relacionados con la edad, como la artritis, etc.

Tan solo llevaba dos días dándoselo y ya volvió a traerme un ratón, cosa que ha vuelto a hacer varias veces desde entonces. Lo considero una señal de «rejuvenecimiento».

Una vez suspendí la administración porque no había encontrado nada acerca del hipertiroidismo —su verdadero problema— y la administración de MMS. Ahora he vuelto a darle una dosis de solución Gefeu diluida vaporizada sobre la comida. Es realmente bastante caprichosa en lo que respecta al olor, pero, como ya he dicho, se lo toma bien.

Tratamiento

Vaporizar una dosis de solución Gefeu sobre la comida. Por desgracia, en este caso no se ha mencionado ninguna cantidad. Pero puede seguir las instrucciones generales del capítulo 6.

Desde entonces, la gata vuelve a parecer más animada y ágil.

7.2.2 Oftalmía

Descripción de caso práctico:
La paciente era una gata con oftalmía. El ojo le lloraba copiosamente durante todo el día.

Tratamiento

Lavar con 50 mililitros de agua y 1 gota de MMS (activado). Al cabo de dos días, el ojo estaba seco y no quedaba resto de la inflamación del ojo.

7.2.3 Ojo supurativo

Descripción de caso práctico:
Una gata había perdido los dos ojos cuando era una cría. Al cabo de seis años tuvo un problema en una de las cuencas. Se la cosieron. Unos meses después, ese mismo ojo comenzó a

supurar de nuevo. La dueña me llamó por ese motivo, ya que no quería tener que volver a anestesiar al gato.

En vista de ello, se administraron a la gata —por vía oral, con una jeringa peque-ña— 2 gotas de CDL tres veces al día durante dos días y luego otras 4 gotas di-luidas en unos 10 mililitros de agua tres veces al día. También se le administró una tintura vegetal.

Al cabo de tres días supuraba menos y ya no le dolía. El vete-rinario retiró el pus que había quedado adherido a la cuenca y le lavó el ojo. Todo sanó muy bien sin necesidad de volver a anestesiarla y sin cirugía.

7.2.4 Sangre en la orina

Descripción de caso práctico:
Un día vi sangre en la orina de mi gata, lo que indicaba una cistitis. Orinaba con frecuencia y de manera incontrolada.

1 gota de MMS con 5 mililitros de agua varias veces al día directamente en la boca.

Al cabo de cinco días estaba visiblemente curada y desde en-tonces no ha vuelto a mostrar ningún síntoma.

7.2.5 Cáncer intestinal

Descripción de caso práctico:
La paciente era una gata de tres años con cáncer intestinal en fase inicial. Según el veterinario, tenía pocas posibilidades de recuperación.

Tratamiento

Empezamos el tratamiento cambiando su alimentación a una dieta a base de carne magra y cruda. Para reforzar su sistema inmunológico y su estado general, también le dimos Terrakraft, remedios homeopáticos y flores de Bach.

Empezamos el tratamiento con MMS dándole 0,5 gotas tres veces al día durante dos días, seguidos de dos días dándole 1 gota tres veces al día. Luego cambiamos a CDL y empezamos a administrarle 8 gotas de CDL tres veces al día. No fue necesario seguir aumentando la dosis. Esta dosis se mantuvo durante otras cuatro semanas. Al cabo de dos semanas, la mejora ya era visible. La gata se volvió más activa, toleró bien el cambio a la dieta ACBA (alimentos crudos biológicamente apropiados) y respondió muy bien. Tras cuatro semanas, hicimos un descanso de unas seis semanas y volvimos a empezar de nuevo administrándole 8 gotas de CDL tres veces al día.

Al cabo de medio año, la gata estaba muy bien y se le realizó un control del hemograma: ¡todo estaba estupendamente! De vez en cuando le damos CDL preventivamente.

7.2.6 Diabetes mellitus

Diabetes mellitus

Un trastorno metabólico crónico

Cuadro clínico: Sobrepeso inicial, aumento de la emaciación, debilidad muscular, disminución de la vitalidad, aumento de la fatiga, opacidad del cristalino, cambios en el pelaje.

Causas: Sobrealimentación y alimentación incorrecta, pienso incorrecto, factores hormonales y de constitución.

En esta enfermedad también es importante determinar la causa mediante un hemograma y un análisis de orina. Lo que suele hacerse en estos casos es prescribir un pienso seco especial para gatos. Sin embargo, esto tiene exactamente el efecto contrario, ya que supone una mayor contaminación para el metabolismo y los órganos.

Descripción de caso práctico 1:

En el caso de un gato de siete años con diabetes, lo más importante era cambiar su dieta por carne cruda magra.

Tratamiento

Durante los primeros tres días se administró al gato 1 gota de MMS activado y diluido con agua tres veces al día y luego se continuó con dos tomas diarias de 3 gotas. El tratamiento se complementó con hierbas y flores de Bach.

Al cabo de dos meses, su hemograma estaba próximo al rango normal y el gato estaba más animado de lo que había estado en mucho tiempo. Después de más de un año, los valores seguían estando en la zona verde. Cuando pregunté por él, me dijeron que estaba vivito y coleando.

Hace poco le hablé al dueño de una mascota sobre la diabetes en los gatos. Estaba muy irritado y me preguntó cómo era posible que un gato tuviese diabetes si no tomaba azúcar. Le señalé que podía echar un vistazo a los ingredientes de los piensos industriales para gatos y perros. Es importante saber que, a veces, el azúcar se esconde bajo términos ocultos o desconocidos, y no en poca cantidad. Claro que también hay otras razones por las que se enferma de diabetes. Como podrá leer en el recuadro informativo sobre la diabetes mellitus, el azúcar desempeña un papel secundario como desencadenante de la enfermedad. Lo que es muy importante es considerar la nutrición en su conjunto.

Descripción de caso práctico 2:

Un gato de unos 10 años de edad acudió a la consulta con un diagnóstico de diabetes.

Se le administró extracto de calostro de cabra, una tintura de hierbas, ortigas frescas, infusión de salvia y una flor de Bach.

Además, se le administró 1 gota de MMS activada con unos 10 mililitros de agua tres veces al día durante tres días; luego seguimos con 2 gotas de MMS tres veces al día. Mejoraba de día en día. Comía con entusiasmo y su estado general era excelente.

El gato toleró el tratamiento muy bien. Para su dueño no supuso ningún problema darle MMS. La tolerancia también fue buena y no tuvo diarrea ni náuseas. Sin embargo, como sé por experiencia práctica, no siempre es así.

7.2.7 Diarrea

Descripción de caso práctico 1:

Un gato con diarrea y regurgitación del pienso.

Se le administró al gato 1 gota de CDL con un poco de agua tres veces al día durante más de dos semanas. La diarrea desapareció y la regurgitación se volvió más infrecuente.

Al tratarse de un gatito pequeño y débil, esta dosis tan baja fue suficiente.

Descripción de caso práctico 2:

Un gato pequeño vomitaba, tenía diarrea y no comía. El chiquitín tenía tres meses. Ya había acudido dos veces al veterinario y le habían puesto varias inyecciones, pero no se veía mejoría alguna.

Tratamiento

En primer lugar, traté de averiguar la razón por medio de la comunicación con los animales. El gatito me mostró a una mujer que le había dado de comer algo que no le había sentado bien. Le di 0,5 gotas de MMS mezclada con agua con una jeringa directamente en la boca. Al día siguiente tomó 0,5 gotas tres veces al día. La diarrea desapareció y tras la primera dosis el pequeño empezó a comer de nuevo.

7.2.8 Epilepsia

Descripción de caso práctico:

Un gato joven diagnosticado con epilepsia acudió a la consulta. Primero busqué el desencadenante de la enfermedad a través de la comunicación con los animales. Luego hablé con el dueño sobre el tratamiento que seguir.

Tratamiento

Empezamos con sales de Schüssler probadas y lo tratamos con 2 gotas de MMS activado y unos 10 mililitros de agua tres veces al día. Al cabo de tres semanas, el gato estaba prácticamente mejor de lo que había estado en mucho tiempo y se mantuvo así.

7.2.9 Catarro

Descripción de caso práctico:

El gato Carlo vino para tratarse un resfriado severo. Presentaba el siguiente cuadro clínico: supuraba por los ojos y la nariz, sus oídos estaban inflamados, tenía una diarrea acuosa, tos y estornudos incesantes. Además, le costaba respirar.

Dosis de MMS: 2 gotas de MMS activadas con unos 10 mililitros de agua. De esta mezcla se le administraban unos 3 mililitros una vez al día.

Luego, la cantidad de gotas de MMS y ácido se aumentó a 4 gotas diluidas en unos 10 mililitros de agua, de la cual se le administraban unos 3 mililitros una vez al día directamente en la boca.

Gracias al MMS y al cambio de dieta, a los remedios homeopáticos (probados para él) y a las inhalaciones, el gato Carlo se recuperó en una semana y media.

7.2.10 Virus de la inmunodeficiencia felina (VIF)

El virus de la inmunodeficiencia felina (VIF) es un virus de la familia de los retrovirus. En los gatos, el virus provoca un trastorno de inmunodeficiencia conocido como síndrome de inmunodeficiencia felina, o coloquialmente llamado sida de los gatos porque es muy similar al SIDA de los seres humanos.
Fuente: Wikipedia, consultada por última vez el 28 de mayo de 2015.

Descripción de caso práctico:
El gato de un amigo dio positivo en la prueba del VIF. Afortunadamente para el gato, la enfermedad no se había declarado todavía. En cuanto le dieron la noticia, la dueña empezó a administrarle MMS.

Días 1-2: 4 gotas de MMS activado con aproximadamente 10 mililitros de agua dos veces al día.

Días 3-7: 6 gotas de MMS activado con aproximadamente 10 mililitros de agua dos veces al día.

Se hizo una pausa durante un período de tres días. Seguidamente se le administraron 6 gotas de MMS activado con aproximadamente 10 mililitros de agua por la mañana y por la noche durante una semana.

El tratamiento tuvo éxito. La enfermedad no se ha declarado en el gato y no ha vuelto a dar positivo.

7.2.11 Leucemia felina

Descripción de caso práctico de Elfie y Elroy:
Los dos gatitos nacieron en una granja en Alemania.

Por desgracia, se produjo un brote de esta epidemia que afecta a los gatos. Los únicos supervivientes de la camada fueron un gatito y una gatita. Tuvieron mucha suerte porque fueron rescatados por una defensora alemana de los animales que los acogió con mucho cariño. Una pareja amante de los gatos dedicó mucho tiempo y cariño a cuidarlos y criarlos a biberón. Elfie y Elroy, como los llamaron, se iban recuperando lentamente de su padecimiento.

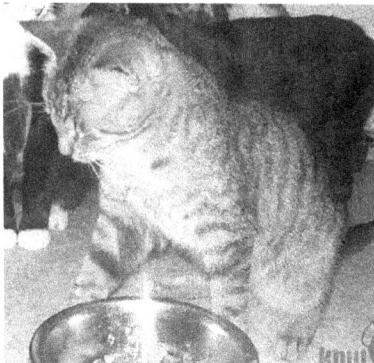

Elfie

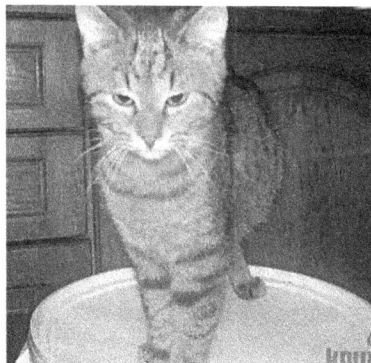

Elroy

Habían sobrevivido a la epidemia, pero, como sucede muchas veces, los animales habían sufrido daños en el cerebelo y ahora padecían ataxia.

Elfie y Elroy pudieron quedarse con la pareja de defensores de los animales y crecieron junto con otros muchos mininos. Ahora tienen alrededor de seis meses de edad.

La ataxia de Elfie era bastante pronunciada y a veces perdía el equilibrio cuando tenía prisa; tampoco sabía cómo meterse en la cajita y todavía no tenía buenos hábitos de higiene.

Elroy solo tenía síntomas leves y únicamente se tambaleaba ligeramente al caminar.

Ambos disfrutaban de la vida a pesar de sus dificultades y Elfie también jugaba y alborotaba como una campeona.

Pero el destino propinó un duro golpe a la pareja: por orden de la autoridad veterinaria, tenían que deshacerse de toda la población de gatos. Se iniciaron movilizaciones y se buscaron hogares de acogida a toda prisa, también para Elfie y Elroy.

Los dos chiquitines volvieron a tener mucha suerte por segunda vez y, antes de ir a parar a un refugio, encontraron un nuevo hogar en Suiza.

Antes, Elfie y Elroy habían sido esterilizados.

Entretanto, ambos se habían adaptado de maravilla, estaban bien y daba gusto mirarlos porque irradiaban alegría y energía. Elfie había aprendido a usar la caja de arena.

Por desgracia, a Elroy le diagnosticaron leucemia felina. Los tratamos de la siguiente manera:

Tratamiento

Continuación del informe de la dueña del animal:

Mi gato de tres años, Elroy, llevaba dos días sin comer. Al tercer día le di una solución de MMS tres veces al día. Esta se componía de 2 gotas de MMS, ácido activador y nata (aproximadamente 3 mililitros). Por la noche volvió a comer con normalidad.

Le di esta dosis durante dos semanas. En la tarde del primer día fui al veterinario con él y le sacaron sangre. La evaluación del hemograma mostró un episodio de leucemia. Eso fue hace dos semanas. Desde entonces ha vuelto a estar en forma de nuevo y a comer con normalidad. Esto sucedió a finales de 2013 y ahora, casi dos años después, Elroy sigue estando muy bien.

7.2.12 Halitosis

Véase 7.1.23.

7.2.13 Infección cutánea, según el Dr. Schrader, veterinario

Descripción de caso práctico:

Llevamos mucho tiempo empleando el dióxido de cloro que sintetizamos con un éxito del 100 % y sin dañar a los pacientes, especialmente en el tratamiento de infecciones cutáneas.

Tratamiento

Para ello se mezclan 20 gotas de una solución de clorito sódico al 22,5 % con 20 gotas de ácido clorhídrico al 3,5 % durante un minuto y se disuelven en 60 mililitros de agua corriente fría. Conociendo la toxicidad del gas resultante, se elabora bajo succión o incluso delante de una ventana abierta.

Continuación: Tratamiento

Limpiar las zonas infectadas de la piel con esta solución (se consigue un efecto más intenso mediante el pretratamiento con una solución al 50 % de DMSO) elimina inmediatamente todos los microorganismos que estén en su radio de acción. La aplicación se lleva a cabo reiteradas veces para mayor seguridad.

En caso de inflamaciones alérgicas de la piel, puede ser necesario llevar a cabo un tratamiento simultáneo con cortisona o antihistamínicos.

7.2.14 Afección cutánea

Descripción de caso práctico:
Recibí una llamada del dueño de una gata y me explicó que esta tenía «acné» en la barriga. Eso es lo que a él le parecía.

Tratamiento

Como era una gata muy buena, pudo limpiarla dos veces al día con 8 gotas de CDL y un poco de agua. Al mismo tiempo se le administraron 8 gotas de CDL con un poco de agua y nata dos veces al día. Al cabo de dos semanas, la afección cutánea había desaparecido.

7.2.15 Neumonitis felina

Enfermedad de las vías respiratorias altas

Cuadro clínico: Estornudos, secreción nasal, olisquear, conjuntivitis, ojos y fosas nasales pegajosos; en casos graves, con presencia de pus, fiebre.

Causa: Calicivirus, virus del herpes.
Esta enfermedad es muy común, especialmente en gatos callejeros y, sobre todo, entre los gatos jóvenes. A menudo provoca ojos llorosos y puede llegar a una secreción purulenta y adherencias. La nariz también suele verse gravemente afectada.

Descripción de caso práctico 1:

Un gatito de seis semanas de edad con neumonitis felina acudió para recibir tratamiento. También tenía diarrea.

Tratamiento

Para ello, en primer lugar se le administró una cucharadita de tierra medicinal por la mañana y por la noche, y un remedio alternativo. La tierra medicinal se diluía en un poco de agua y la pasta resultante se mezclaba con el pienso.

La neumonitis felina se trató con CDL. Empezamos por 2 gotas tres veces al día. Al mismo tiempo se le realizaron lavados en los ojos con una mezcla de CDL y agua. Se pudo observar una mejora constante hasta su curación.

Descripción de caso práctico 2:

Vivo en un pueblo y tengo dos gatitos (de unas tres semanas). Tenían la nariz cerrada y estaban resfriados, en ocasiones con secreciones purulentas.

Tratamiento

Les di MMS en la comida tres veces al día. Activaba 1 gota de MMS, la mezclaba con dos cucharadas de agua y le daba la mitad a cada gatito. El progreso de la curación podía verse de día en día y tres meses más tarde saltaban alegremente por el apartamento.

Descripción de caso práctico 3:

¡Cómo no debería ser!

Un gatito con neumonitis felina estaba en muy malas condiciones. Era un gatito callejero.

Tratamiento

Comenzamos el tratamiento con 2 gotas de CDL tres veces al día, tierra medicinal y mumijo (véase la explicación en el capítulo 8.8). Además, le dábamos unos

Continuación: Tratamiento

toques en los ojos con una solución de CDL (12 gotas de CDL y 100 mililitros de agua). A los pocos días de tratamiento ya pudo observarse una mejoría. Pero entonces la dueña leyó en el periódico uno de los artículos sobre el MMS, se sintió insegura y fue al veterinario. Como de costumbre, este le administró una inyección de antibióticos y un tratamiento antihelmíntico. A partir de ese momento, el gatito fue empeorando y al cabo de unos días murió.

Si no está seguro, ¡llame a un terapeuta o a un veterinario que trabaje con MMS o que esté abierto a su uso!

Naturalmente, no es aconsejable especular ahora con lo que habría pasado si... Pero la prensa ejerce una gran influencia, tal como se desprende de este ejemplo. Claro que también podría haber otras causas que hubieran provocado la muerte del gatito. Por desgracia, ya no lo sabremos nunca.

7.2.16 Cáncer

Descripción de caso práctico:

El veterinario le diagnosticó a mi gata un tumor debajo de la lengua. Ya era muy grande y amenazaba con abrirse en poco tiempo. Mi pequeña apenas podía comer y se le salía la saliva. Como ya no era tan joven —acababa de cumplir nueve años—, el veterinario dijo que quizás convendría sacrificarla. Cuando me negué, le administró una inyección de antibióticos y también se los recetó en comprimidos. Al cabo de dos días, su estado seguía empeorando.

Tratamiento

Entonces le administré 2 gotas de MMS activado con un poco de agua dos veces al día. Me dejaba que se lo diera en la boca con una jeringuilla sin ningún problema. Dos días más tarde, su estado general había mejorado y al cabo de dos semanas el tumor había desaparecido.

7.2.17 Cáncer en la cavidad bucal

Descripción de caso práctico:

El gato Tommy, de 13 años de edad, venía de un refugio de animales y estaba en muy mal estado...

Según el veterinario, tenía un cáncer en la cavidad bucal que, siguiendo las instrucciones del veterinario, requería un tratamiento con cortisona. Dicho tratamiento solo dañaría todavía más sus riñones (tenía unos valores muy malos, que en parte ya no eran cuantificables).

Tratamiento

El tratamiento empezó con un cambio de alimentación y se le administró un remedio homeopático y MMS activado (3 gotas con 10 mililitros de agua). Se le administraron 5 mililitros de dicha solución dos veces al día y el gato vivó otros dos años y medio.

7.2.18 Leucemia

Descripción de caso práctico 1:

Un gato joven diagnosticado con leucemia acudió a la consulta. Se lo veía muy escuálido y su pelaje estaba desgreñado y sin brillo. La dueña temía por su querido gatito porque ya había perdido dos gatos a causa de la leucemia.

Lo primero que hicimos fue buscar una dieta adecuada. Como solo tomaba carne fresca en algunas ocasiones y también era exigente con los piensos húmedos de alta calidad, su alimentación era un reto para su dueña.
Además, se le administraron 8 gotas de CDL con unos 10 mililitros de agua tres veces al día. Este tratamiento se siguió durante un período de cuatro semanas y fue acompañado de tinturas vegetales y remedios homeopáticos.

Continuación Tratamiento

Hoy, casi dos años después, el gato está sano, tiene un peso corporal normal y un pelaje aterciopelado y brillante.

Descripción de caso práctico 2:

El paciente era un gato extraviado que estaba en muy mal estado. Estaba en los huesos, resfriado y agotado. El veterinario diagnosticó una leucemia con pocas posibilidades de curación. En su opinión, lo mejor era sacrificarlo de inmediato.

Pero ¡yo no estaba de acuerdo!

Tratamiento

Entonces inicié el siguiente tratamiento de 10 días:

Dos días con una solución de 2 mililitros por la mañana y por la noche; el tercer día, una solución de 2 mililitros cada hora. Preparé la solución de la siguiente manera: 50 mililitros de agua y 8 gotas de CDL.

Su estado de salud fue mejorando de día en día.

7.2.19 Insuficiencia renal (disfunción renal)

Los riñones no pueden eliminar suficientemente los productos de eliminación exclusivamente por vía renal. La deficiencia puede ser aguda o desarrollarse de forma lenta y crónica.

Cuadro clínico: Disminución de la secreción urinaria, aumento de la retención urinaria, posteriormente también vómitos, diarrea, inapetencia y pérdida severa de agua y electrolitos.

Causas: Choque e intoxicaciones, una mala alimentación.

A menudo se perciben pelaje opaco y adelgazamiento. Para tener evidencias hay que hacer un hemograma. La alimentación juega un papel muy importante en esta enfermedad. Por lo general, se emplean piensos secos, lo que supone una gran sobrecarga para los riñones debido al largo período que permanecen en el estómago y a lo poco que se bebe. No obstante, hay que estudiarlo caso por caso.

Descripción de caso práctico 1:

Un gato acudió a la consulta con un diagnóstico de insuficiencia renal.

Tratamiento

Le había prescrito un régimen en el que había que darle fresco o cocido a fuego lento. A modo de refuerzo, le dimos un remedio homeopático. La dueña le administró al gato CDL: 4 gotas mezcladas con 10 mililitros de agua tres veces al día. Se lo administraba directamente en la boca con ayuda de una jeringa. Al cabo de una semana se había producido una mejora visible. El pelaje estaba más bonito y brillante, y el gato había recuperado la agilidad. Desde entonces no ha vuelto a tener ningún problema renal. Transcurrido un breve período de tiempo, la alimentación se cambió completamente a la ACBA.

Descripción de caso práctico 2:

Un gato vino a mi consulta con un diagnóstico de insuficiencia renal.

Tratamiento

En primer lugar se le administraron diversas sales de Schüssler y CDL. También se cambió su alimentación a carne cruda.

Durante una semana, al gato se le administraron tres veces al día 4 gotas de CDL con unos 10 mililitros de agua.

Transcurridas tres semanas, se le realizó un análisis de sangre. Los resultados de la exploración renal volvían a ser normales. Incluso medio año después del tratamiento, el hemograma continúa siendo excelente.

7.2.20 Problemas renales

Descripción de caso práctico:

Un gato de 12 años de edad acudió a la consulta por un problema de riñón. Estaba escuálido y su pelaje era opaco. A pesar de su edad, intentamos cambiarle la dieta por otra de mayor calidad. Pero era muy delicado y lo que comía una semana no lo miraba la semana siguiente. Esto fue un verdadero desafío para su dueña.

Se administró un remedio homeopático, Terrakraft y, durante 10 días, 8 gotas de CDL con 10 mililitros de agua tres veces al día.

Como era bastante agudo y el gato lo toleró bien desde el principio, se le administró la dosis sin aumentarla lentamente. ¡Esto no puede hacerse con todos los gatos! Hoy, dos años después, está muy bien. Ha ganado peso, su pelaje es brillante y sigue siendo un reto encontrar exactamente la comida que quiere el «señorito».

7.2.21 Parvovirosis y alergia

Descripción de caso práctico:

Recibí una llamada llena de inquietud de un centro de acogida para gatos. Me enviaron el siguiente informe:

Adjuntas le envío algunas fotos de la pequeña Mickey. La madre de Mickey se trasladó ayer a un nuevo hogar. Mickey se sentía desconfiada por el collar isabelino que tenía que llevar en ese momento y solía ser huidiza. Mickey ronronea en cuanto la tocan y está muy habituada a las personas. A principios de octubre la saqué junto con su mamá, Babsi, de una colonia ubicada en una zona de huertos familiares. Su hermano, Moritz, y su hermana, Maxi, murieron de parvovirosis.

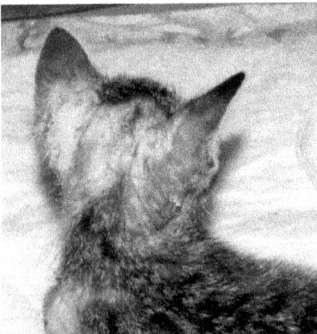

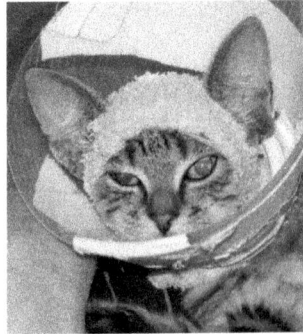

El tratamiento que se siguió fue el siguiente:

Le administramos 6 gotas de MMS/DMSO con 100 mililitros de agua. Además, se le prescribió una pomada de llantén menor y caléndula, y una tintura vegetal llamada Seelenfreude. Tras suspender la pomada de cortisona y cambiar al tratamiento que usted había recomendado, se produjo un resultado inmediato y rotundo. Mickey no se bebía el agua con MMS, pero le quitamos el collar y le aplicamos el líquido por todo el cuerpo, principalmente en las patas delanteras. Mickey se lo lamía con gran eficacia. Así fue como también pudo tomar el MMS por vía oral y ha sido efectivo.

¡Estas son las fotos de Mickey al cabo de unas tres semanas!

Aplicamos una solución de MMS sobre un hematoma que su cuidadora detectó durante el tratamiento. Desapareció completamente. Por lo demás, ¡la gata sigue evolucionando bien!

7.2.22 Micosis

Descripción de caso práctico:

Un gato de 19 años tenía una micosis en el cuerpo y en la zona afectada apenas tenía pelaje.

La dueña activó MMS (lamentablemente, no anotó la cantidad), lo diluyó con agua y le friccionó la zona varias veces al día. En pocos días no había rastro del hongo.

7.2.23 Orinar en la vivienda

Descripción de caso práctico:

Acudió a la consulta una gata de tres años esterilizada que orinaba por toda la vivienda. El veterinario lo había investigado todo. Incluso le habían realizado una punción vesical sin obtener resultado alguno. El veterinario consideraba que rebosaba salud.

A través de la comunicación con los animales me mostró que le gustaría salir.

Adicionalmente se le administraron sales de Schüssler y una flor de Bach, y, por supuesto, ¡se le permitió a la gata salir al exterior! Transcurridos unos días, ya se notó una mejoría. Pero una y otra vez se producía un retroceso.

Pasado cierto tiempo, se le administraron 8 gotas de CDL con unos 10 mililitros de agua tres veces al día y una tintura de margaritas. Y he aquí que al cabo de una semana el problema había desaparecido. En el caso de esta gata tampoco fue necesario ir aumentando la dosis poco a poco. La toleraba muy bien.

¡Cuidado con las punciones vesicales! Pueden provocar la entrada de bacterias en la vejiga y causar un problema mayor.

7.2.24 Estreptococos

Descripción de caso práctico:

Tuve un paciente en la consulta que era un gato con estreptococos.

Traté al gato con 4-5 gotas de solución Gefeu (con agua) que le administraba tres veces al día directamente en la boca. Tras un breve período de tiempo, el problema se había solucionado.

7.2.25 Toxoplasmosis

Descripción de caso práctico:

Se me presentó una señora gata de 14 años aquejada de toxoplasmosis (enfermedad infecciosa). Según el veterinario, tenía un valor superior a 300, lo que es muy alto. La trataron con antibióticos, que no produjeron mejoría alguna.

Tratamiento

El primer día probamos a darle 8 gotas de CDL cada hora. Pero, a las pocas tomas, la gata reaccionó con vómitos. Como ella rechazaba cualquier tipo de remedio y tampoco tomaba chucherías, teníamos que ser muy inventivos. La única solución con esta gata era ponerle el remedio en la pata. Y ahí lo lamía. Así que le dábamos una gota de CDL en la pata de tres a cinco veces al día. Esta pequeña cantidad la toleraba con gusto. También le administrábamos una gota de tintura de cardo mariano dos veces al día de la misma manera. Por la noche le dábamos, además, una pizca de zeolita mezclada con un poco de agua. Para fortalecerla físicamente, le dimos espirulina y una pequeña pizca de reishi (un hongo medicinal).

La gata estaba cada día mejor. También se notaba a simple vista que disfrutaba de la vida. Su estado se ha mantenido estable desde hace un año.

7.2.26 Problema desconocido

Descripción de caso práctico:

Un gato callejero se acercó lentamente a nuestra casa. El pelaje se veía opaco e hirsuto. En una ocasión en la que me permitió tocarlo brevemente, sentí unas madejas gruesas, como las de una gata en avanzado estado de gestación.

Como el gato era muy tímido, le mezclaba con el pienso 2 gotas de MMS activado con un poco de agua por la mañana y por la noche. Al cabo de unos días, lo vi defecando frente a la casa. Lo que vi me sorprendió muchísimo. Eran heces con una gran cantidad de plástico amarillo. A partir de ese momento empezó a mejorar. Durante algún tiempo seguí echándole 2 gotas de MMS en el pienso. El pelaje se volvió brillante y el gato adquirió un aspecto estupendo. Vive con nosotros desde hace dos años aproximadamente y poco a poco se ha ido volviendo dócil. En ese período tuvo un problema en la piel con escamas y costras en el lomo. Para tratárselo activé 6 gotas de MMS y las diluí con agua. Tomaba una parte con una jeringa, rociaba el contenido lentamente en la base del pelaje (sin aguja y no debajo de la piel) y lo masajeaba con cuidado. Le agradaba que lo hiciera. Como siempre estaba limpiándose, ingería una parte de las gotas por vía oral. Después de algunas aplicaciones casi estaba irreconocible.[1]

---

[1] Me gustaría comentar algo en relación con el caso descrito. Como es natural, es más conveniente y eficaz administrar MMS separado de los alimentos. Pero en la práctica me he encontrado muy a menudo —en particular con los gatos— con que administrar el remedio puede ser muy difícil y con frecuencia nuestros gatitos misinos se transforman en tigres de Bengala.

En este contexto, la actitud de los dueños también juega un papel importante. ¿Me repugna la preparación? ¿Tengo dudas acerca de que mi animal vaya a tomarse el remedio? Nuestro animal percibe estos sentimientos. Inmediatamente se da cuenta —«Uy, algo va mal»— y luego suele suceder que las cosas no va como debieran.

Seguro que las diferentes dosis le llaman la atención. Pero cada animal reacciona de manera diferente ante el MMS y, por supuesto, también ante otros remedios. Siempre trato de adaptarme a cada animal. Lo hago mediante la comunicación con los animales (capítulo 14). A menudo, durante la primera conversación con el dueño percibo que el animal es muy sensible. En tales casos no puedo empezar por una dosis alta porque el animal reaccionaría inmediatamente con vómitos o diarrea. Como en muchos casos los animales ya están débiles por la enfermedad, esto sería contraproducente para el tratamiento. Incluso podría llegar a suponer un retroceso.

7.2.27 Problemas digestivos

Descripción de caso práctico:

Recibí una llamada de una amiga. Su gata, que tenía algo de sobrepeso, tenía problemas digestivos. Antes que nada he de decir que la gata y su dueña son muy difíciles de contentar.

Tratamiento

Le recomendé que le administrara 2 gotas de MMS activado diluido con agua directamente en la boca con una jeringa. Se mostró muy escéptica. Pero ¿qué pasó a continuación? La gata lo tomó sin armar jaleo y, el segundo día, incluso le rogó que le preparara las gotas. No cabe duda de que esto fue una lección para la dueña. Al cabo de dos días, el problema digestivo era historia.

7.2.28 Inflamación dental

Descripción de caso práctico:

Acudió a mi consulta un gato al que le habían diagnosticado una inflamación de las encías. El veterinario quería sacarle los dientes inmediatamente. El gato tenía mal aliento y el hemograma era malo debido a la inflamación. Como la dueña era muy miedosa, comenzamos el tratamiento con muchísimo cuidado.

Tratamiento

Durante dos días le administramos 0,5 gotas de MMS tres veces al día con unos 5 mililitros de agua; luego, otros dos días le estuvimos administrando 1 gota de MMS tres veces al día con unos 5 mililitros de agua y, a continuación, 2 gotas de MMS tres veces al día con unos 10 mililitros de agua.

Al cabo de una semana, la mejora era visible. Apenas se percibía mal aliento. La inflamación se había reducido a un punto del tamaño de una cabeza de alfiler. Esto lo tratamos de la siguiente manera: vertía 4 gotas de CDL en un vaso pequeño con agua y limpiaba la zona varias veces al día dándole toques con un bastoncillo de algodón.

Al mismo tiempo, cambiamos la dieta a una más ligera a base de carne cruda. Después de un año sigue teniendo todos los dientes y no tiene inflamación ni mal aliento. Está muy bien.

7.3 Enfermedades de los caballos que se han tratado con MMS con éxito

7.3.1 Absceso

Descripción de caso práctico:
También traté con MMS en aerosol y DMSO al 40 % un absceso que estaba directamente donde la cincha (¿tal vez por una picadura de garrapata?) y luego cubrí la herida con miel (como con mis ancianos). La herida se abrió y pudo apretarse. Luego seguí tratando la herida con MMS en aerosol y miel hasta que se completó la epitelización (cuatro días). Ahora está completamente curado y tiene muy buen aspecto. Por desgracia, no anoté exactamente ninguna de las dosis.

7.3.2 Problemas respiratorios

Descripción de caso práctico:
Fantasy Girl empezó a toser en marzo.
A partir de abril empezó a tener unas expectoraciones viscosas de color amarillo claro, especialmente cuando hacía esfuerzos. Se le administraron grandes cantidades de remedios homeopáticos y los ensayos terapéuticos que yo solía realizar por aquel entonces. Sin embargo, hasta junio no tuvieron éxito.

A partir de julio le administré MMS tres veces al día.
La dosis se incrementó en el transcurso de una semana de 10 gotas de MMS con 200 mililitros de agua a 200 gotas de MMS (10 mililitros) con 400 mililitros de agua.

La tos ronca, que era muy persistente, disminuyó notablemente al cabo de tres semanas. A partir de septiembre expectoraba en raras ocasiones. Oscilaba entre días sin nada de tos y días con una tos ligera. Estábamos muy satisfechos. Estaba cada vez mejor.

A finales de septiembre tenía una mayor capacidad respiratoria, apenas una pequeña cantidad de mucosidad fluida, sobre todo después haberse movido, y la irritación provocada por la tos prácticamente había desaparecido.

Ahora, para solucionar el problema de una vez por todas y eliminar el resto de mucosidad, hemos empezado a administrarle agua salina por inhalación.

A continuación le administramos la primera inhalación de agua salina nebulizada:

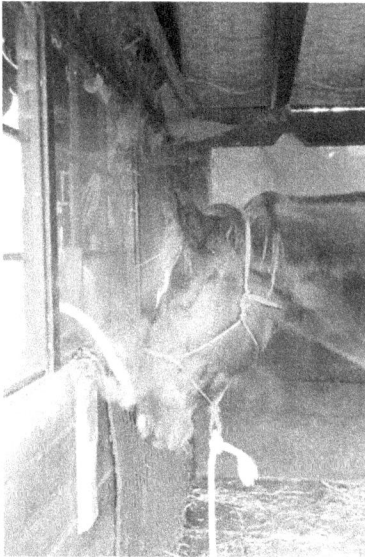

Comienzo sin secreción

Al cabo de 15 minutos, la secreción se produjo por sí sola; luego estuvimos montando 30 minutos alrededor del bosque al paso y a galope ligero.

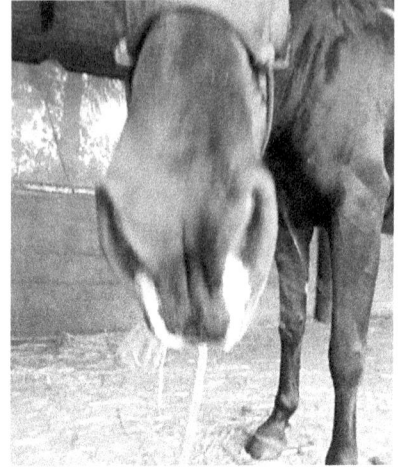

Después del paseo volvió a tener secreción, pero era mucho más fluida de lo que lo había sido en julio y agosto.

Así que pudimos ver cómo la secreción mucosa nasal antigua literalmente se deshacía y salía fácilmente. Gracias al MMS, antes ya nos habíamos librado de la tos.

7.3.3 Oftalmía

Descripción de caso práctico:

El veterinario lleva más de tres años tratando a nuestra yegua de oftalmía. Aunque el veterinario no era capaz de decirnos cuál era la causa ni de hacer un diagnóstico, siempre nos prescribía antibióticos, pomadas, etc., lo que suponía un coste económico. A pesar del tratamiento, el ojo estaba muy hinchado y la yegua tenía un lagrimeo constante. Si lo tocabas con cuidado, notabas que estaba muy caliente.

Tratamiento

Así es como inicié el tratamiento por vía interna:

Primer día: 10 gotas de MMS con unos 200 mililitros de compota de manzana tres veces al día.

Segundo día: 20 gotas de MMS con unos 300 mililitros de compota de manzana tres veces al día.

Después del segundo día, la inflamación remitió y el ojo estaba más limpio. Seguí dándole 20 gotas durante otras dos semanas, por la mañana y por la noche, aunque ya no había rastro de la inflamación. Hasta el día de hoy tampoco ha vuelto a tenerla.

7.3.4 Cushing

Descripción de caso práctico,
según un informe de Michaela von Jähnichen:

Rosi, una yegua haflinger nacida el 19 de mayo de 1996, contrajo el trastorno metabólico de Cushing hace unos dos años.

A pesar de la pergolida, el cambio de alimentación controlado y otros métodos de tratamiento, su estado apenas mejoró. Ya no quería salir del box y sospechábamos que tenía brotes de laminitis.

Tratamiento

Llamé por teléfono a la clínica de salud animal de Michaela von Jähnichen y me hablaron del MMS. Como posiblemente era la última oportunidad de salvar a mi caballo, el 18 de abril de 2014 empecé el tratamiento, a pesar de tener muchas dudas.

Le di las primeras 10 gotas por la mañana en ayunas y un poco más tarde se echó en el box. Como no sabía si era por las gotas, el segundo día, tras consultárselo a Michaela, reduje la cantidad de gotas a dos dosis de 8 gotas.

Continuación: Tratamiento

El tercer día volvimos a subir la dosis a 10 gotas. Pero ahora esperábamos a que hubiese comido algo de heno. Queríamos asegurarnos de que no volviera a afectar a su estómago. El cuarto día subí a 12 gotas tres veces al día. Mi yegua mejoraba día a día y cada vez tenía más confianza en el asunto.

En el quinto día, Rosi quiso volver a unirse a los otros caballos en los pastos; por entonces ya le estaba administrando 15 gotas tres veces al día. El sexto día añadí DMSO al remedio a modo de refuerzo. En los días siguientes aumenté a 15 gotas cuatro veces al día mezcladas con zumo de zanahoria o de manzana.

Entonces hice un descanso y cuando Rosi volvía a empeorar, le daba MMS inmediatamente. Otro consejo de la Sra. Von Jähnichen fueron los parches Lifewave. Los días en los que las pezuñas le volvían a dar problemas, le ponía parches Lifewave en las cuatro pezuñas.

Lo que notamos al cabo de dos meses fue una disminución del tejido graso subcutáneo que hay debajo de la crin y que la musculatura endurecida del cuello había mejorado. Supusimos que los días en los que Rosi estaba peor el cuerpo se estaba desintoxicado por acción del MMS, porque los días precedentes estaba muy bien e incluso galopaba con la manada.

7.3.5 EORTH (resorción dental odontoclástica equina e hipercementosis): una enfermedad dental dolorosa

Descripción de caso práctico,
informe de Monika Lehmenkühler:

A principios del año 2011 (21 de febrero de 2011), a Uno se le produjo una gingivitis permanente. En vista de ello, acudimos a la dentista equina. Le hicieron radiografías y se le diagnosticó resorción dental odontoclástica equina e hipercementosis (EOTRH).

La enfermedad de Uno estaba en el estadio inicial, pero, por desgracia, se consideró que era incurable.

EORTH

Esta enfermedad, que suele afectar a los incisivos, solo puede detenerse mediante la administración de un hongo medicinal que se añade a los alimentos. Los caballos tienen diferentes manifestaciones de malestar o dolor. Los caballos a partir de los 15 años son los más afectados.

Uno cumplió 15 años en abril de 2011.

En un principio, el diagnóstico fue una conmoción, ya que en internet prácticamente solo aparecía información sobre extracciones de dientes y sobre caballos que sufrían intensos dolores.

Desde entonces le administramos este hongo medicinal Equident oral care a diario: al principio mezclábamos 1,5 cucharadas medidoras con su pulpa de remolacha (desde entonces hemos reducido la cantidad diaria a 0,5 cucharadas medidoras).

En abril de 2011, su estado general era malo (los cascos no le crecían y estaba muy delicado y sin brillo en el pelaje), así que le hicieron un análisis de sangre: los valores de hierro y zinc estaban sumamente bajos. A partir de ese momento le administramos Hufvital de Atcom. Luego, su estado volvió a mejorar.

En junio de 2011 volvimos a nuestra dentista equina. La EORTH había empeorado ligeramente y nos dio un antibiótico para que le administráramos 10 mililitros por vía oral diariamente. Cada dos días le frotábamos los dientes y las encías con clorhexidina.

En agosto de 2011 visitamos a Monika Lehmenkühler porque cambiamos de la brida Bitless Bridle a la brida LG y nos habló acerca del MMS. A partir de agosto de 2011 le administramos MMS a Uno de la siguiente manera:

5 de agosto de 2011: Empezamos dándole 10 gotas de MMS por vía oral con compota de manzana una vez al día e incrementamos la dosis en 5 gotas cada dos días hasta que llegamos a 30 gotas diarias (el 14 de agosto de 2011).

Del 14 de agosto al 4 de septiembre de 2011: 30 gotas diarias de MMS con compota de manzana.

Luego hicimos una pausa y volvimos a empezar lentamente el 30 de septiembre por 10 gotas hasta que el 9 de octubre de 2011 llegamos a 30 gotas.

Del 9 de octubre al 8 de noviembre de 2011: 30 gotas diarias de MMS con compota de manzana. Pausa de MMS.

Cepillado dental diario con 4 gotas de MMS y un poco de agua.

En noviembre de 2011, la dentista le hizo otra radiografía y la EORTH no había empeorado. El estado de los dientes no había cambiado. En cada visita, los dientes de Uno estaban más cortos.

Hemos reducido la cantidad de hongo medicinal a una medida diaria y, desde el 8 de diciembre de 2011, también hemos ido reduciendo la cantidad de Equident a media medida diaria.

Del 9 al 17 de diciembre de 2011: Aumentamos la dosis de MMS de 1 a 31 gotas.

Del 19 de diciembre al 19 de enero de 2012: 31 gotas diarias de MMS con compota de manzana.

Pausa del 20 de enero al 20 de febrero de 2012.

Desde el 21 de febrero al 1 de marzo de 2012 aumentamos la cantidad de MMS de 10 gotas a 31 gotas diarias. Pausa.

Del 28 de mayo al 6 de junio de 2012 aumentamos la cantidad de MMS de 10 gotas a 31 gotas diarias.

Del 7 de junio al 9 de agosto de 2012 aumentamos la cantidad de MMS de 10 gotas a 31 gotas diarias; del 10 de agosto al 5 de septiembre de 2012, 31 gotas diarias de MMS.

Pausa.

Del 5 de octubre al 7 de octubre de 2012 aumentamos la cantidad de MMS de 10 gotas a 31 gotas diarias.

En octubre de 2012 se le hizo una radiografía que mostró una mejora en la evolución clínica. En un lado de los dientes, la inflamación causada por la EORTH había desaparecido (véase la radiografía).

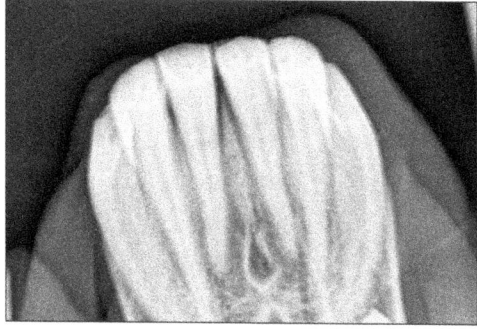

7.3.6 Ácaros rojos

Descripción de caso práctico:
Un caballo tenía ácaros rojos.

Tratamiento

Se le lavó dos veces al día con MMS mezclando 5 litros de agua y 20 gotas de MMS activado en un cubo de 10 litros. Al cabo de dos días ya se notó una clara mejoría. Una vez que el tratamiento de los ácaros ha tenido éxito, es importante consolidar el resultado por medio de la homeopatía con el fin de mantener los buenos resultados, por así decirlo.

Luego se le administraron al caballo las siguientes dosis de MMS por vía oral: se empezó con 40 gotas de MMS diluidas en 400 mililitros de agua y se fue aumentando la dosis hasta llegar a 120 gotas. Al mismo tiempo, su dieta se modificó parcialmente y se activó su metabolismo. Fue progresando de forma lenta pero constante y cada vez estaba mejor.

Cuando se trata de caballos, también es muy importante preguntarse de qué se están alimentando. En el caso de las mezclas preparadas que se venden es especialmente importante comprobar qué contienen. No pasa nada por leer la información sobre su composición y en muchos casos incluso indagar al respecto. No todo lo que se vende y se considera normal es bueno.

7.3.7 Ácaros rojos, picor

Descripción de caso práctico:

Se trataba de nuestro poni, Blitz. Comenzó por unas picaduras muy pequeñas que luego comenzaron a exudar. Como al parecer le picaba mucho, el poni solía restregarse contra las puertas de los boxes. Al principio, la zona era del tamaño de la cabeza de una chincheta, pero de tanto frotarse se fue haciendo cada vez más grande. Yo se lo lavaba y desinfectaba, y luego le aplicaba una pomada, pero nada funcionaba.

Empleé MMS, 10 gotas diarias dos veces al día, mezcladas con un poco de agua en la comida y lavé la herida una o dos veces al día con MMS. Para ello me hice con un cuenco de vidrio en el que cada vez activaba 10 gotas de cada componente y luego las mezclaba con agua. Luego doblaba una hoja de papel de cocina a la medida del tamaño de la herida y la humedecía en el cuenco. A continuación aplicaba el papel de cocina humedecido sobre la zona, lo dejaba cinco minutos para que se empapase y después intentaba quitarle las costras.

Transcurridos otros cinco minutos, le ponía encima un paño humedecido en MMS ¡y listo! Apliqué este tratamiento durante unos cuatro días (véanse las fotos). Luego seguí dándole MMS durante otra semana más. En la última foto se ve como había vuelto a crecerle pelo en la zona. Hasta la fecha sigue estando bien.

Además, seis semanas más tarde, Namira, nuestra yegua de sangre fría, tuvo el mismo problema que Blitz. En su caso empecé inmediatamente con el tratamiento de MMS y al cabo de una semana había desaparecido por completo (... porque empecé antes con el remedio adecuado...).

Antes de empezar
el tratamiento

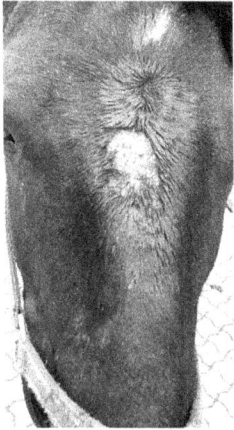

Después del primer
tratamiento

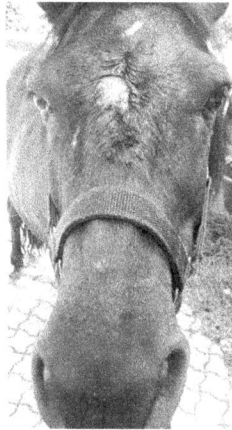

Al cabo de
cuatro días

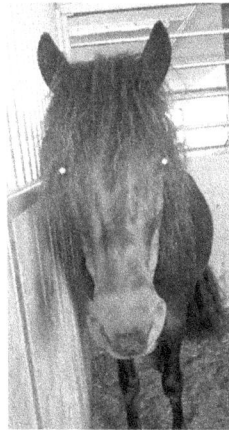

Después de tres o
cuatro semanas

7.3.8 Cáncer en el casco

Informe del progreso del tratamiento de un
caballo con cáncer en el casco utilizando MMS.

Descripción de caso práctico, informe de Veronika W.:

Se trató a un caballo castrado de tres años. Cuando solo era
un potro destetado en su primer invierno, el caballo ya había
desarrollado una candidiasis persistente en la parte delantera
izquierda que se trató de forma meramente conservadora
(limpiar, cortar, aplicar aerosoles de uso habitual para las pezuñas, etc.).

Cuando tenía cerca de dos años y medio, el caballo fue apartado del resto y se le aplicó un tratamiento más intensivo (pero seguía siendo conservador), aunque sin éxito.

El cuadro clínico empeoró en julio de 2010. La candidiasis se fue transformando en el clásico cuadro, como el que aparece en el cáncer de pezuña: reblandecimiento de toda la capa córnea, película grasa y caseosa, etc.

Un especialista médico consultado diagnosticó cáncer en el casco.

A partir de mediados de julio de 2010 aproximadamente, el caballo fue tratado localmente con una pomada[1] que en un primer momento pareció muy prometedora. Los resultados observables mejoraron rápidamente y el casco volvió a queratinizarse. Lamentablemente, en la siguiente sesión con el herrero se hizo patente que este efecto afectaba únicamente al estrato córneo externo.

En el interior del casco, el cáncer seguía estando presente.

En vista de ello, dejamos de aplicarle la pomada y decidimos operar al caballo.

La fecha de la operación fue el 1 de octubre de 2010.

---

1 **Nota sobre la pomada:** Se trata de una mixtura muy tóxica y difícil de conseguir en Alemania porque el fenol ha dejado de ser un componente autorizado. Por eso encargamos que nos prepararan la pomada en el extranjero. Consideramos que la pomada es muy eficaz para el tratamiento de una candidiasis persistente, siempre y cuando todavía pueda definirse como candidiasis y no se encuentre ya en la fase de cáncer de casco, como fue nuestro caso.

Esta es la composición:

75 gramos de óxido de zinc

75 gramos de acetato de cobre

2,5 gramos de fluorouracilo

20 gramos de fenol líquido

90 gramos de parafina líquida

500 gramos de vaselina amarilla como excipiente

Nota de la autora: Esta no es la pomada negra

Se extirpó todo el material canceroso del tejido del casco en toda su profundidad bajo anestesia general.

Esto dio lugar a un agujero del tamaño de un huevo de gallina que hubo que cerrar mediante una cubierta de hierro con vendaje compresivo en el interior.

Para el caballo fue muy duro, ya que había que cambiar el vendaje cada dos o tres días, al principio diariamente, y bajo sedación. El caballo permaneció ingresado en la clínica.

La evolución tras la operación fue inicialmente buena; la pezuña se fue curando lentamente hacia el centro.

En noviembre de 2010, el veterinario que lo trataba nos dijo que, a pesar del tratamiento constante, el casco había vuelto a ser canceroso. Descartaban volver a operarlo.

Como no había ningún tratamiento alternativo, se nos aconsejó que, si el curso de la enfermedad no cambiaba a lo largo de las siguientes dos semanas, sacrificásemos al caballo.

Entonces fue cuando oímos hablar del MMS por primera vez y, a pesar de la falta de referencias bibliográficas sobre el cáncer de pezuña, decidimos espontáneamente tratar al caballo con MMS.

Le administramos MMS por vía oral. El esquema de dosificación aparece más adelante.
Además, desinfectamos el casco enfermo con una solución de MMS, al principio dos veces al día, transcurridos varios días una vez al día y, más tarde, antes de cambiarle el vendaje (es decir, dos o tres veces por semana).

Paralelamente, el caballo fue tratado localmente con Novaderma. La pomada se aplicaba antes de aplicar un nuevo apósito en la pezuña y se dejaba hasta el siguiente cambio de vendaje.

La cura inicial con MMS duró unas tres semanas.

Al cabo de dos o tres días, el cáncer había remitido claramente y pasados unos días no había indicios de cáncer.

Luego hicimos un descanso de unas dos semanas y a continuación volvimos a darle MMS unas tres semanas.

Este es el protocolo del MMS:

Tratamiento:

Empezamos con 15 gotas + activador diariamente, por la mañana y por la noche.

Como el caballo no mostró ningún signo de malestar y nunca tuvo diarrea, fuimos aumentando diariamente la dosis en intervalos de 5 gotas de MMS hasta llegar a 100 gotas de MMS por la mañana y por la noche. ¡También aumentamos la cantidad de agua de 100 mililitros a 1 litro! Esto es muy importante porque 100 gotas activadas son muy cáusticas y, por lo tanto, peligrosas.

Primero mezclamos el MMS activado con zumo de manzana y se lo dimos al caballo en la boca con una jeringa. Luego empezamos a añadir MMS (mezclado con medio vaso de zumo de manzana) al forraje. El caballo no estaba entusiasmado, pero al final siempre se comía todo lo que había en el comedero. Hacia el final tuvimos que hacer un pequeño truco añadiendo a la mezcla trozos de manzana, golosinas, etc.

Hoy en día hace más de un año del diagnóstico inicial: el caballo está libre del cáncer de pezuña y goza de una excelente salud.

Debido a la operación, el casco ha quedado claramente retraído hacia el interior y ha quedado un profundo hueco en él, incluso en la zona de la radiación. Pero su estado ha ido mejorando continuamente y esperamos que dentro de un año el casco haya recuperado su forma normal.

Por lo demás, el casco crece completamente normal.

El caballo camina descalzo y, por cierto, nunca cojeó y funciona con normalidad.

Estamos convencidos de que el MMS ha salvado la vida de este prometedor caballo y, a pesar de la elevada dosis, ¡no ha tenido ningún efecto secundario!

He aquí algunos comentarios adicionales:

El 6 de enero de 2011, unos tres meses después de la operación, trajimos el caballo de vuelta a casa.

Durante tres meses permaneció de pie en el box, sobre todo para que no se lastimase con la pesada cubierta de hierro.

A pesar del largo historial médico, el caballo estaba en una forma sorprendentemente buena y debido al largo tiempo que llevaba en pie tenía una gran necesidad de moverse.

Por lo tanto, decidimos dejar al caballo castrado en el paddock a pesar de la cubierta de hierro.

Para ello acolchamos el casco completamente, incluida la plancha de la cubierta, y lo pegamos con cinta adhesiva.

A pesar de tener esta molestia en la pata, tras un breve período de tiempo empezó a moverse con normalidad y retozaba con su compañera de paddock como es normal a su edad.

Hacia principios de febrero, el centro de la pezuña había vuelto a crecer tanto que la piel estaba cubierta por una fina capa de callosidad. A partir de entonces prescindimos de la cubierta de hierro, pero seguimos pegando el vendaje con cinta adhesiva durante unas semanas más. A principios de marzo quitamos también el vendaje y el caballo volvió a montarse.

Tener que cambiar casi a diario el apósito externo con cinta adhesiva fue laborioso, claro, pero pensamos que el bienestar también juega un papel importante para una buena convalecencia.
Pensamos que los caballos jóvenes y los niños pequeños deben estar al aire libre.

Por último, nuestro consejo a todos aquellos que tengan un caballo con candidiasis persistente en el establo, especialmente cuando las condiciones de bienestar sean realmente buenas y haya un único casco afectado, mientras que los otros cascos están completamente libres de candidiasis: ¡no se lo tomen a la ligera!

Estamos convencidos de que podríamos haberle ahorrado a este caballo un largo viaje —y nosotros una suma de cinco cifras— si hubiésemos actuado desde el principio, por ejemplo, aplicando un tratamiento local o sistémico con MMS, con la pomada anteriormente descrita o con la pomada Novaderma, que puede adquirirse fácilmente en cualquier veterinario.

Pero probablemente el MMS no solo sea la mejor opción, sino ¡también la más barata!

Ahora el caballo tiene unos siete años, sigue sano y le va muy bien con la doma clásica.

7.3.9 Laminitis

Descripción de caso práctico:

Mi caballo no pesa mucho, unos 500 kilogramos.

Empecé con 15 gotas de MMS + activador + unos 200 mililitros de agua durante dos días y luego pasé a 20 gotas por vía oral dos veces al día.

Como no se produjo diarrea, al día siguiente subí a 30 gotas dos veces al día y luego a 35 gotas dos veces al día, y esta fue la dosis que mantuve. Podríamos haber aumentado la dosis del caballo hasta llegar a 50 gotas sin ningún problema. Al cabo de dos semanas redujimos la administración del remedio a una única dosis diaria durante cinco semanas.

Después de eso, mi caballo se curó completamente de su laminitis.

La enfermedad no volvió a producirse.

A mi caballo castrado le administramos MMS para los resfriados y la tos de dos a tres veces al año.

Con eso basta, ¡y llevamos años sin tener ningún problema!

7.3.10 Laminitis por envenenamiento

Descripción de caso práctico:

Traté a una yegua de siete años con un caso severo de laminitis por intoxicación. Anteriormente, el veterinario la había tratado con antibióticos, pero estos no le habían provocado ninguna mejora. Luego había vuelto a pasar acostada la mayor parte del día, lo que le estaba provocando zonas ulceradas.

Cuando al cabo de otras dos semanas no se produjo ninguna mejoría, comenzamos a tratarla con MMS y DMSO. Como tenía la musculatura bastante rígida debido al largo período que había pasado echada, también le administramos un remedio homeopático.

Dosificación (administración interna):

Primer día: 10 gotas de MMS + 1 mililitro (aproximadamente 20 gotas) de DMSO + aproximadamente 200 mililitros de agua.

Segundo día: 20 gotas de MMS + 1 mililitro (aproximadamente 20 gotas) de DMSO + aproximadamente 300 mililitros de agua.

Tercer día: 30 gotas de MMS + 2 mililitros (aproximadamente 40 gotas) de DMSO + aproximadamente 400 mililitros de agua.

Cuarto día: 40 gotas de MMS + 2 mililitros (aproximadamente 40 gotas) de DMSO + aproximadamente 400 mililitros de agua.

Además, la entrenábamos diariamente con cuerda para movilizar sus fluidos corporales. Al segundo día ya estaba algo mejor.

Tras un descanso volvimos a administrarle 40 gotas dos veces al día durante dos semanas.

Las úlceras del cuerpo se curaron y la yegua vuelve a correr prácticamente con normalidad.

7.3.11 Belfo desgarrado

Descripción de caso práctico, informe de Eva H.:

Dejé a mi caballo en un establo. Desafortunadamente, a pesar de haber indicado que siempre le quitaran el ronzal, dejaron al caballo en el box con un ronzal puesto. Aquel domingo estábamos en casa y yo tenía una sensación extraña. Le dije a mi marido: «¡Oye, tenemos que ir al establo ahora!». Y entonces sonó el teléfono. ¡Algo iba mal con mi yegua! Conduje hasta allí y me quedé de piedra: todo el belfo superior colgaba de un hilo. Llamé inmediatamente a mi veterinario. Dijo que ahí no podía hacer nada y que tenía que llevarlo a la clínica veterinaria.

Durante el viaje al establo le daba vueltas en la cabeza al nombre de un veterinario que no conocía, pero cuya esposa había asistido conmigo al tratamiento paliativo del dolor. Así es que llamé al veterinario desconocido y respondió inmediatamente.

Mientras tanto, me ocupé de mi yegua. Primero tuve que hacer acopio de toda la energía positiva que había en mí y luego entré en el box, empecé a cepillarla y a decirle: «Eres la más bonita y la mejor...». Solo pude hacerlo gracias a mi energía positiva. Así es que en aquel momento no sufrí con ella, sino que le ofrecí todo lo positivo y constructivo (es muy difícil de explicar).

Cuando llegó el veterinario, se sorprendió mucho al ver a un caballo tan tranquilo y equilibrado. Tuvo que cortar el labio superior completamente. La yegua recibió remedios homeopáticos y como este veterinario era muy alternativo, me dejó hacerlo. No le administramos antibióticos, sino CDL en el bebedero: 40 gotas dos veces al día y 20 gotas de DMSO.

Hay algo más que decir: mucha gente nos decía que debíamos sacrificar al caballo. Tuve que enfrentarme a una hostilidad encarnizada.

Sin embargo, el caballo pudo comerse su heno y su forraje concentrado desde el primer momento. Tuvo que adquirir una nueva técnica para poder tomar los alimentos. ¡En ningún momento tuvo fiebre o dolor![1]

7.3.12 Potro con arestines

Los arestines son una dermatitis bacteriana que se produce en la curvatura del espolón y afecta principalmente a caballos con plumas largas. Esta enfermedad se presenta con más frecuencia en los meses de invierno. Son varios los factores que pueden desencadenarlos, como la estabulación, la limpieza, las plumas y el césped de otoño.

Descripción de caso práctico 1,
ambos informes de Cornelia S.:

He empleado con éxito el MMS para tratar arestines.
Se trataba de un potro, Tinker, con largas plumas.

Mezclamos 10 gotas de MMS con activador y 100 mililitros de agua, y le rociamos los arestines dos veces al día. Al cabo de unas dos semanas, los arestines habían desaparecido.

---

1   En el establo o con los animales utilizo siempre CDL porque me resulta más fácil de manejar. El MMS funcionaría igual de bien, solo que a dosis más bajas. Póngase en contacto con una persona experimentada de confianza o con un especialista.

Descripción de caso práctico 2:

Las patas traseras de nuestro caballo también estaban visiblemente inflamadas. Empecé a tratarlo inmediatamente con MMS.

Vertí 50 gotas activadas de MMS en un cubo y lo llené con agua hasta la mitad. Le lavé las patas con esto. Por la noche le envolví las patas con una compresa empapada con la misma solución, las cubrí con una bolsa de plástico y las sujeté con un vendaje. Al día siguiente, la inflamación fue disminuyendo.

Internamente le administré 80 gotas de MMS activadas con agua y mezcladas con salvado de trigo tres veces al día. Le estuve dando esta mezcla durante dos semanas y cada pocos días le lavaba las patas y se limpiaban las costras.

7.3.13 Pene inflamado

Descripción de caso práctico, informe de Ursula W.:

Un caballo castrado de 13 años tenía el pene tan inflamado que apenas podía caminar.

Primero le apliqué requesón para enfriarlo porque el requesón lo extrae todo. Sin embargo, el caballo castrado no lo quería y el efecto era insuficiente. Luego, durante tres días, le apliqué un aerosol de MMS tres veces al día; el pene mejoró un poco y tenía una temperatura de 39,6 grados. A continuación le administré 14 gotas de MMS activado dos veces al día (con 200 mililitros de agua) y 5 mililitros (aproximadamente 100 gotas) de DMSO al 60 %. Al cabo de un día, mi caballo castrado se movía mejor y volvió a comer con normalidad. A pesar de ello, llamé al veterinario, quien le administró una infusión con 14 gotas de MMS y 5 mililitros (unas 100 gotas) de DMSO. En el lado izquierdo del pene, la inflamación había bajado, pero el lado derecho todavía estaba ligeramente hinchado. Entonces llamé a una naturópata de animales que comprobó que el lado izquierdo del caballo estaba bien y la sangre era roja, pero la sangre del lado derecho era casi negra, lo que hacía pensar en una septicemia. Durante otra semana seguimos administrándole al caballo castrado 9 gotas de MMS con ácido láctico dextrógiro junto con 200 mililitros de agua una vez al día. Además, le dimos 10 gotas diarias de propóleo y una cápsula de artemisa. No está tan en forma como es habitual, pero se está recuperando. Es probable que la causa fuera una picadura de garrapata en el pene.

7.3.14 Golpe en la paletilla

Durante tres días estuve tratando el golpe que una yegua se había dado en la paletilla con un aerosol de MMS y DMSO al 50 % (en el capítulo 6.3.3 encontrará la fórmula para preparar un aerosol de MMS). La yegua no cojeó ni un solo día y tampoco dio señales de que le doliera la paletilla.

7.3.15 Eccema de verano

Este «problema» es especialmente frecuente en verano. Hacer lavados con agua enriquecida con MMS tan pronto como se vean las primeras señales suele ser de ayuda. Recomiendo especialmente estimular el metabolismo. Sin embargo, esto debe adaptarse a cada caballo de manera individualizada. Es igualmente importante determinar la causa del problema. Por lo general, se actúa demasiado tarde y luego se intenta solucionar aplicando remedios muy fuertes. En este sentido hay otro aspecto que es importante: la mayoría de los dueños de caballos asumen que el eccema reaparecerá cada año. Pero eso no tiene por qué ser así.

7.3.16 Lesión en la pata

Descripción de caso práctico:
Un caballo resultó herido en la pata trasera y presentaba un corte transversal.

Se le aplicó un tratamiento de 10 gotas de DMSO al 50 % y, además, otras 10 gotas de CDL. No se ha deformado y se ha curado estupendamente.

7.3.17 Verrugas

Descripción de caso práctico, informe de Karin R.:
Un caballo con una gran afectación por verrugas acudió para ser tratado. Hasta ese momento ya se habían intentado muchos tratamientos para curarlo, pero la medicina convencional no era de ayuda. Empezamos a tratar a Milou externamente de la siguiente manera:

20 gotas de MMS y 20 gotas de ácido con unos 50 mililitros de agua.
Esta tintura saturada se roció sobre la piel tres veces al día durante ocho semanas. En las siguientes ocho semanas lo redujimos a dos veces al día. El pelo volvió a crecer y fue mejorando visiblemente. Luego la rociábamos solo una o dos veces al día durante tres semanas. Para entonces, el pelaje de invierno ya era tan denso que el MMS no podía penetrar. Pero ya tenía muy buen aspecto: Milou se había curado y el tratamiento había sido todo un éxito. Puede verlo en las siguientes fotografías. Hasta ahora, tres trimestres después, no han aparecido nuevas verrugas.

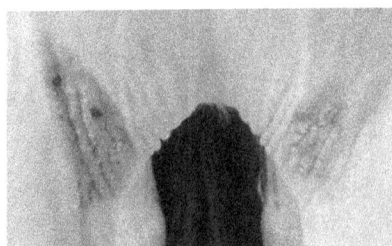

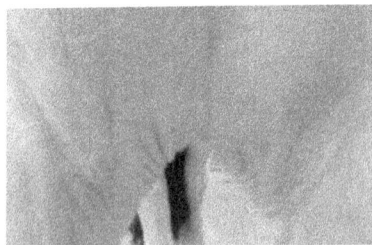

7.3.18 Herida tras una caída

Descripción de caso práctico,
informe de Ursula W.:

Un caballo tuvo una caída por la mañana, mientras entrenaba con la cuerda, y por la noche apenas podía caminar. La rodilla izquierda se le había inflamado mucho y debajo tenía una gran excoriación. La dueña llamó al veterinario de una clínica muy conocida. A la yegua se le administró una inyección de Equipalazone (analgésico, antinflamatorio); ese fue todo el tratamiento. Aun así, podíamos ver cómo toda la rodilla se iba llenando de líquido.

Entonces me ofrecí para ayudar y empecé por limpiar la excoriación con agua oxigenada. Luego activé 15 gotas de MMS con ácido láctico dextrógiro, las completé con 100 mililitros de agua esterilizada y se lo apliqué generosamente en la rodilla. A continuación le rocié DMSO al 50 %. Pasados unos minutos, la respiración del caballo se tranquilizó nuevamente y pudo ser llevado a la finca sin ningún problema. Al día siguiente, la dueña me llamó y dijo que el caballo estaba estupendamente. La herida estaba seca y la rodilla ya no estaba nada inflamada.

7.3.19 Inflamación dental

Véase el informe en «EORTH».

7.4 Enfermedades de los conejos que se han tratado con éxito con MMS

7.4.1 Absceso

Descripción de caso práctico:

El conejo Wolle acudió a mí con un absceso recurrente. El veterinario le había seccionado reiteradamente un absceso en la mandíbula y posteriormente lo había tratado con antibióticos. Pero el absceso seguía reapareciendo.

Al conejo se le administró 1 gota de MMS activado con 10 mililitros de agua y dos veces al día se le daba 1 mililitro de esta solución, así como glóbulos. Los intervalos de formación del absceso fueron aumentando hasta que desapareció por completo.

7.4.2 Carrillo inflamado

Descripción de caso práctico, informe de Conny H.:

He aquí un informe sobre cómo el MMS ayudó a nuestros conejos. Acudimos al veterinario por un carrillo inflamado y este diagnosticó que a Hasi se le había clavado algo en la mandíbula inferior y que le había atravesado la piel. La veterinaria extrajo quirúrgicamente un trozo de madera de un centímetro de largo y nos dijo que el conejo tenía actinomicosis
(la actinomicosis, también llamada actinomiceto, es provocada por varias bacterias).

Tratamiento

Teníamos que lavar la herida continuamente porque la doctora no podía rociarla con sustancias cáusticas para evitar que toda la mucosa oral se cauterizara. Así es que empezamos lavándola tres veces al día con 1 gota de MMS activada con un poco de agua y ungüento de yodo, que le aplicábamos con una jeringa. Al cabo de unas cinco semanas, la lavábamos cada día o cada dos días y luego dejamos que cicatrizara. Para los lavados le aplicamos la solución en la herida con una jeringa. Para hacerlo, lo mejor es disponer de cuatro manos.

A día de hoy sigo dándole a MMS al conejo en el bebedero. De este modo no hubo necesidad de administrarle antibióticos para curar la herida: solo hizo falta paciencia. La actinomicosis es incurable, pero Hasi ha vuelto a comer y la herida o el orificio han cicatrizado de maravilla: no se ve ningún furúnculo.

La veterinaria, que hasta entonces no conocía el MMS, también estaba entusiasmada con su eficacia.

7.4.3 Encephalitozoon cuniculi (encefalitozoonosis)

Encephalitozoon cuniculi

La Encefalitozoon cuniculi (antiguamente también llamada Nosema cuniculi) es una bacteria intracelular obligada del riñón, el cerebro y otros órganos de los protozoos parasitarios vivos. Se atribuye a los microsporidios, pero la situación sistémica exacta de este parásito todavía no se ha aclarado definitivamente... (fuente: Wikipedia, consultada por última vez el 27 de enero de 2015).

Descripción de caso práctico:
De repente, nuestro conejo no era capaz de mantenerse en pie, se caía continuamente y tenía evidentes dificultades para orientarse. El veterinario le diagnosticó encefalitozoonosis y,

dado que había alcanzado la considerable edad para un conejo de seis años y medio, había que sacrificarlo inmediatamente.

Conduje a casa e inmediatamente comencé el tratamiento con MMS. Le administraba 4 gotas de CDL con un poco de agua en la boca por la mañana y por la noche, y, además, le echaba en el bebedero 2 gotas de MMS activadas y mezcladas con 500 mililitros de agua. Pronto cumplirá siete años y está en forma y muy sano. Lo único que le queda de la enfermedad es una leve inclinación de la cabeza. Pero puede vivir con eso sin ningún problema.

7.4.4 Cáncer

Véase «Tumor/cáncer»: 7.4.6.

7.4.5 Catarro

Descripción de caso práctico:
Mi conejo estornudaba muy a menudo y los ojos le lloraban copiosamente.

Le puse al conejo 1 gota de MMS en el bebedero. Al cabo de tres días, apenas estornudaba y los ojos estaban limpios. Luego seguí dándole MMS por otra semana y se curó completamente. Parece que le gustaba mucho, porque vaciaba el cuenco rápidamente.

7.4.6 Tumor/cáncer

Descripción de caso práctico 1:
Nunca hubiera imaginado que el MMS surtiría efecto alguno en esta enfermedad, ¡y, además, tan rápido! Traté una úlcera (cáncer, tumor) con CDL a un conejo y, al cabo de unos siete días, ya empezó a formarse costra con pus y el tumor fue remitiendo. La

úlcera se había hecho tan gruesa que tenía la boca torcida. El conejo solo podía comer tiras de zanahoria finitas y tenía que ser alimentado. Por sí mismo solo bebía agua, si es que lo hacía. ¡Ahora prácticamente podía volver a masticar solo porque el tumor ya no era tan molesto![4]

Durante siete días le administré al conejo 6-8 gotas de CDL en el bebedero diariamente y, además, una o dos veces al día vertía 2-6 gotas de CDL en una pequeña copa de licor (aumentando gota a gota) y se lo daba de beber directamente con una pequeña jeringa de 3 mililitros. Descubrí un truco para conseguir que bebiera el líquido directamente de la jeringa. Hay que rascar al animal en un costado, lo que hace que empiece a lamerse automáticamente. De esta forma puede dársele de beber con cuidado del vasito de licor, distribuido en varias jeringas. Con un poco de maña, resulta muy sencillo.

¡A día de hoy el conejo sigue estando muy bien, no ha recaído y los síntomas han desaparecido!

Descripción de caso práctico 2:

Un paciente de mi consulta era un conejo que tenía un tumor en el vientre. El tumor era proporcionalmente tan grande como la cabeza del conejo (la primera imagen es de la Pascua de 2013 y la segunda —aquí el tumor ya es mucho más pequeño— de principios de junio de 2013).

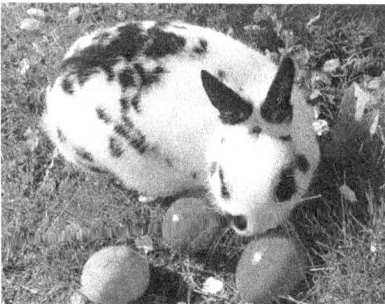

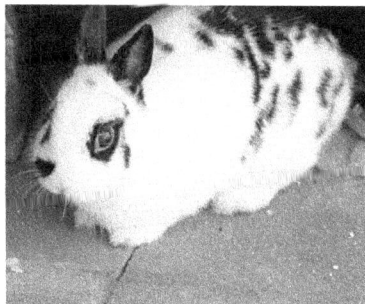

Le administramos al conejo 2 gotas de MMS activadas con un poco de agua dos veces al día directamente en la boca. El tumor fue remitiendo. El conejo ha estado bien desde entonces.

7.4.7 Herida en el ano

Descripción de caso práctico:

Una clienta acudió a mi consulta con su conejo. Había observado que su conejo enano estaba siempre sentado delante del bebedero. Al examinarlo descubrió que tenía una pequeña herida en el ano. Por lo que parecía, el ano estaba inflamado y olía mal.

El tratamiento que siguió fue el siguiente: la clienta le dio al conejo 2 gotas de CDL con un poco de agua tres veces al día directamente en la boca.

Transcurridos tres días, ya no se veía nada y el mal olor también había desaparecido. Siguió dándole CDL tres días más. El tratamiento ha funcionado muy bien y el conejo está sano y animado.

7.5 Enfermedades de las alpacas que se han tratado con éxito con MMS

7.5.1 Diarrea

Descripción de caso práctico:

Un cliente recibió cuatro alpacas «nuevas» en el rebaño. Dos de los animales tenían diarrea. Se negaron rotundamente a comerse el remedio que el veterinario les había prescrito.

Tratamiento

Así es que les administramos 20 gotas de MMS activado en un cubo con 10 litros de agua para que se lo bebieran. Al día siguiente, la diarrea había desaparecido y las deposiciones volvían a tener un aspecto casi normal. Les dimos el MMS dos días más y no volvieron a tener diarrea.

7.5.2 Afección cutánea

Descripción de caso práctico:

Después de esquilarlas, el dueño notó que en varias partes del cuerpo había alteraciones en la piel acompañadas de descamación y enrojecimiento.

Tratamiento

Entonces añadimos regularmente de 20 a 30 gotas de MMS activado en el abrevadero (de unos 100 litros). Al cabo de dos meses, la afección cutánea había desaparecido. Como medida profiláctica, el dueño sigue añadiendo 20 gotas de MMS al agua.

7.6 Enfermedades de las vacas y los terneros que se han tratado con éxito con MMS

¡En el caso de las vacas es muy importante tener en cuenta que solo debe utilizarse ácido clorhídrico como activador de la solución Gefeu y el MMS! El ácido cítrico, que al principio era más usual y el que con más frecuencia se utilizaba, ¡provocaba problemas como la diarrea! ¡Es IMPORTANTE! **¡En los rumiantes solo hay que utilizar ácido clorhídrico como activador!**

> ℹ️

En relación con el tratamiento de las vacas, es importante señalar, entre otras cosas, que tanto las vacas como las ovejas y las alpacas son rumiantes. Por lo tanto, cuando se les administra MMS activado, en cada proceso de rumiado se pierde algo de dióxido de cloro. Esto debe tenerse en cuenta a la hora de establecer la dosis. Un punto que considero importante para determinar la dosis es el tamaño del establo. En un establo que tenga 30 vacas se puede aplicar un tratamiento diferente al que se aplica en un establo en el que haya 200 vacas o más. ¿Cómo puedo administrar la dosis correcta de MMS en este caso? Cualquier granjero me diría que estoy loca si le dijera que debe darle el remedio a cada vaca individualmente. Esto es posible cuando se trata de casos individuales y de vacas concretas. El tratamiento de todo el rebaño puede llevarse a cabo a través del depósito de agua. Pero en ese caso la dosificación también es muy importante. Lo que hemos establecido a través de las pruebas es que, en lo concerniente a la dosificación, el CDL es demasiado escaso aunque se administre en grandes cantidades. Ahora administramos a vacas concretas clorito sódico diluido con agua sin activador. De ese modo es activado por el ácido clorhídrico del estómago. Al administrar este remedio, hemos obtenido muy buenos resultados al tratar vacas individualmente. Sin embargo, cuando lo administramos a través del depósito de agua, el resultado no fue satisfactorio. Parece que la dosis que recibe cada una de las vacas es insuficiente.

Estoy segura de que muchos granjeros podrán confirmar que el hígado también desempeña un papel importante en el tratamiento. Hay que tener en cuenta el origen de este problema. Al igual que sucede con las mascotas, la alimentación también juega un papel importante (algo que todo granjero sabe). En este sentido, para el

Continuación: Tratamiento de vacas

proceso de curación es muy positivo que las vacas salgan al aire libre y puedan comer hierba y plantas aromáticas frescas. Pero cuando se trata de poblaciones grandes también tenemos que tener en cuenta el factor tiempo. Cuando hay un problema hepático, suele ser conveniente añadir amargo sueco o tinturas vegetales al depósito de agua para reforzar el hígado. En ese caso, hay que calcular la dosis para el número de vacas en cuestión.

7.6.1 Absceso

Descripción de caso práctico, informe de un granjero de Suiza:
Detectó que una de las vacas tenía un absceso.

Tratamiento

Por ello, una vez al día, le administró por vía oral 10 gotas de MMS sin activar y con agua, y le lavó la zona con una solución de 20 gotas de MMS activado y 500 mililitros de agua. Transcurridos unos días, podía verse cómo el absceso fue contrayéndose y finalmente desapareció. Continuó administrándole MMS por vía oral y frotando la zona del absceso con tintura de hierbas suecas.

7.6.2 Diarrea, terneros

Descripción de caso práctico, informe de una granjera:
Mis terneros solían tener un problema de diarrea.

Tratamiento

Para ello les administro diariamente 15 gotas de MMS activadas con la leche del biberón.

Desde entonces ha pasado a formar parte de la historia y no he vuelto a tener problemas de diarrea.

7.6.3 Mastitis

Descripción de caso práctico,
informe de C. Thomsen del 9 de octubre de 2014:

El 27 de abril de 2014, una vaca tuvo un aborto (espontáneo) en el día 117 de gestación. Por aquel entonces, el animal ya estaba en el día 198 de ordeño, con una producción láctea media diaria de unos 25 litros. Era descendiente del toro Lee, un toro muy viejo cuyo esperma ya no estaba disponible. Nuestro objetivo era perpetuar esta genética en el rebaño, sobre todo porque, de un total de 230 animales, solo teníamos dos «hijas de Lee», pero después del parto para nosotros era importante que la vaca volviera a preñarse, aunque fuese sin el esperma del toro Lee.

i

Puedo recomendar el uso de MMS activado en vacas lecheras, especialmente para el comportamiento placentario. Si la placenta no se ha soltado en las 6-8 horas posteriores al parto, le administramos al animal 20 gotas de MMS activado en un litro de agua, aproximadamente. Dividimos esta cantidad en dos partes y vertemos el líquido en la boca de la vaca por la mañana y por la noche con ayuda de una botella. Como adyuvante le administramos el remedio homeopático apropiado. Hemos notado reiteradamente que con la administración de MMS —junto con los remedios homeopáticos— el proceso de curación se acelera. La vaca se limpia en un tiempo relativamente corto.

Tratamos al animal por la mañana y por la noche con 20 gotas de MMS, respectivamente, y los remedios homeopáticos apropiados. A mediados de mayo, el veterinario le administró Pg a la vaca para limpiarla completamente (Pg es la prostaglandina que actúa sobre el cuerpo lúteo. El animal entra en celo y, por lo tanto, se purifica a sí mismo). El 31 de mayo de 2014 inseminamos de nuevo al animal. Por aquel entonces nos habíamos decidido por un toro muy fértil. El objetivo primordial era que la vaca volviera a quedar preñada. El 9 de julio de 2014, la prueba de gestación dio positivo. A día de hoy (9 de octubre de 2014), la vaca está en el día 131 de gestación y su producción de leche es de apenas 15 litros.

7.6.4 Mastitis, producción de leche

En nuestra explotación también utilizamos el MMS para las mastitis de las vacas.

Descripción de caso práctico 1,
informe de C. Thomsen del 9 de octubre de 2014:

4 de agosto de 2014: Para efectuar el control lechero mensual, se registran la cantidad de leche, un recuento celular y los valores de grasa y proteína de cada animal.

Datos del control lechero de nuestra vaca, Porsche:

Rendimiento diario de leche: 25,6 litros
Contenido de materia grasa: 3,47
Contenido de proteína: 3,03
Recuento celular: 619

4 de agosto de 2014, ordeño nocturno:

Entre un ordeño y otro, nuestra vaca, Porsche, contrajo una mastitis aguda. La mastitis se declaró justo después del control lechero mensual. La producción de leche se redujo a menos de un litro. En un cuarto se produjo un intenso cambio en la leche. La secreción era acuosa y casi seca. Había que ordeñar a la vaca en la lechera. El animal tenía el lomo frío, las orejas frías y caídas, y los ojos hundidos.

Le administramos 5 mililitros (100 gotas) de clorito de sodio puro en medio litro de agua por vía oral dos veces al día complementados con remedios homeopáticos de acuerdo con la farmacopea. Además, le administramos dos veces al día unos 20 mililitros de CDL con un cuarto de litro de agua. También por vía oral.

Una semana después: Al cabo de una semana de seguir el tratamiento individualizado, la producción de leche fue aumentando lentamente. Después de esta semana, de la zona afectada (a cada pezón le correspondía un cuarto de la ubre) fue saliendo, lenta aunque de forma limitada, un flujo de leche de 1-2 litros. Volvía a tener la apariencia de leche, solo que ahora tenía unos copos amarillentos. Tratamos a la vaca dos veces al día durante dos semanas siguiendo el patrón descrito.

1 de septiembre de 2014: Hacemos nuevamente un control lechero. Nuestra vaca se ordeñó en la manguera por primera vez.

El control lechero mostró los siguientes valores para nuestra vaca, Porsche.

Para comparar, los números iniciales aparecen entre paréntesis:
Rendimiento diario de leche: 25,8 litros
Contenido de materia grasa: 4,17   (3,47)
Contenido de proteína: 3,16   (3,03)
Recuento celular: 455   (619)
(¡Si se produce un aumento importante del número de células, la leche no debe venderse y hay que desecharla!).

Cuatro semanas después de la aparición inicial de la mastitis, el animal había vuelto a dar su producción de leche original. El recuento celular siguió disminuyendo. Llamaba la atención que después del tratamiento los cocientes de grasa/proteína del animal incluso hubiesen mejorado. Entretanto, el diagnóstico de la vaca es normal. Va con el resto del rebaño sin recibir ningún tratamiento especial.

Para mostrarle una comparativa de los valores de los controles lecheros, he creado una tabla con los valores individuales de la leche:

Fecha	Rendimiento lechero diario	Contenido de materia grasa	Contenido de proteína	Recuento celular
4 de agosto de 2014	25,6 litros	3,47	3,03	619
1 de septiembre de 2014	25,8 litros	4,17	3,16	455
6 de abril de 2014	28,05 litros	4,37	3,33	288

Estas cifras nos han sorprendido incluso a nosotros. Nos gustaría subrayar que en el transcurso del tratamiento homeopático hicimos un gran énfasis en la desintoxicación del hígado.

Descripción de caso práctico 2,
informe de C. Thomsen del 9 de octubre de 2014:

La producción de leche de nuestra segunda «hija de Lee» se vino abajo de un día para otro. Los recuentos celulares eran muy altos, aunque por los síntomas el animal no mostraba signos de mastitis. Se trata de una vaca muy delgada de raza lechera. Tenía la mirada clara y abierta, y el pelaje brillante. Por aquel entonces, el animal había sido inseminado. Acordamos tratarla con MMS. Si la prueba de gestación resultaba negativa, tendríamos que separarnos del animal. Hasta tomar la decisión, tratamos a la «hija de Lee» siguiendo el mismo protocolo que con Porsche. La vaca volvió a tener síntomas de estar en celo. La llevé donde los toros. La producción de leche se ha estabilizado ligeramente, aunque en un nivel bajo. Incluyendo el día de hoy, la vaca está en el día 114 de gestación con un rendimiento lácteo de ocho litros en el día 479 de ordeño. Debido a la producción de leche, antes tendremos que secarla.

La vaca era muy tímida y no le gustaba que le tocaran la cabeza, y mucho menos que le administraran MMS por vía oral. Por eso le administramos el MMS por vía muscular con una dosis de 2 mililitros de CDL dos veces al día en combinación con remedios homeopáticos, según la farmacopea. Al cabo de unas dos semanas, la vaca empezó el proceso de curación.

Como método de tratamiento adicional, probamos a aplicar al animal MMS directamente en el cuarto de ubre afectado. En un primer momento tuvimos la impresión de que su estado había mejorado. La consistencia de la leche en el cuarto enfermo mejoró. El recuento celular pudo reducirse. Sin embargo, a lo largo de un período de tiempo más prolongado, observamos que la producción de leche de esta zona había ido disminuyendo gradual y lentamente. Con el tiempo, la zona se atrofió. Basándonos en este conocimiento, utilizamos el MMS de forma precisa para la obliteración de los cuartos. Así encontramos una manera exenta de estrés y sin problemas de obliterar los cuartos y dar al animal la oportunidad de permanecer en el rebaño.

En resumen, podemos afirmar que la administración de MMS por vía oral combinada con remedios homeopáticos según la farmacopea supone una buena alternativa al tratamiento de las enfermedades de la ubre. Sin embargo, hemos llegado a la siguiente conclusión: en el tratamiento de la mastitis es particularmente necesario administrar MMS de forma intensiva y continuada. Si el tratamiento se interrumpe prematuramente antes de que el proceso de curación sea definitivo, el animal volverá rápidamente a su estado patológico inicial. Repetir el tratamiento requerirá mucho más tiempo y no será tan duradero. Al inicio del tratamiento contamos con que tendrá una duración aproximada de cuatro semanas.

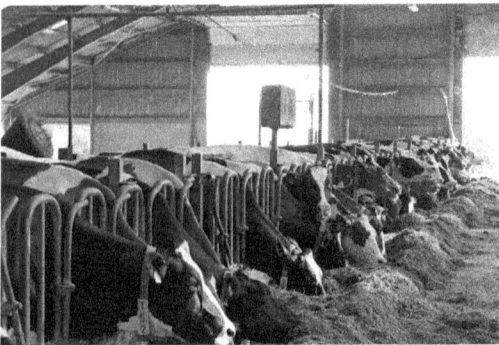

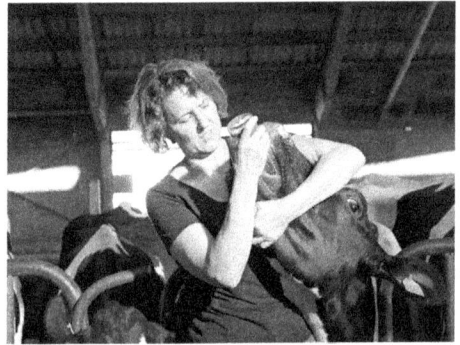

7.7 Enfermedades de otras especies animales que se han tratado con éxito con MMS

7.7.1 Ratón con tumor

Descripción de caso práctico:

Un día, una clienta vio como salía sangre del ojo de este ratoncito. Durante la palpación posterior pude detectar un tumor en la zona del cuello. Además, el ratón comía muy mal.

Tratamiento

Al ratón se le administraron 4 gotas de CDL en el agua de beber durante dos semanas y el resultado fue que el ojo volvió a estar limpio, sin sangre, y el tumor había desaparecido. Hasta el día de hoy, el ratoncito sigue estando estupendamente, lo que también se nota en su apetito.

7.7.2 Conejillo de Indias con encefalitis

La encefalitis es una inflamación del cerebro.

Descripción de caso práctico, informe de Sylke G.:

La encefalitis puede tratarse muy bien en los conejillos de Indias. Sin embargo, hay que tener cuidado con la dosis.

Tratamiento

Empiezo por 1-2 gotas de solución Gefeu en el agua de beber y subo lentamente hasta las 3-4 gotas. Durante los diversos tratamientos he notado que los animales adultos toleran un poco más.

7.7.3 Ratas

En las ratas, la dosificación debe realizarse con mucho cuidado. Es aconsejable empezar administrando muy poco en lugar de demasiado. También se ha observado que existen diferencias relacionadas con la edad en lo tocante a la reacción que produce en los animales. Los animales mayores suelen tolerar más gotas que los jóvenes. Esto seguramente se deba al hecho de que producen su propia vitamina C de forma natural, algo que va disminuyendo con la edad. Por lo tanto, hay que tener especial cuidado.

Se han hecho buenas experiencias en el tratamiento de infecciones por hongos aplicando MMS externamente mediante toques o con un pincel. En este contexto no solo se ha podido detener el avance de la parálisis de los cuartos traseros en las ratas, sino que incluso se ha mejorado.

7.7.4 Tratamiento de aves de corral

A los pollos ya se les ha administrado MMS para tratar varios problemas. Por ejemplo, un cliente administró MMS muy diluido con agua a un pollito resfriado y al día siguiente el pollito estaba mejor. Otro cliente se lo dio a un pollo viejo que ya no quería comer. Al día siguiente estaba muy animado y empezó a picotear de nuevo.

He hecho las mismas experiencias con dueños de patos (comunes) que habían añadido CDL al agua de los animales. En un día ya podía observarse una mejoría.

Por desgracia, en estos casos no dispongo de diagnósticos de veterinarios ni de enfermedades concretas. Pero creo que cuando los dueños prueban a administrar dosis muy pequeñas en el agua de beber (comenzando por 1 gota de MMS y aumentando muy lentamente), denota un gran compromiso.

Enfermedad de Marek

Enfermedad de Marek *i*

(también conocida como parálisis de las gallinas)
La enfermedad de Marek es una enfermedad viral cuyo agente patógeno es el virus del herpes (Gallid herpesvirus 2).

El virus solo se produce en las células del cuerpo o en los folículos de las plumas. Este virus está relacionado con el virus Epstein-Barr (en seres humanos), entre otros; afecta principalmente a las aves de corral.

Descripción de caso práctico:

Estando en la consulta recibí la llamada de una mujer preocupada. Su gallo tenía la enfermedad de Marek. Se tambaleaba, pasaba mucho tiempo echado, no podía seguir debidamente a sus gallinas y su estado general era muy malo.

Tratamiento

Comenzamos el tratamiento administrándole 1 gota de CDL cinco veces al día. En un principio, esta pauta no tuvo mucho éxito. El gallo seguía mostrando el comportamiento descrito, pero para mí esto era señal de que el remedio estuviese actuando en el organismo.

Al cabo de una semana aproximadamente, fuimos aumentando lentamente hasta llegar a 4 gotas, que le administramos tres veces al día. La mejora fue progresando muy lentamente, pero la paciencia y la esperanza de la dueña dieron sus frutos y, al cabo de unas semanas, el gallo volvió a correr orgullosamente por el jardín. A modo de precaución se administraron algunas gotas de CDI en el agua de los pollos, los patos y los gansos que convivían con el gallo. Hasta la fecha no se han producido más casos.

7.7.5 Periquito con envenenamiento

Descripción de caso práctico:

El paciente era un periquito que mostraba síntomas de envenenamiento.

Tratamiento

Le administré al periquito 1 gota de CDL con una pequeña cantidad de agua
varias veces al día por medio de una pipeta. Por la noche volvió a posarse ani-
madamente en su palo.

8

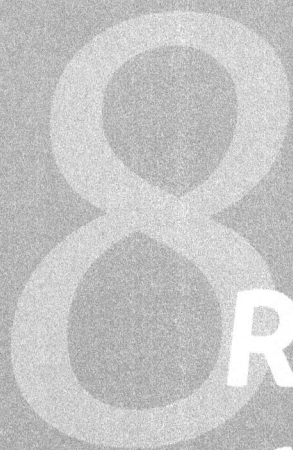

Remedios
de apoyo

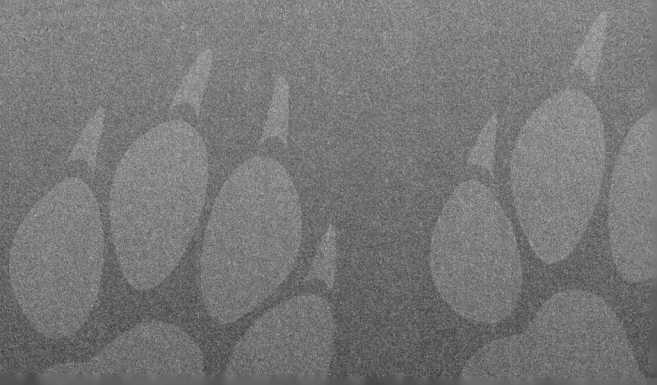

No hay duda de que se pueden dar a conocer muchos remedios de apoyo magníficos para la curación de los seres humanos y los animales. La gama es muy amplia y aumenta continuamente. Detrás de la mayoría de los remedios hay un conocimiento muy antiguo y, como ya he dicho, a menudo estaban prohibidos por sutiles reglamentos y justificaciones. Claro que también existen otros principios activos maravillosos. En internet podrá encontrar información sobre ellos. ¡Espero que disfrute descubriéndolos!

A continuación expongo algunos de los remedios asociados que utilizo en mi consultorio.

Hay muchos remedios de apoyo magníficos para la curación de seres humanos y animales

8.1 DMSO

El DMSO —cuya fórmula química es C_2H_6OS— es una especie de «remedio milagroso subestimado». En el año 2006, el DMSO celebró su 140 aniversario. La sustancia fue sintetizada por primera vez en 1866 por el científico ruso Alexander Saytzeff, quien publicó su descubrimiento en 1867 en una revista alemana sobre química.

DMSO: un «remedio milagroso subestimado»

Pero no fue hasta unos cien años después, en 1961, cuando se identificaron los beneficios terapéuticos del remedio. En realidad, el Dr. Stanley Jacob, de la Universidad de Ciencias de la Salud de Oregón, estaba buscando un conservante adecuado para los órganos destinados a trasplantes cuando un buen día descubrió que este líquido transparente, con un ligero olor a descomposición y a ajo, penetraba muy rápida y profundamente en la piel humana. Jacob comenzó a experimentar y no tardó en descubrir que parecía haber dado con un principio activo muy versátil.

La FDA (Food and Drug Administration) puso a prueba la reputación del DMSO como supuesto «remedio milagroso». La FDA de-

En 1961, el Dr. Stanley Jacob descubrió los beneficios terapéuticos del DMSO

Food and Drug Administration (FAD)

terminó que a dosis altas (la cantidad no se conoce) parecía provocar miopía como efecto secundario en cerdos, perros y conejos. Esta afirmación supuso el fin temporal del DMSO en 1965.

La miopía en seres humanos nunca ha sido confirmada. ¡En el caso de los animales tampoco he conocido ningún caso todavía y no lo puedo confirmar!

He aquí un extracto del libro del Dr. Morton Walker, DMSO: Nature's Healer:

DMSO: utilizado como potente analgésico

El fin de semana del 14 de febrero de 1981, la American Medical Association celebró un encuentro de sus directivos y uno de los oradores fue el Dr. Otis R. Bowen. El Dr. Bowen había sido gobernador de Indiana y responsable en materia de Medicina, Administración y Política. Sorprendió a la concurrencia con la presentación que hizo ante la AMA al admitir que había tomado la ley en sus propias manos y que había empleado un medicamento ilegal para aliviar el dolor de su esposa cuando esta se estaba muriendo. Beth Bowen murió el 1 de enero de 1981 de mieloma múltiple, una forma de cáncer de huesos.

El Dr. Bowen, quien por aquel entonces estaba planteándose dimitir del cargo de gobernador, recurrió al dimetil sulfóxido o DMSO para aliviar los fuertes dolores que padecía su mujer. Un veterinario le proporcionó el remedio y descubrió que esta sustancia aliviaba el sufrimiento de su mujer «en cuestión de minutos». La Food and Drug Administration (FDA) prohibió el uso del DMSO en seres humanos, a excepción del tratamiento de una cistitis poco común. Incluso con la prohibición del Gobierno en mente, el Dr. Bowen hizo lo que consideró que era lo correcto para su esposa: administrarle DMSO por vía intravenosa. «¿Por qué los moribundos que padecen un dolor intenso no pueden obtener sencillamente una receta para hacerse con el remedio?», preguntó en su discurso. «La única justificación que pude encontrar es que, después de un uso prolongado o en dosis altas, pudo haber provocado cataratas exclusivamente en perros». A este respecto me gustaría señalar que en la práctica el DMSO ya se había utilizado internamente en muchos casos. En ninguno de estos tratamientos produjo cataratas. Al contrario: ¡se observó una mejoría en la agudeza visual en perros mayores! También en este caso es la cantidad la que hace el veneno.

Antes de seguir leyendo este libro, es posible que se haga preguntas similares a las que se hizo el Dr. Bowen. No resultaría difícil identificarse con los pacientes implicados, algunos de los cuales se vieron obligados a hacerse cargo de su propio tratamiento y a cambiarse al DMSO. De hecho, nunca se ha considerado que el uso del DMSO sea peligroso para el ser humano. Los únicos efectos secundarios que provoca son irritaciones insignificantes.

La acción del DMSO

El DMSO detiene el crecimiento bacteriano. Alivia el dolor. Como vasodilatador, el DMSO dilata los vasos sanguíneos pequeños, lo que aumenta la circulación en una zona. Suaviza el tejido cicatricial y alivia las quemaduras.

El efecto antiinflamatorio del DMSO alivia las inflamaciones, así como la inflamación provocada por la artritis, la bursitis, la tendinitis y otras lesiones musculoesqueléticas. Además, tiene otros muchos efectos positivos de naturaleza terapéutica para cualquiera que esté herido o enfermo.

Nina Hawranke también publicó un artículo muy bueno en Nexus 24, en agosto-septiembre de 2008. Aquí hay un pequeño extracto:

... Es fácil explicar por qué la industria farmacéutica no muestra un gran interés por la sustancia. Por un lado, la amplia gama de dolencias contra las que el DMSO es eficaz es ciertamente importante; el

remedio competiría, por tanto, con muchos productos de las propias empresas. Por otro lado, el DMSO no se puede patentar ni en el ámbito de la farmacología ni en el industrial, lo que desde el punto de vista de la estrategia de mercado tampoco resulta atractivo. Muchos consorcios señalan a la defensiva que hay suficientes sustancias que tienen el mismo efecto que el DMSO. Sin embargo, el Dr. Terry Bristol, presidente del Instituto de Ciencias, Ingeniería y Políticas Públicas de Portland (Oregón), quien ayudó a Stanley Jacob con sus estudios, ve las ventajas del DMSO:

El DMSO no se puede patentar

«El DMSO es mucho menos tóxico que otras sustancias y tiene menos efectos secundarios».

De acuerdo con el índice terapéutico, el DMSO es en realidad siete veces más seguro que la Aspirina. Los únicos efectos secundarios que se han observado hasta la fecha son olor a ajo e irritaciones cutáneas que se producen en algunos casos y que, según Walker, se deben a la deshidratación de la piel y que generalmente desaparecen tras la aplicación reiterada del DMSO. En cualquier caso, los vapores del DMSO no deben inhalarse. La administración intravenosa del DMSO puede provocar dolor provisional de cabeza. No se ha podido demostrar que sea tóxico o que tenga un efecto carcinógeno.

Libro recomendado: Dr. Hartmut Fischer, La guía del DMSO: el conocimiento oculto de la naturaleza para la sanación

En las páginas 161-162 de la obra de referencia sobre el tema del DMSO del Dr. Hartmut Fischer (véase la nota marginal), publicado por la editorial Daniel Peter, encontrará la siguiente información:

El DMSO es una sustancia natural que se obtiene de la madera de los árboles.

El efecto curativo generalizado del DMSO es único y debe entenderse como un principio terapéutico superior. El DMSO no puede sustituirse por ninguna otra sustancia y posee una gama abrumadoramente amplia de propiedades que actúan armoniosamente.

… El uso externo en animales se aplica fundamentalmente en las enfermedades del aparato locomotor, en especial en las extremidades. Con el DMSO, uno mismo puede tratar estupendamente articulaciones inflamadas, lesiones, inflamaciones, sobrecargas y muchas otras dolencias de las mascotas, los animales deportivos o de trabajo. Así, por ejemplo, para las extremidades puede prepararse una dilución del 60 al 75 %. La administración de gotas para enfermedades del oído, nasales y oculares (¡soluciones estériles!) es también una de las aplicaciones externas.

Otras aplicaciones posibles para las soluciones acuosas de DMSO a concentraciones altas son el lavado de heridas, úlceras, abscesos o fístulas. Para ello se utilizan frascos goteros o jeringuillas de plástico con los que directamente se vierten las mezclas del 50 al 80 % sobre las aberturas afectadas.

La toma de DMSO también resulta apropiada en el caso de dolencias musculares, articulares u óseas. También pueden tratarse de esta manera todas las demás enfermedades de animales…

Como su olor y sabor son algo «extraños» para un animal, para la administración interna hay que ser un poco creativo.

El DMSO para tratar articulaciones inflamadas, lesiones, inflamaciones, sobrecargas…

Estos son solo algunos extractos del manual del DMSO. También suelo utilizarlo para «abrir puertas». Por así decirlo, abre el camino hacia la sangre y los músculos. Eso permite que remedios como el MMS/CDL o las tinturas penetren en el tejido de forma más rápida y profunda, lo que a su vez acelera el proceso de curación. Cuando hay dermatitis piotraumática o heridas, aplico unos toques con una mezcla de MMS/CDL y agua sobre la zona y luego la rocío con una solución de DMSO al 50 %.

El DMSO ayuda a transportar los remedios al foco patógeno

Una mezcla de CDL y DMSO a partes iguales diluida con agua también ha demostrado ser muy efectiva para tratar heridas abiertas (por ejemplo: 10 mililitros de CDL/CDLplus, 10 mililitros de DMSO y 10 mililitros de agua). Esta mezcla puede introducirse en una jeringa y lavar la herida con ella. De esta manera se pueden combatir directamente las bacterias y acelerar el proceso de curación.

El DMSO también es muy eficaz combinado con una tintura de consuelda para el dolor articular o cuando, por ejemplo, un perro se ha «descolocado». En ese caso, primero froto la zona con una solución de DMSO al 50 % y luego con tintura de consuelda. Si sospecho que hay una inflamación, administro, además, MMS o CDL/CDLplus por vía oral.

Cuando administre DMSO por vía interna, no se asuste: nuestros animales empiezan a «olfatear» algo. El olor es similar al del ajo.

Suelo administrar DMSO a mis animales frecuentemente junto con CDL/CDLplus y para enmascarar el olor les doy un poco de queso fresco granulado o yogur natural. Hasta los gatos aguardan impacientes el momento especial de la «chuche».

Un efecto secundario muy positivo del DMSO es que, cuando se administra internamente, a los animales no les pican las garrapatas. Parece que a estas pelmazas no les gusta el olor del DMSO.

Cuando el DMSO se aplique externamente y en una solución cuya concentración sea superior al 50 %, siempre que sea posible, antes deberá hacerse una prueba en una zona, ya que pueden darse reacciones como picor y enrojecimiento. Con la solución al 50 %, en animales nunca he detectado estos síntomas.

8.2 Hierbas suecas (amargo sueco)

A continuación puede leer un extracto de la Wikipedia sobre la historia del amargo sueco (última consulta realizada el 28 de enero de 2015):

El nombre se debe a la nacionalidad de los médicos y químicos suecos Urban Hjärne y Klaus Samst. Urban Hjärne tenía un laboratorio en Kungsholmen en el que elaboraba sus propios medicamentos a partir de ingredientes «secretos». En 1692 obtuvo permiso para vender el «Elixir amarum» en las farmacias. Parece que el médico Klaus Samst redescubrió la fórmula en el siglo XVIII. Aunque la familia Samst ya la conocía de antes, había caído en el olvido. Por otra parte, se dice que el suizo-alemán Theophrastus Bombastus von Hohenheim, llamado Paracelso, había desarrollado un medicamento similar en el siglo XVI. Finalmente, fue Maria Treben, una herborista austriaca, quien contribuyó a dar a conocer el amargo sueco con la publicación en 1980 de su popular libro Salud de la botica del Señor.

La célebre herborista Maria Treben ya conocía las ventajas del pequeño amargo sueco. Para ella era un auténtico elixir milagroso. Debo confesar que siempre me supone cierto esfuerzo beber este amargo elixir. Pero, cuando mi estómago se rebela, me gusta tomármelo porque a menudo, tras una sola toma, mi estómago vuelve a estar bien. Pero hasta diluido con agua me hace estremecerme.

Los animales reaccionan de un modo completamente diferente.

Amargo sueco: un remedio importante para fortalecer el metabolismo y el sistema inmunológico

Maria Treben también conocía y apreciaba los beneficios del amargo sueco

Dosificación

A los perros se les da diluido en función de su tamaño: media-una cucharadita con un poco de agua tibia. A los caballos, por otro lado, se les puede dar el amargo sueco puro (en su caso, una cucharada sopera) o simplemente diluido con agua y vertido sobre el alimento. A los caballos les encantan los brebajes amargos. A menudo es divertido ver cómo en poco tiempo llegan a encantarles.

Es un remedio importante para fortalecer el metabolismo. Entre otras cosas, las hierbas suecas también favorecen el sistema inmunitario. Si el tracto gastrointestinal está alterado, el amargo sueco restablecerá su buen funcionamiento. Resulta fascinante ver lo amplias que son las aplicaciones del amargo sueco y lo diversos que son los cuadros clínicos en los que resulta de ayuda.

Por ejemplo, puede darse el caso de que un perro tenga un problema cutáneo que se trate externamente con MMS y cuya causa —el metabolismo— se trate con amargo sueco. Naturalmente, esto varía de un animal a otro y siempre debe probarse para el animal en cuestión.

8.3 Zeolita

Las zeolitas tienen excelentes propiedades de desintoxicación y son un complemento ideal al MMS

Las zeolitas son aluminosilicatos cristalinos que están presentes de distintas formas en la naturaleza. Las zeolitas consisten en una piedra de lava finamente molida y tienen excelentes propiedades de desintoxicación similares a las de una esponja. Son un complemento ideal para el MMS. El MMS desactiva los virus, las bacterias y los patógenos del organismo y la zeolita arrastra estos residuos concretos con ella, de forma similar a como lo haría un camión de la basura. Absorbe las toxinas del cuerpo a la vez que libera minerales importantes. Ha podido observarse que la zeolita multiplica el efecto del MMS.

Cada vez es más habitual que nuestro organismo se enfrente a metales tóxicos como el mercurio, el paladio, el cadmio, el plomo, el níquel, etc. Estas sustancias no solo afectan al sistema inmunitario, sino también al hígado, los riñones y el intestino. Pueden entrar en nuestro organismo a través de los alimentos, los medicamentos, las vacunas y el agua. Con frecuencia, nuestros animales las ingieren sin que nos demos cuenta.[5]

Los animales ingieren toxinas inadvertidamente

También la utilizo para ayudar a eliminar los residuos de las bacterias, los virus, los hongos y los parásitos que el MMS, el CDL o el CDLplus han destruido. Por ello, durante el día administro MMS, CDL o CDLplus en pequeñas dosis y por la noche zeolita para la eliminación. De esta manera puedo favorecer el proceso de recuperación sin que el metabolismo o el hígado tengan que hacer un esfuerzo extraordinario, ya que el hígado trabaja especialmente durante la noche.

La zeolita es muy buena para eliminar toxinas

Las siguientes propiedades hacen que la zeolita de tipo clinoptilolita sea tan valiosa en comparación con otros minerales:
- su enorme superficie activa y, por lo tanto, una enorme capacidad de absorción de toxinas, especialmente en el caso de la zeolita finamente molida (2 micrómetros o 2000 nanómetros),
- su estructura mineral única en forma de panal,
- sus múltiples campos de aplicación.

La zeolita favorece y fomenta los procesos de desintoxicación y excreción del cuerpo al unir los elementos tóxicos a través del intercambio selectivo de iones y de la absorción (enriquecimiento), así como al filtrar las partículas no fisiológicas más grandes a través del tamiz molecular. Al mismo tiempo, el organismo recibe minerales biógenos esenciales, tales como el calcio (Ca), el magnesio (Mg), el sodio (Na), el potasio (K) y la sílice (SiO_2).

La zeolita aporta al organismo minerales esenciales como el calcio, el magnesio, el sodio, el potasio y el sílice

i

Las siguientes propiedades de la zeolita han sido documentadas en numerosas publicaciones:

- La zeolita absorbe las toxinas ambientales, las toxinas almacenadas y los metales pesados del intestino y los elimina del cuerpo.
- La zeolita absorbe las toxinas que producen las bacterias, los hongos, la hiperacidificación, la fermentación o la putrefacción y las elimina del cuerpo.
- La zeolita refuerza la actividad intestinal y el sistema inmunitario.
- La zeolita reduce la exposición de las células a los radicales libres y las protege.
- La zeolita previene el envejecimiento prematuro.
- La zeolita descongestiona el hígado y los riñones, el tejido conjuntivo y la piel.
- La zeolita mejora el suministro del cuerpo y la absorción de nutrientes y minerales esenciales.
- La zeolita mejora el suministro de antioxidantes al cuerpo y actúa como un inhibidor de la oxidación.
- La zeolita es la única sustancia conocida que, además, se liga a la radioactividad e incluso puede eliminarla del cuerpo (ejemplo: a los niños de Chernóbil se les dieron galletas con zeolita y se obtuvieron muy buenos resultados). Dado que la zeolita no se metaboliza, es prácticamente imposible tomar una sobredosis. La zeolita se excreta completamente al cabo de unas 24 horas junto con los contaminantes y las toxinas.

Cuanto mayor sea la proporción de clinoptilolita en la zeolita, mejor es su calidad

Beber suficiente agua refuerza el poder limpiador de la zeolita activada. Los efectos positivos son tan variados que actualmente se está llevando a cabo una investigación en profundidad sobre la zeolita de tipo clinoptilolita como agente terapéutico esencial para muchas enfermedades crónicas, incluyendo las alergias, los hongos y las enfermedades tumorales.

También es importante tener en cuenta lo siguiente: según el Dr. Hartmut Fischer, uno no debe tomar oxidantes (MMS/CDL) sin administrar simultáneamente zeolita (con un intervalo de cuatro horas). La zeolita es un potente antioxidante y absorbe las toxinas. Por lo tanto, es recomendable administrar MMS por la mañana y al mediodía, y zeolita por la noche.

Dosificación de la zeolita en animales

La administración puede distribuirse en una o dos dosis. Esto es meramente orientativo, ¡no es obligatorio! Yo suelo hacerlo como sigue: gatos y perros pequeños: una pizca; perros grandes: una cucharadita; caballos: una cucharada sopera. Es importante mezclar primero el polvo con un poco de agua y luego mezclarlo con el alimento.

	Por la mañana	Por la noche
Gatos	Una pizca	Una pizca
Perros	Una1 cucharadita	Una1 cucharadita
Caballos	Una cucharada sopera	Una cucharada sopera

8.4 Bentonita

La bentonita es una tierra medicinal cuya eficacia es extraordinaria. Su mayor beneficio es la absorción de toxinas del sistema digestivo y la armonización del medio intestinal. Esto, a su vez, favorece el desarrollo de una flora intestinal sana y, por lo tanto, activa enormemente la capacidad de curación espontánea del organismo.[6]

Bentonita: una tierra medicinal con un poder extraordinario

La arcilla bentonita es una sustancia completamente natural y tiene muchas propiedades positivas. Hay dos de ellas que me gustaría destacar en especial: el efecto de la bentonita sobre la diarrea y su fuerte poder desintoxicante, que protege a todo el cuerpo de toxinas y agentes contaminantes de todo tipo.

La bentonita es una sustancia completamente natural

Elevada capacidad de absorción

La bentonita es una arcilla que se formó por la erosión de la ceniza volcánica. La bentonita está finamente molida, por lo que su superficie es sumamente grande. Además, las partículas de bentonita tienen una carga negativa. Ambas propiedades hacen que esta arcilla tenga una capacidad de absorción extraordinariamente elevada.

8.4.1 Desintoxicación con la arcilla bentonita

La bentonita mantiene un bajo nivel de exposición del cuerpo a los contaminantes, lo que alivia a los órganos excretores: el hígado, los riñones y el intestino

La absorción por medio de arcillas es un tipo de desintoxicación muy eficaz. La absorción significa que la bentonita es capaz de fijarse a sustancias. Cuando esto sucede en el sistema digestivo humano, estas sustancias ya no pueden ser absorbidas. Por lo tanto, no entran en el torrente sanguíneo, sino que se excretan en las heces junto con la bentonita. Por eso, aquellos programas de desintoxicación o limpieza intestinal en los que interviene la arcilla llamada bentonita tienen más éxito.

Si bien la bentonita puede utilizarse como cura, también actúa como un excelente remedio natural para la desintoxicación diaria, que puede tomarse como medida preventiva en pequeñas cantidades fijándose a los contaminantes que nos llegan diariamente del medio ambiente y de los alimentos y excretándolos de nuevo. De esta manera, la bentonita permite mantener un nivel de contaminación bajo en el organismo y así descongestionar los órganos excretores (hígado, riñones e intestino) a la vez que protege y mejora el estado de salud en general. Ahora bien, ¿a qué tipo de toxinas se liga y qué elimina la bentonita?

La bentonita se fija a bacterias dañinas, metales pesados, residuos de pesticidas, toxinas del moho y partículas radioactivas. Dado que la bentonita actúa fundamentalmente en el intestino, su poder de fijarse a las bacterias resulta particularmente efectivo en las infecciones intestinales bacterianas.

8.4.2 Bentonita: el remedio ideal contra la diarrea

Los medicamentos convencionales contra la diarrea no hacen lo que uno desearía que hiciese un fármaco contra la diarrea, ya que tienden a bloquear el intestino y mantienen las bacterias en este, lo cual puede provocar mayores complicaciones. En cambio, sería importante disponer de un remedio que no se limitase a paralizar el intestino, sino que lo ayudase de forma activa a curarse espontáneamente. El remedio ideal para la diarrea, por otro lado, debería tener las siguientes propiedades:

La bentonita favorece la capacidad de curación espontánea del cuerpo

* reducir el número de bacterias mediante la absorción y la eliminación de las bacterias nocivas,
* absorber y eliminar las toxinas bacterianas,
* absorber el exceso de agua,
* favorecer que las heces tengan forma,
* absorber los gases,
* favorecer el desarrollo de una flora intestinal sana,
* … y todo ello SIN paralizar el peristaltismo intestinal ni tener efectos secundarios perjudiciales.

Debido a su gran superficie y a su gran poder de absorción, la bentonita cumple todos estos requisitos. Por lo tanto, la arcilla es un remedio natural de primeros auxilios muy recomendable para tratar la diarrea y debe estar presente en los botiquines, tanto en el del hogar como en el de viaje.

Un remedio natural de primeros auxilios contra la diarrea

Me gusta administrar bentonita y zeolita en la consulta después del tratamiento con MMS, CDL o CDLplus para reconstruir y activar la flora intestinal de los animales.

La dosificación de la bentonita es igual que la de la zeolita. También en este caso debe mezclarse primero el polvo con un poco de agua y luego mezclar esta papilla con el alimento.

Dosificación

La administración puede distribuirse en una o dos dosis. Esto es meramente orientativo, ¡no es obligatorio! Yo suelo hacerlo como sigue: gatos y perros pequeños: una pizca; perros grandes: una cucharadita; caballos: una cucharada sopera.

Es importante mezclar primero el polvo con un poco de agua y luego mezclar esta papilla con el alimento.

	Por la mañana	Por la noche
Gatos	Una pizca	Una pizca
Perros	Una cucharadita	Una cucharadita
Caballos	Una cucharada sopera	Una cucharada sopera

8.5 Tinturas de plantas: fitoterapia

Precisamente en nuestras latitudes hay muchas hierbas medicinales. Hoy en día, muchas personas las consideran «malas hierbas». Siendo una niña llegué a conocer muchos de estos maravillosos remedios gracias a mis padres. Así, por ejemplo, la tintura de consuelda y el ungüento de caléndula —por supuesto, elaborados en casa— siempre estaban disponibles.

Las hierbas medicinales de elaboración propia son valiosos remedios curativos

Es una lástima que una gran parte de este antiguo conocimiento haya caído en el olvido. Afortunadamente existen personas comprometidas, como mi amiga Sabine, que vuelven a «desenterrar» estos conocimientos, por ejemplo, sobre plantas, lo que resulta de gran ayuda para mi trabajo. Es algo que agradezco mucho.

Mi madre me contó que los granjeros solían alimentar a sus cerdos con consuelda para evitar que los animales contrajeran la erisipela porcina

Desde hace algunos años elaboro tinturas y pomadas a partir de hierbas medicinales, la mayor parte de las cuales recolecto yo misma. Por ejemplo, he tratado otitis aplicando primero unos toques con MMS y luego una pomada de hiedra terrestre y caléndula. El éxito es rotundo. Siempre estoy incorporando tinturas, mezclas y pomadas nuevas a mi surtido.

Cuando es posible, también utilizo plantas de nuestra tierra natal, ya que están frescas. Evito utilizar plantas de las selvas vírgenes o similares. Para empezar, no me gusta su larga ruta de suministro. En muchos países, las zonas de cultivo también están contaminadas con plaguicidas, lo que es particularmente evidente en el caso del ginseng: si se desea una calidad realmente pura y limpia, en este momento resulta muy caro. Encuentro una gran parte de las hierbas en nuestras praderas o cuando estoy de vacaciones en los prados bávaros de alta montaña. Pero también en este caso cada uno decide por sí mismo si quiere emplearlas con su animal.

Usar preferentemente plantas de la tierra natal

Las tinturas de hierbas medicinales como, por ejemplo, la angélica, la achicoria y las margaritas también ayudan con los problemas emocionales de nuestros animales

Las tinturas son una ayuda maravillosa precisamente para los problemas emocionales. La angélica, la achicoria, las margaritas y muchos otros regalos de la madre naturaleza me son de ayuda cuando trabajo con animales. Las margaritas son un maravilloso «antidepresivo» y devuelven la alegría de vivir. La angélica nos proporciona, entre otras cosas, seguridad y confianza en nosotros mismos.

En la práctica, la combinación de MMS y tinturas vegetales ha demostrado dar muy buenos resultados: unas se emplean para combatir los síntomas físicos y otras para los emocionales

Cada planta tiene un aspecto emocional y otro físico. En el ámbito físico, la angélica puede ser de ayuda ante un problema gastrointestinal. Sin embargo, lo mejor es buscar un terapeuta que trabaje con fitoterapia y pruebe cuál es la planta adecuada para su animal.

En la consulta suelo utilizar MMS para tratar los problemas físicos y luego una tintura vegetal para los problemas emocionales. De esta manera puedo volver a poner el cuerpo y el alma en armonía y acelerar así el proceso de curación.

Elaborar tinturas de plantas es muy fácil

Seguramente se estará preguntando: «¿Dónde puedo conseguir una tintura de consuelda o una tintura de margaritas o de angélica?». Lo único que puedo hacer, si lo desea, es darle un consejo: elabore sus propias tinturas. Hay muchas cosas que pueden comprarse.

Pero también puede ahorrarse algo de dinero y, además, es divertido salir a la naturaleza y buscar plantas.

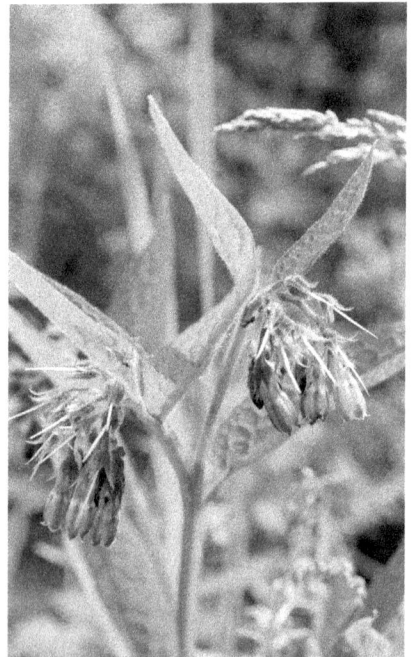

Consuelda

Elaboración de una tintura de margaritas

Las margaritas, por ejemplo, crecen en muchos céspedes y en parques. Coja algunas flores, póngalas en un frasco con tapa a rosca, vierta alcohol sobre ellas (vodka, aguardiente de trigo) y coloque el frasco en el alféizar de la ventana. Deberá permanecer allí unas cuatro semanas; se dice que un ciclo lunar (28 días). Hay que agitar el frasco de vez en cuando. En un laboratorio alquímico, dichos sedimentos suelen removerse cada mañana hacia la derecha exactamente a la salida del sol y hacia la izquierda cada noche cuando sale la luna.

Una vez transcurridos estos 28 días, vertemos el líquido y lo ponemos en un frasco o en botellitas. Finalmente ponemos una etiqueta y ¡listo!

Algunas hierbas medicinales también pueden comprarse secas. Pero creo que buscarlas, cogerlas o desenterrarlas uno mismo aumenta el poder curativo de todo el proceso. Me encanta este trabajo y en la zona también me conocen como «la bruja bávara de las hierbas». ¡Para mí esto es un elogio maravilloso!

Las hierbas secas también tienen utilidad

8.6 OPC: el principio activo del extracto de semilla de uva

El OPC fue descubierto después de la Segunda Guerra Mundial por el científico y profesor francés Jack Masquelier. El OPC, o la forma algo más suave, Terrakraft, funciona como una especie de fuente de la juventud para el organismo. El OPC pertenece a los polifenoles, un gran grupo del ámbito de las sustancias vegetales secundarias.

OPC es la abreviatura de proantocianidinas oligoméricas y es un extracto de semillas de uva roja. Puede tomarse a diario en forma de cápsulas y, según Robert Franz, «¡Uno se llena diariamente de sol y de toda la fuerza de un pequeño

i

viñedo!». El hecho de que las semillas de la uva contengan tal poder curativo se descubrió hace ya 60 años, pero, como Robert Franz no deja de enfatizar, la medicina (la industria farmacéutica) lo ha ignorado hasta el día de hoy por buenos motivos. «Si todo el mundo tomara OPC, la industria farmacéutica tendría enormes pérdidas».[1]

Además, se sabe que una copa de vino tinto es saludable, ya que el vino tinto también se hace de uvas y, por lo tanto, contiene el principio activo OPC. El OPC nos permite disfrutar de los efectos de muchas copas de vino tinto sin tener problemas con el alcohol. Podemos administrar OPC tranquilamente a nuestros animales, pues precisamente el alcohol es peligroso para los gatos. El OPC me resulta de gran ayuda con animales débiles y enfermos. Igualmente, puede reactivar el metabolismo en caso necesario. Otra razón para emplear el OPC es para eliminar sustancias nocivas suavemente. Es un complemento alimenticio natural.

i

El OPC es una sustancia vegetal antioxidante y no debe administrarse simultáneamente con MMS, CDL o CDLplus, ya que los efectos de las sustancias se anularían entre sí. Es aconsejable utilizar primero MMS o CDL para eliminar y luego reconstruir el cuerpo con OPC o bien mantener un período mínimo de cuatro horas entre el MMS o el CDL y el OPC. El extracto de semilla de uva ejerce un efecto extremadamente positivo sobre los siguientes órganos y enfermedades: los vasos, el corazón, la sangre, la diabetes, alergias, la piel y el tejido conjuntivo, lesiones, procesos degenerativos asociados al envejecimiento, las vías respiratorias, el estado de ánimo, el sistema inmunitario y los riñones.
Es un remedio de eficacia probada para reforzar cualquier curación.

---

1 Existe un libro muy bueno sobre el tema de Robert Franz: *Das Fundament menschlicher Gesundheit*, publicado en alemán en la editorial Andrea Weber.

Continuación: El OPC y sus efectos terapéuticos *i*

Si su animal reacciona con vómitos al OPC, puede cambiar a harina de semilla de uva. Aunque su contenido de OPC es menor, suele ser más fácil de digerir.

8.7 Bórax

La denominación química del bórax es borato de sodio. El bórax es un mineral natural que, por desgracia, es muy escaso. Se forma, entre otras cosas, durante la deshidratación de lagos salados y puede estar en forma cristalina o compacta.

El boro: un mineral natural

El boro es un elemento importante de la naturaleza. Por desgracia, este mineral tan relevante ha sido extraído de la tierra durante muchos años y, como consecuencia, los alimentos no contienen boro o tienen un contenido muy bajo. Por ello padecemos una deficiencia de boro en nuestros cuerpos. ¿Cuáles son los efectos de esta deficiencia de boro sobre el cuerpo?

El contenido de boro de los alimentos se ha reducido drásticamente

i

La carencia de boro provoca la hiperactividad de las glándulas paratiroideas, lo que hace que liberen un exceso de hormona. A su vez, esta hormona hace que se libere el calcio de los huesos y los dientes. Esto aumenta el nivel de calcio en la sangre, lo que a su vez puede provocar artrosis articular, osteoporosis y daños en los dientes. Con el aumento de la edad, los valores altos de calcio provocan la calcificación de los tejidos blandos. Esto genera tensión muscular y rigidez articular. Las arterias y las glándulas endocrinas se calcifican, especialmente la glándula pineal. El resultado de todo ello son cálculos renales, calcificación renal e insuficiencia renal. Este problema se da muy a menudo en nuestros animales.
Otra cuestión importante es que a través de la alimentación y las vacunas, entre otras cosas, introducimos un exceso de aluminio en el cuerpo. Como si de una

i

Continuación: Efectos de la deficiencia de boro

competición se tratase, cada molécula de aluminio desplaza tres moléculas de boro. Como ahora estamos introduciendo más aluminio que boro en el cuerpo de los animales, podemos imaginarnos cuál será el resultado de la «competición».

El bórax tiene muchos otros efectos positivos en enfermedades como la artritis o el cáncer, entre otras muchas, por no hablar de la artritis y las molestias articulares.

Es muy bueno administrar bórax junto con magnesio. Pero ¡hay que tener cuidado con el bórax! ¡Un exceso puede ser perjudicial!

Dosificación del bórax

(Esta es la dosificación para un ser humano con un peso medio de 70 kilogramos y hay que recalcularla para nuestros animales).

Dosificación normal: En una botella disolvemos una cucharadita ligeramente colmada (5-6 gramos) con un litro de agua de buena calidad.

Tomamos 1-2 cucharaditas de este concentrado al día.

Por lo tanto, a un perro que pesase alrededor de 35 kilogramos habría que darle 0,5-1 cucharadita al día. Dependiendo del tamaño, la cucharadita tiene una capacidad aproximada de 5 mililitros.

Si partimos de una dosis de 10 mililitros (2 cucharaditas) para un ser humano que pese unos 70 kilogramos, obtendremos una dosis de 2,8 mililitros para un perro de 20 kilogramos.

Como tantas otras cosas, el bórax está prohibido en Alemania y es muy difícil de obtener. Una posibilidad es a través de internet, ya que en Inglaterra puede encargarse bórax. Si desea hacer un pedido de este tipo, asegúrese de que encarga bórax puro. Para evitar su ingestión, en Alemania suelen añadirle sustancias nocivas al bórax.

Cuando se lee acerca de todos estos remedios «alternativos», resulta sorprendente que una y otra vez se llegue a la misma conclusión: son muy baratos, son de ayuda y a menudo están prohibidos o simplemente desaparecen por los motivos poco convincentes que la OMS o instituciones similares —que ganan una enorme cantidad de dinero con los remedios farmacéuticos— alegan.

8.8 Mumijo

El mumijo también se conoce como shilajit en algunas zonas. Es un producto completamente natural que durante miles de años se ha empleado como remedio y reconstituyente en la medicina popular centroasiática. Está firmemente integrado en la medicina ayurvédica. Puede utilizarse en muchas enfermedades y, entre otras cosas, también estimula el metabolismo.

El mumijo está firmemente integrado en la medicina ayurvédica

A pesar de los precisos registros botánicos y geológicos de los yacimientos en cuestión, todavía no puede hacerse una declaración definitiva sobre el proceso exacto de formación, que puede variar dependiendo del lugar del hallazgo. Los requisitos que deben darse sobre su ubicación están científicamente constatados. Todos los lugares en los que se encuentra tienen en común que están expuestos a una prolongada e intensa radiación solar, que el aire es particularmente puro y que se da un determinado espectro de crecimiento vegetal. Las plantas altas que producen una savia lechosa, especialmente las del género Euphorbia, son uno de los requisitos previos para la formación de la viscosa matriz de mumijo, extremadamente soluble en agua (fuente: Wikipedia, consultada por última vez el 25 de enero de 2015).

Radiación solar prolongada e intensa: una condición importante para la formación de mumijo

En el libro Mumijo – das schwarze Gold des Himalaya, del Dr. Wolfgang Widmann, se recomienda la siguiente dosis para personas que tengan un peso corporal aproximado de 70 kilogramos:

1. Pueden tomarse entre 50 y 800 miligramos de mumijo al día sin que resulte perjudicial.
2. Una dosis de 200 miligramos por toma es óptima.
3. La pauta posológica es variable y depende de la enfermedad. La dosis estándar recomendada es de dos a tres tomas. Véase más adelante la pauta terapéutica.
4. A dosis de 200 miligramos, el mumijo tiene un efecto colerético.

Dado que estos datos se han calculado para personas de unos 70 kilogramos de peso, la dosificación deberá calcularse en función del peso de los animales. ¡También en este caso menos suele ser más!

8.9 Moringa oleifera

A la Moringa oleifera se le llama el árbol milagroso

A la moringa se la conoce como el árbol milagroso. La moringa contiene 18 de los 20 aminoácidos. Estos son importantes en lo concerniente al transporte de oxígeno, la función cerebral y la concentración. Más de 700 estudios han demostrado el versátil efecto positivo que el árbol, las hojas y los frutos ejercen sobre la salud. El efecto antioxidante de las hojas resulta especialmente asombroso.

Los estudios demuestran los múltiples efectos curativos antioxidantes del árbol, las hojas y los frutos

El polvo de Moringa oleifera debería añadirse al alimento de cualquier animal que padezca de inmunodeficiencia, problemas cutáneos, problemas óseos y articulares, problemas digestivos, trastornos metabólicos, picores, trastornos del crecimiento, mal aliento o pelaje mate.

Recomendaciones de administración: Dar una pizca bien colmada a un perro de 20 kilogramos. A los perros con otro peso se les administrará mayor o menor cantidad, según corresponda.

En el libro Moringa, der essbare Wunderbaum, de Barbara Simonsohn y Joachim Funk, los autores también exponen los mecanismos de acción de la moringa sobre los animales.

Como sabemos, nuestras mascotas no están a salvo de las enfermedades o el sobrepeso. En este sentido, la moringa ejerce unos efectos impresionantes sobre los animales. Por ejemplo, los autores informan sobre usuarios que han administrado moringa a caballos nerviosos que se asustaban con cualquier ruido y estos adquirieron una mayor serenidad y confianza en sí mismos.
La administración de moringa refuerza el sistema inmunitario de nuestros animales, lo que los ayuda a combatir las enfermedades virales.
De esta manera se puede dar moringa diariamente a los animales, lo que suele percibirse por el brillo de sus ojos y su pelaje. Facilita la digestión y la desintoxicación, que en muy poco tiempo vuelven a funcionar de forma óptima.

La Moringa oleifera fortalece el sistema inmunitario de nuestros animales e incluso favorece el desarrollo de una mayor serenidad y confianza en sí mismos

Al igual que en los seres humanos, la moringa también puede ayudar a aquellos animales que padezcan artritis, osteoporosis, hipertensión, cáncer o reumatismo. Existen otras muchas enfermedades en las que la moringa es de ayuda: puede conservar la visión y ayuda a los perros con displasia de cadera. Gracias a su inigualable densidad de nutrientes, la moringa ayuda a perder peso a los perros y gatos con sobrepeso.

En los EE. UU. y en Gran Bretaña ya existen incluso centros de tratamiento para perros y gatos gordos. Se estima que solo en los EE. UU. viven cuatro millones de perros con sobrepeso y se dice que el 5 % de los perros estadounidenses están obesos. Además del ejercicio, los alimentos ricos en nutrientes son la solución para los problemas de peso. En los EE. UU., las píldoras adelgazantes para las mascotas ya son algo habitual (por ejemplo, el Slentrol), pero sus efectos secundarios son considerables, no solo para el ser humano, sino también para los animales.

Ayuda contra el sobrepeso de nuestros animales

La Moringa olei-fera fortalece el sistema inmuno-lógico, aumenta la fertilidad y faci-lita la gestación

Cuando los animales están enfermos, no solo sufren los animales y sus dueños, sino que la visita al veterinario también cuesta dinero, energía y nervios a todos los implicados. Lo que usted ha leído sobre los beneficios de la moringa para la salud del ser humano también es aplicable a los animales: aumenta la fertilidad, facilita la gestación, las hembras de los mamíferos producen suficiente leche materna de calidad y refuerza el sistema inmunitario. Los animales que toman moringa están en mejor forma, más activos y saludables, y también se les nota en el brillo de sus ojos y su pelaje.

A los animales pequeños se les da una pizca en la comida y a los de mayor tamaño, una cantidad proporcionalmente superior.

La Moringa oleifera también ayuda a los ciervos

La moringa ayuda incluso a los ciervos. Cuando toman moringa, están en mejor forma, más alegres y enferman menos. Los peces dejan de padecer infecciones por hongos (fuente: Moringa, der essbare Wunderbaum, de Barbara Simonsohn y Joachim Funk).

Intercambio de experiencias: efectos de la Moringa oleifera sobre varios animales (los informes han sido sacados del libro Moringa, der essbare Wunderbaum)

Ejemplo 1: Helga Bird

Perro lobo

Llevo 14 años trabajando en un refugio de animales. Allí también he dado moringa a los animales. Un viejo perro lobo pasó su vejez sin tener ninguna enfermedad. Un rottweiler y un perro mestizo tenían un pelaje brillante y una buena forma que resultaban sorprendentes.

Al ciervo, Egon, también se le administró moringa. En cada temporada de muda, Egon se quedaba muy débil. Conforme iba envejeciendo, cada vez llevaba peor este cambio. Gracias a la moringa, estas molestias son cosa del pasado.

Ejemplo 2: Christian Kaliauer de Aschach, junto al Danubio

Gato de pelo largo

Hola, me llamo Benni y soy un gato de largo pelo blanco de cinco años de edad. Hace cuatro semanas, mi dueño empezó a mezclar una cosa verde con mi comida una vez al día. Al principio pensé: «¡Se ha vuelto loco! ¿Qué se supone que debe hacer un gato como yo con esa cosa verde? ¡Lo que más me gusta son los ratones, las ranas y los pájaros!». Pero al cabo de una semana empecé a notar algo extraño: ¡ya no se me escapaba ningún ratón! Mi dueño también me dijo que tenía el pelo mucho más bonito y que mis ojos habían dejado de lagrimear por completo. Cuando vi que tomar moringa también era bueno para mi dueño, decidí que a partir de entonces me tomaría esa cosa verde con gusto y que además se la recomendaría a las gatas y los gatos del vecindario.

Ejemplo 3: Peter
Peter estaba buscando un nuevo ingrediente para la comida de los camarones.

Peces

Añadí un palo de moringa para mis siluros. Qué puedo decir: todos los animales del acuario vuelan hacia ese palo cuando les doy de comer. No solo los siluros, sino también los camarones, los cangrejos, los caracoles y otros peces. Mi compañera tiene un perro y cada mañana le pone una pizca en la comida. ¡El perro tiene 14 años y está viviendo su segunda primavera!

Ejemplo 4: Angelika
Nuestro perro, un West Highland white terrier, estaba apático, desanimado y muy somnoliento. Su pelaje estaba sarnoso y el veterinario no sabía qué hacer. Le eché polvo de moringa en la comida. Al cabo de unos 14 días, el perro parecía otro. Saltaba, volvía a ladrar de alegría y su pelo estaba suave y brillante.

West Highland white terrier

Ejemplo 5: Hansjörg Stübler
Hansjörg vive en Moorea Maharepa, una isla vecina de Tahití, y a menudo cuida de perros y gatos que han sido atropellados o que están heridos. Mi remedio casero para las heridas abiertas es una mezcla de tierra medicinal de color verde, argile verte, de Francia, con polvo de moringa. La mezcla debe consistir en tres partes de tierra medicinal con una parte de moringa. Con esa mezcla he curado heridas que hacían pensar en sacrificar al animal. Solo hay que mezclarlo, añadir un poco de agua hasta que se forme una papilla y luego aplicarla con cuidado. A veces, cuando no se puede extender, esparzo la mezcla directamente sobre la herida.

Moringa oleifera en heridas abiertas

8.10 Plata coloidal

La plata coloidal puede utilizarse como un eficaz antibiótico natural

Siglos antes de que se desarrollara la industria farmacéutica, muchas enfermedades se trataban con un único remedio: la plata coloidal. La acción de la plata coloidal contra bacterias malignas, los virus y los hongos es sumamente efectiva. Puede matar hasta 650 patógenos diferentes en un plazo muy breve —sin efectos secundarios— y utilizarse como antibiótico natural.

En la Edad Media, por ejemplo, los cubiertos de plata se utilizaban para matar bacterias.

Gatos, perros pequeños y conejos	Solución de 5 mililitros de 5-25 p. p. m. dos veces al día
Perros grandes	Solución de 10 mililitros de 20-30 p. p. m., dos veces al día
Caballos, ganado vacuno	Solución de 30 mililitros de 25-50 p. p. m. dos veces al día

8.11 Peróxido de hidrógeno

El peróxido de hidrógeno se compone de hidrógeno y oxígeno, y su fórmula química es H_2O_2.

El peróxido de hidrógeno también se utiliza en medicina como desinfectante

Al igual que el MMS y el CDL/CDLplus, el peróxido de hidrógeno es un agente oxidante y puede utilizarse con muy buenos resultados contra los virus y las bacterias. Durante mucho tiempo fue un importante remedio casero y terapéutico. El agua oxigenada también se utiliza en medicina, por ejemplo, como desinfectante. También es eficaz contra los hongos. Ha caído en el olvido y actualmente está siendo redescubierta por muchas personas.

i

La historia del agua oxigenada

El agua oxigenada se conoce desde hace casi 200 años. En 1799, el célebre Alexander von Humboldt (1769-1859) la elaboró por primera vez en París a partir de ácidos fuertes (como el ácido sulfúrico) y obtuvo una sustancia rebajada disuelta en agua. Para asombro del químico, se descomponía fácilmente en presencia de trazas de metal, sangre o bases, formando oxígeno y dejando solo agua. Por esta razón, la sustancia se denominó inicialmente agua de oxígeno.

Tratamiento

Así, una solución de peróxido de hidrógeno al 35 % puede utilizarse para la desinfección en el ámbito doméstico, por ejemplo, como enjuague bucal, para hacer gárgaras o para limpiar lentes de contacto.

Las manos también pueden desinfectarse muy bien lavándolas con una solución al 3 %.

El peróxido de hidrógeno también se utiliza en cremas faciales, especialmente contra los granos o las impurezas de la piel.

La solución de peróxido de hidrógeno al 35 % se utiliza en la industria, por ejemplo, para limpiar las botellas retornables.

Actualmente, el peróxido de hidrógeno puede adquirirse sin receta médica en las farmacias como una solución al 3 % o al 6 %. Por lo general, solo se utiliza para la limpieza de heridas. Para esto también es muy eficaz.

Los ámbitos de aplicación son muy diversos, incluso para nuestros animales.

Es recomendable disponer en casa de una solución de peróxido de hidrógeno. Cuando un niño se caiga, cuando usted se haga un corte en el dedo, cuando el perro se haga una herida en el bosque o cuando el gato vuelva a casa con una herida después de una pelea nocturna, limpie las heridas con esta solución. De ese modo podrá prevenir una infección y favorecer la curación. Por supuesto, cuando se trate de heridas más grandes, deberá consultar a su médico o veterinario para que suturen o grapen la herida cuando ello sea necesario.

8.12 Sulfato magnésico

El magnesio: un mineral que juega un papel importante en los huesos y las funciones nerviosas, así como en el metabolismo, los músculos y el sistema cardiovascular

El magnesio es un mineral que debe suministrarse con los alimentos porque el organismo no puede producirlo. Esto lo sabemos desde hace mucho tiempo para los seres humanos, pero también es muy importante para los animales. Al igual que para nosotros, los seres humanos, juega un papel importante para la salud de los huesos y las diferentes funciones nerviosas de los animales. Así, los animales que son nerviosos o están estresados pueden beneficiarse de un suministro suficiente de magnesio. Un suministro adecuado de magnesio también es esencial para el metabolismo, los músculos y el sistema cardiovascular.

Muchos también lo conocen por la medicina, donde se emplea como laxante. En obstetricia, por ejemplo, el MgSO4 se utiliza a menudo para las convulsiones.

El remedio también se emplea en cabinas de flotación para producir agua salina con un elevado grado de saturación

El sulfato de magnesio se utiliza en el tratamiento de ataques agudos de asma y también en los infartos de miocardio agudos. El MgSO4 se utiliza en cabinas de flotación para producir agua salina altamente saturada sobre la que un cuerpo puede reposar sin sumergirse. Estas cabinas están siendo investigadas para la medicina deportiva y también para combatir el agotamiento.

8.13 MMS Gold

¡El MMS Gold no tiene nada que ver con el MMS!

El MMS Gold no tiene nada que ver con el MMS, es decir, con el clorito de sodio activado de Jim Humble, ni con el principio activo dióxido de cloro, y los usuarios suelen confundirlos. Es posible que la denominación de su inventor, Leo Koehof, fuese una estrategia de marketing genial, pero produce una gran confusión entre los consumidores.

¿Qué es el MMS Gold?

Según los datos del fabricante, el MMS Gold es una solución mineral diluida al 10 % elaborada a partir de una solución inicial al 20 % de minerales iónicos. La solución mineral al 10 % tiene la propiedad de purificar y regenerar el agua que tenga contaminantes bacterianos y químicos. Según el fabricante, las gotas de MMS Gold permiten limpiar al cien por cien la totalidad del medio acuático de la tierra. En pocas horas, los lagos contaminados pueden ser revividos y restaurar su equilibrio, y se puede beber su agua sin reparo alguno. Esto es lo que Leo Koehof escribe en su libro MMS-Gold: Das neue Lebensmineral.

Según los datos del fabricante, el MMS Gold consiste en un extracto líquido que se obtiene a partir de la piedra de mica negra. Esta piedra de mica contiene más de 60 minerales. Los minerales inorgánicos se transforman en minerales iónicos (líquidos) utilizando ácido sulfúrico mediante un proceso de extracción. Estos minerales iónicos tienen una carga negativa y un exceso de electrones. Se podría decir que los minerales de la vida son un electrolito. Cuando se añaden al agua, se genera un flujo de corriente entre sustancias con cargas negativa y positiva. De esta manera, las toxinas y la información defectuosa del agua pueden eliminarse por medio de una carga eléctrica que rompe los clústeres de los átomos del agua (los compuestos moleculares inestables). Unas pocas gotas de MMS Gold crean una corriente natural en el agua con un intercambio de iones natural. De ese modo, el agua se enriquece con minerales y oxígeno de una manera natural, tal y como sucedía originalmente.

Según Leo Koehof, el MMS Gold contiene importantes minerales esenciales que tienen una gran relevancia para el funcionamiento óptimo de las células. Los minerales esenciales favorecen el metabolismo y, por lo tanto, juegan un papel destacado en muchos procesos del cuerpo. Los animales, cuya relación con la naturaleza es mucho más estrecha que la de los seres humanos, reaccionan muy bien a los tratamientos con sustancias naturales.

El MMS Gold contiene muchos minerales importantes

El MMS Gold tiene todavía más propiedades positivas. El MMS Gold puede combinarse con las sustancias no deseadas para que estas sean transportadas fuera del cuerpo, lo que a su vez regula el consumo de minerales.

MMS Gold: un buen complemento alimenticio

Al igual que sucede con las personas, la nutrición de los animales está en el punto de mira. Los piensos industriales no contienen los minerales que están presentes en el MMS Gold. Por lo tanto, a los animales les falta la ingesta de hierbas que en la naturaleza crecen en los suelos ricos en minerales. Por eso puede decirse que la alimentación que reciben nuestros animales los hace enfermar. Podemos proporcionar a nuestros animales una buena base para su salud mediante una nutrición adecuada adaptada a su especie, compensándola con las sustancias que falten con MMS Gold y Moringa oleifera.

Aplicación según Leo Koehof

Preventivamente:
Animales de 50 kg y más: 1 gota por cada 10 kilogramos de peso corporal en el agua de beber.
Animales de 0-50 kg: de 2 a 5 gotas.

En caso de enfermedad:
A los animales pequeños hay que darles 2 gotas tres veces al día con un poco de agua; a los animales grandes, 5 gotas tres veces al día con un poco de agua.
Se les puede administrar muy bien directamente en la boca por medio de una jeringa (sin aguja).

*Las cosas valiosas que usted dé a los demás
serán una inversión en su futuro
que le será devuelta con creces.*

Jim Rohn

9 Alimentación

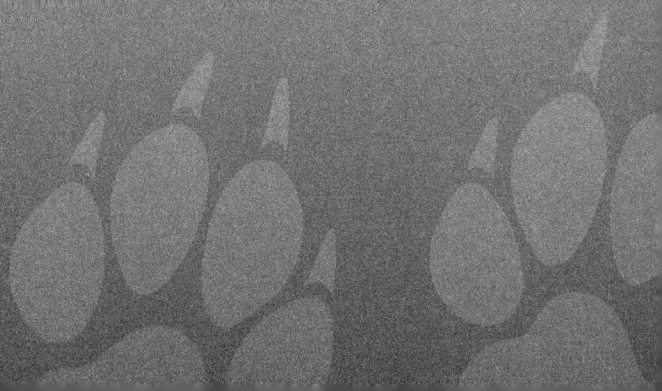

Para preservar la salud de nuestros animales, una alimentación acorde con su especie es de la mayor importancia. No pretendo prescribirle con qué debe alimentarlos, pero quizás pueda sugerirle algunas ideas para que las considere. Todavía hoy en día el tracto digestivo y los órganos del perro apenas difieren de los del lobo. Apenas ha cambiado en todos estos siglos de evolución. Sucede exactamente lo mismo con otras especies animales, como los gatos y los caballos.

Es fundamental criar a los animales de forma acorde con su especie

Los caballos llevan unos 5000 años siendo domesticados, pero no se diferencian de los caballos salvajes de antaño. El caballo suele dedicar más de 15 horas al día a la ingesta de alimentos. Pasa en movimiento más de 15 horas al día. En caso de peligro huye instintivamente y tiene una tolerancia muy buena al frío y al calor.

Estabulamiento en boxes y mantenimiento de establos abiertos:

Caballos en boxes	Caballos en establos abiertos / establos libres
Comer: 16 %	Comer: 57 %
Permanecer en pie: 18 %	Permanecer en pie: 23 %
Echados: 16 %	Echados: 10 %
Aburrimiento: 50 %	Aburrimiento: 10 %

El establo abierto es una variante del establo en la que el caballo puede decidir de día y de noche si quiere salir a la pradera o no. ¿Qué se puede ver en esta comparativa? El estabulamiento en boxes no se corresponde en absoluto con el comportamiento natural de nuestros caballos.

Estabulamiento en boxes frente al mantenimiento en establos abiertos

Permanecen encerrados en boxes y, por lo general, se les da de comer dos veces al día. Sin embargo, en circunstancias normales (como puede verse más arriba) un caballo se pasa casi todo el día comiendo y en movimiento. ¿Realmente un animal necesita tomar muesli como una persona? ¿Acaso nosotros, o más bien la industria, no estamos adaptando los productos, y a menudo también las enfermedades, al ser humano? Para nuestros animales, la mala nutrición también es el desencadenante de varias enfermedades, tales como la diabetes, la artrosis, alergias y muchas más. ¿No es un calco de lo que sucede con nosotros, los seres humanos?

He aquí algunos extractos de un tratado de la Sra. Gallin Ast: Artgerechte Haltung von Sport u. Freizeitpferden (EF Kinder und Jugendförderung eV www.electrofarming.de/cms/front_content. php?idcat=125, consultado por última vez el 25 de enero de 2015):

Ir contra las leyes de la naturaleza puede provocar sufrimiento y tener un coste impredecible. Desgraciadamente, los recientes escándalos de la industria alimentaria lo demuestran una vez más. Si nos aseguramos de mantener a nuestros animales conforme a su especie, nosotros, como consumidores y productores, estaremos dando una mayor importancia a los procesos ecológicos y a una dieta más saludable. Las estrategias cortas de miras y con una motivación meramente financiera no valen la pena y perjudican al interés general. Podemos asegurar un elevado rendimiento sin necesidad de productos químicos y artificiales mediante los factores hereditarios existentes en los animales y las plantas. Tenemos que examinar la situación objetivamente y con mayor detenimiento, porque todos tenemos una gran responsabilidad con nuestros semejantes.

... En este sentido también son importantes los nuevos descubrimientos para la mejora de la alimentación y la cría de nuestros animales, especialmente en lo concerniente a la cría de caballos de deporte u ocio.

Cabe esperar que todas las mezclas de piensos comerciales se elaboren con más cuidado y se sometan a los controles de calidad más rigurosos.

La digestión sigue siendo un punto de partida fundamental para mejorar la salud y la vitalidad de nuestros animales y el alimento ejerce una influencia decisiva sobre ella.

Todos los cambios deben hacerse lentamente. Esto también es aplicable a las condiciones climáticas y medioambientales. Si cambian demasiado bruscamente, la ingesta de alimentos también cambiará y

La digestión es un punto de partida fundamental para la salud de nuestros animales

muchos animales no tendrán la posibilidad de adaptarse. Si no tenemos en cuenta estos factores externos, se producirá un desequilibrio en el organismo. Los animales enfermarán o morirán prematuramente...

Este es solo un pequeño extracto de este tratado, que también aborda la cría, el movimiento y más cuestiones. Gracias por unas palabras tan francas.

La industria de los piensos se ha disparado en los últimos 50 años. Pero ¿qué necesitan realmente nuestros animales? Los gatos comen ratones y el único grano que pueden comer es el que el ratón se haya comido previamente (pero a menudo prescinden de comerse el estómago). Los perros son cazadores y tragan sin masticar. Devoran la mayor cantidad de carne posible lo más rápido que pueden, ya que normalmente no saben cuándo conseguirán la siguiente presa. Hasta donde yo sé, en la naturaleza no encuentran pasta, pan ni este tipo de alimentos añadidos. Lo que sí encuentran fácilmente son plantas y fibras vegetales, las cuales les gusta tomar y mastican. En mis conferencias sobre este tema siempre aconsejo la dieta ACBA (alimentos crudos biológicamente apropiados) y suelen preguntarme si hay que cocinar la carne. Cuando eso sucede, no puedo evitar sonreír y responder: «Recientemente vi a un lobo que cazó un conejo, encendió una fogata y puso a asar el conejo durante horas».

«Recientemente vi un lobo que cazó un conejo, encendió una fogata y puso a asar el conejo durante horas», Monika Rekelhof

Como es natural, nuestros perros y gatos prefieren que la carne esté cruda. La sangre y el agua que contienen es su fuente de líquidos. Como ya expliqué al principio del libro, la proteína que contiene también es muy importante para ellos. Al cocinarla, se destruye y pierde parte del valor para el animal. A los perros y los gatos también les gustan mucho los huesos, las carcasas y las alitas de pollo y cosas por el estilo. Estoy segura de que llegados a este punto muchos gritarán y dirán: «¡Ay, Dios mío! ¡Los huesos se astillan y mi mascota puede ahogarse con ellos!». Pero me gus-

La cocción destruye una gran parte de la proteína que contiene la carne

taría preguntarle qué haría nuestro perro si pudiera cazar un pollo. Por supuesto que se lo comería con la piel y el pelo, o mejor dicho, con las plumas y los huesos. Los huesos se astillan cuando se cocinan. Pero, en situaciones normales, no necesita preocuparse por los muslos de pollo crudos y cosas por el estilo. Otro problema es, sin duda, el tratamiento de las aves de corral con grandes cantidades de antibióticos. Pero, también en este sentido, cada uno tiene que decidir por sí mismo. Lo que es seguro es que los mismos productos también se encuentran en los piensos industriales. Me gustaría comprar a nuestros animales carne que provenga de una ganadería acorde con la especie y libre de antibióticos, pero en este momento no es financieramente factible. En muchas ocasiones, uno también tiene que comprometerse.

El pienso seco es un esfuerzo excesivo para la digestión de los gatos y puede provocarles problemas renales

Precisamente los gatos son animales del desierto y beben muy poco. Obtienen la mayor parte del líquido de los alimentos. Pero cuando se les da pienso seco, beben muy poco, lo que en la vejez suele provocarles problemas renales. Otra reflexión que considero importante al respecto e invita a la reflexión: la carne cruda tarda seis horas en digerirse. Sin embargo, los piensos industriales, ya sean secos o húmedos, tardan un mínimo de doce horas. Este prolongado tiempo de digestión sobrecarga el organismo y el metabolismo.

El pienso seco no tiene valor nutritivo, está «muerto»

Por ello hay que renunciar a los piensos secos, y no solo para los gatos, porque aunque utilicen materias primas de alta calidad, todos los nutrientes valiosos —como los aminoácidos, las enzimas y las vitaminas— se destruyen cuando se calientan por encima de 200 grados centígrados. Así es que el pienso seco está «muerto». Las sustancias añadidas se producen artificialmente y no se corresponden en absoluto con sus equivalentes naturales. Esto se puede ver muy bien en el caso de la vitamina E, que tiene una amplia gama de subgrupos, pero solo un subgrupo puede producirse artificialmente.

Puede leer más sobre este y otros temas relacionados con la nutrición y la salud animal en el libro Tierärzte können die Gesundheit Ihres Tieres gefährden: Neue Wege in der Therapie, de la Dra. Jutta Ziegler.

Gracias a Dios, la naturaleza no puede clonarse y eso es algo que agradezco.

Seguramente muchos dirán ahora: «Sí, pero mi perro / mi gato / mi caballo es...». Por supuesto, todavía queda mucho por decir sobre este tema y siempre hay excepciones, pero ¿por dónde empezar y por dónde terminar? Lo que me importa es mostrarle cómo puede mantener sano a su animal. Ciertamente se trata de mucha información y de ideas que son nuevas para usted, pero es usted quien debe decidir qué hacer con toda esta información.

En internet siempre podrá encontrar informes y datos muy interesantes. Esto también permite a las empresas hacerse una idea en términos del origen y las cifras de ventas.

¿Desde cuándo existen los piensos preparados para nuestros animales? ¿Cómo se alimentaba antes a las mascotas? ¿Es posible que aquello fuese mejor? Una de nuestras profesoras universitarias (una veterinaria) para la formación sobre el bienestar animal nos señaló que la dolencia de la displasia de cadera en los perros había empezado a producirse con la incorporación de los alimentos preparados. Lamentablemente, no hay tratados científicos al respecto. Las alergias también se llaman enfermedades de moda. Pero ¿por qué han surgido tan explosivamente en los últimos años? Una cosa es segura: ¡la alimentación juega un papel muy importante en la salud de las personas y los animales!

La displasia de cadera en los perros solo se ha diagnosticado desde que existen los piensos secos

Nuestro gato agarró un hueso de venado, que era para los perros, y disfrutó de su presa a una distancia segura. Claro que no todo: habría sido demasiado, incluso para nuestro Filou...

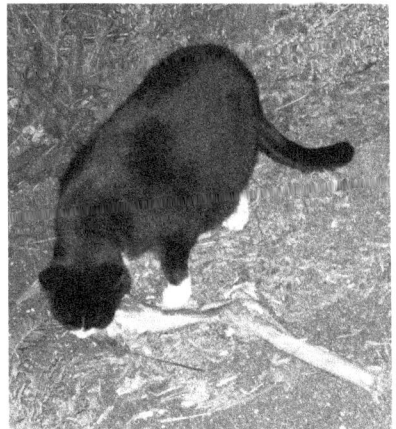

Descripción de caso práctico 1:

Según el veterinario, el perro de una clienta tenía alergia al pienso y se le administró un medicamento a base de cortisona para tratar los síntomas (erupción cutánea, picor).

Cambiamos su alimentación a la dieta ACBA (alimentos crudos biológicamente apropiados). Al cabo de unas cuatro semanas, ya no necesitaba cortisona. Los síntomas se esfumaron y el pelo volvió a crecerle. Un perro feliz y una dueña feliz.

Descripción de caso práctico 2:

El perro de una clienta llevaba años luchando contra la diarrea. A partir de las pruebas que le hizo el veterinario no pudo establecerse ningún diagnóstico. Según el veterinario, el perro estaba sano.

Como primera medida, cambiamos la alimentación del perro por la dieta ACBA. La diarrea desapareció en pocos días y no ha vuelto a tenerla. Para su dueña, que había pasado por una verdadera odisea con el perro, fue un pequeño milagro.

10

Métodos terapéuticos convencionales

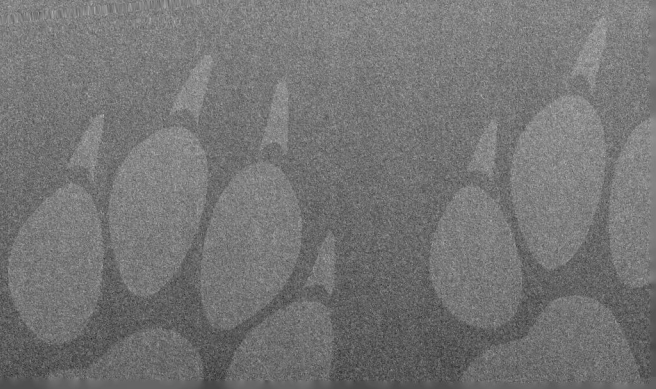

10.1 Vacunación

Otro tema que en mi opinión es muy importante y a menudo controvertido es contra qué se debe vacunar al animal y con qué frecuencia; o bien ¿es necesario vacunarlos?

En Europa hay una única vacuna obligatoria y es la vacuna anti-rrábica, que actualmente se pone cada tres años. Sin embargo, estudios realizados en diversas universidades de Alemania y el extranjero han demostrado que la protección que las vacunas actuales ofrecen sigue estando plenamente vigente incluso al cabo de nueve años. ¿Alguna vez nos hemos tomado la molestia de leer el prospecto de una vacuna? La mayoría de las veces solo vemos la jeringa que le van a poner, ¿no? Solemos confiar ciegamente. Las vacunas suelen contener metales pesados como el aluminio y el mercurio. Ahora me dirá que estas sustancias pueden eliminarse con el MMS, pero sin duda es mejor y más beneficioso para la salud de nuestros animales prescindir de las vacunas desde el principio: los metales pesados enferman; si no, ¿por qué ya no hay termómetros de mercurio? No estoy diciendo que no debamos vacunarlos. Lo importante es informarse. También en el caso de nuestros animales sucede que cualquier enfermedad que hayan pasado hace que el cuerpo genere anticuerpos que hacen que el sistema inmunológico sea menos susceptible a las bacterias, los virus y similares. Esto hace que nuestro animal se mantenga sano. ¡Asuma la responsabilidad de su animal y no la deje en manos de extraños!

Las vacunas contienen metales pesados como el aluminio y el mercurio

Con frecuencia, los veterinarios y los defensores de la vacunación me explican que los animales sin vacunar pondrían en peligro a los animales vacunados. Ante este argumento siempre me hago la misma pregunta: ¿cómo puede ser que mi perro ponga en peligro a otro perro que sí está vacunado? Si mi

¿Los animales no vacunados pueden contagiar o poner en peligro a los que sí están vacunados?

perro contrajese la enfermedad de Lyme por la picadura de una garrapata, entiendo que no podría infectar a un perro vacunado, ya que eso solo podría hacerlo la propia garrapata. Pero incluso en el caso de las enfermedades infecciosas, como la rabia, mi perro no podría infectar a otro perro si la vacunación del perro vacunado tuviese sentido.

A continuación me gustaría citar algo sobre el tema de la vacunación del libro Naturheilkunde für Hunde, del Dr. Wolfgang Becvar:

> ... la historia lo ha demostrado claramente: si se «vacuna» de una enfermedad, la siguiente aparecerá en alguna parte. Así pues, las clásicas epidemias caninas (el moquillo, la hepatitis vírica canina, la leptospirosis) parecen haber sido «eliminadas mediante las vacunas», al menos en nuestras latitudes, pero por todas partes aparecieron y siguen apareciendo nuevas epidemias que todavía no han podido ser debidamente clasificadas. Pensemos en la parvovirosis canina, provocada por un virus felino modificado. La vacunación habitual con patógenos atenuados, pero deliberadamente sin desarrollar, no es capaz de hacer desaparecer el «concepto de enfermedad» cuyos portadores son los diferentes agentes patógenos. La conciencia enferma solo puede ser redimida con una conciencia potenciada. La única manera de combatir permanentemente las enfermedades infecciosas es transformarlas a un nivel superior. De ese modo pierden el efecto negativo que ejercen sobre la vida orgánica y «se disuelven»...
>
> ... Es posible que algo de filosofía en este punto pueda aclarar que finalmente debemos comprender que los fenómenos de la naturaleza —los parásitos también forman parte de ella— deben ser tratados con previsión y comprensión. En consecuencia, considero que la única prevención de la infección eficaz a largo plazo (además de mantener las condiciones de vida óptimas) es la administración de remedios potenciados (vacunación, mejor: persuasión).

«La única manera de combatir permanentemente las enfermedades infecciosas es transformarlas a un nivel superior»

Sobre este tema también encontré un artículo muy interesante de una veterinaria, la Dra. Danja Klüver (fuentes: véase el final de la pág. 384):

Las vacunas suponen una gran parte de la rutina diaria del consultorio. Con razón, los dueños de los animales están examinando con espíritu crítico la práctica de la vacunación que hasta ahora era habitual. ¿Acaso los veterinarios hemos vacunado en los últimos años con demasiada frecuencia y contra demasiadas enfermedades? ¿Es realmente necesaria una vacuna anual? La recomendación que aparece en el prospecto de los fabricantes de vacunas de llevar a cabo una vacunación anual de refuerzo (para que el sistema inmunológico no pierda su inmunidad) se remonta a 40 años.

En aquella época se utilizaban principalmente vacunas inactivadas (como la vacuna contra la leptospirosis o la borreliosis, que siguen utilizándose a día de hoy), que tienen un período de inmunidad muy breve. Hoy en día se utilizan principalmente vacunas atenuadas, que producen una inmunidad mucho más prolongada.

La recomendación anual de vacunación se remonta a los años sesenta, cuando todavía se utilizaban vacunas inactivadas

Según estudios clínicos (de la American Animal Hospital Association), los perros vacunados con vacunas atenuadas mostraron una inmunidad de por vida contra los patógenos. En Alemania e Inglaterra se han llevado a cabo otros estudios que podrían demostrar que la protección de la vacunación alcanza los nueve años.

Por lo tanto, como puede comprobarse, el sistema inmunitario del perro no es peor que el del ser humano.

Los conocimientos actuales sobre la duración de la inmunidad permiten una mayor flexibilidad en la vacunación de los perros. Algunos fabricantes de vacunas (por ejemplo, Intervet) ya han ampliado su recomendación sobre el intervalo de vacunación a tres años. Otros fabricantes han solicitado al Instituto Paul Ehrlich la aprobación de un intervalo de vacunación de tres años para la vacuna contra la rabia. Pero esto no significa que estas vacunas ofrezcan una protección más breve.

El fundamento jurídico para el reconocimiento de los nuevos intervalos de vacunación con respecto a la rabia, incluido el tráfico transfronterizo, también se estableció mediante la modificación del Reglamento sobre la rabia. Cuando se cruza la frontera con un perro o un cachorro, la inscripción veterinaria que figure en el pasaporte de vacunación de la UE es determinante y vinculante para el funcionario de aduanas.

(i)

¿Incompatibilidades de las vacunas?

En principio, un ser vivo puede responder ante cualquier vacuna con reacciones de intolerancia o secuelas. Hay reacciones agudas a la vacunación y efectos tardíos que a menudo no se presentan hasta que han transcurrido varias semanas o meses, por lo que con frecuencia ya no se asocian con la vacunación. Las consecuencias de las vacunas van desde diarrea y vómitos hasta asma, enfermedades autoinmunes, neuritis, parálisis, meningitis, paniculitis (inflamación del tejido adiposo subcutáneo), vasculitis (inflamación de los vasos sanguíneos), sarcoma asociado a la vacunación (tumor en el lugar de la vacunación, relativamente común en gatos pero infrecuente en perros) o estado de choque alérgico.

También se sospecha que las vacunas provocan alergias, inmunodeficiencia, artrosis y diabetes. La investigación en este campo es más que insuficiente. La mayoría de las investigaciones se limitan a estudiar las reacciones del cuerpo en los primeros dos o tres días.

Conclusión

Las secuelas tardías apenas se investigan

Por todas estas razones, solo recomiendo vacunar contra aquellas enfermedades que supongan un peligro para la vida. No vacunaría contra enfermedades leves ni contra enfermedades que se producen raramente. En el caso de aquellas enfermedades en las que la vacuna no proporciona suficiente protección, tampoco se debería vacunar.

Hay que tener en cuenta que esta declaración proviene de una veterinaria.

Por supuesto, hay que decidir qué vacunas son importantes y cuáles no. Si uno se va de vacaciones con su perro o vive cerca de una frontera nacional, tiene sentido vacunar contra la rabia, ya que si el perro no estuviese vacunado, la policía podría retenerlo al hacer un control. Además, a veces puede ser mejor buscar una residencia canina para las vacaciones. Pero, en este sentido, cada uno debe decidir por sí mismo y por su animal.

10.2 Tratamientos con vermífugos

El tema de los «tratamientos con vermífugos» también es objeto de un acalorado debate. Según la mayoría de los veterinarios, el tratamiento de desparasitación química debe efectuarse cuatro veces al año. Muchos criadores aplican a los cachorros un tratamiento de desparasitación químico cada dos semanas, tal y como recomiendan los veterinarios. Durante cada uno de estos tratamientos con vermífugos, la flora intestinal es destruida o, como poco, se ve severamente afectada, lo que hace que los intestinos sean cada vez más susceptibles a las infecciones por lombrices. De ese modo se crea el caldo de cultivo para la aparición de secuelas, como puedan ser infecciones. Así se va destruyendo la resistencia contra dichas infecciones, especialmente desde que son cachorros. Es muy infrecuente que antes de administrar el tratamiento antihelmíntico se analice una muestra de las heces para determinar si es necesario. Debido a los numerosos tratamientos con vermífugos a los que se ven sometidos los cachorros, el sistema inmunitario no puede desarrollarse y más adelante el perro será mucho más propenso a contraer enfermedades.

Muchos tratamientos con vermífugos a cachorros perjudican el desarrollo de un sistema inmunitario sano

Si se sospecha que hay una infestación parasitaria, primero hay que realizar un examen de heces. También es importante saber de qué tipo de gusanos se trata. Por lo tanto, cada tratamiento posterior también dependerá de este diagnóstico.

La primera medida si se sospecha la presencia de gusanos: un examen de heces

Los gusanos se combaten muy bien con MMS

Los gusanos «normales» pueden combatirse muy bien con MMS. Tras uno o dos días, los animales muertos pueden verse en las heces. Cuando se trata de otros gusanos, como la Dirofilaria immitis, el tratamiento lleva más tiempo. Cuando se tratan gusanos con MMS, es muy importante ajustar la dosis al animal. Como medida preventiva, también se pueden añadir unas gotas de MMS al bebedero.

En su página web, www.drziegler.eu, la Dra. Jutta Ziegler expone una buena alternativa al tratamiento químico con vermífugos:

Mi alternativa a la desparasitación química

- Un día de ayuno.
- Luego prepare una decocción con jengibre, ajo y perejil; déjela hervir y déjela enfriar. Administre 1-3 cucharadas directamente en la boca de su mascota.
- Media hora más tarde, administre 1-2 cucharaditas de aceite de ricino, dependiendo del tamaño del animal: a aquellos animales que estén débiles y sean mayores se les dará linaza (purgante).
- A la media hora, dele a su mascota una papilla de harina de trigo sarraceno y corteza de olmo o linaza.

Ofrezca a su gato una mezcla de hierbas o algo de yogur natural o nata agria con MMS

Pueden adquirirse unos productos vermicidas vegetales muy buenos, como Wurm-o-Vet (de cdVet). Un consejo para los dueños de gatos es que añadan un poco de yogur natural o crema agria (o algo similar) a estas mezclas de hierbas o al vermífugo vegetal y se lo ofrezcan al gato. En la mayoría de los casos podrán engañarlos de esta manera. Hay muchos trucos para los gatos.

En la lucha contra las lombrices, es importante eliminarlas por la noche con zeolita para evitar que las lombrices muertas formen gases que contaminen el hígado y el metabolismo.

La tierra de diatomeas (tierra de infusorios) puede ser otro remedio contra los gusanos.

Si se emplea a diario, la tierra de diatomeas mata en siete días a las ascárides, las tenias, los tricocéfalos, los nematodos y los anquilostomas. Pero hay que seguir administrándola durante otros 30 días para matar también la próxima generación, ya que la tierra de diatomeas, al igual que otros tratamientos antihelmínticos, no afecta a los huevos. También es importante que, en caso de infestación por lombrices pulmonares, el tratamiento se continúe durante un mínimo de 90 días y 45 días en el caso de las tenias. Por lo tanto, es muy importante que, si se tiene alguna sospecha, primero se examinen las heces para determinar si hay gusanos y, en caso afirmativo, cuáles. La tierra de diatomeas también se puede añadir diariamente al alimento para reforzar la flora intestinal. Sin embargo, a los gatos no les gusta mucho. Por eso, tal vez convendría intentar darles el remedio «a hurtadillas»: empiece siempre por una cantidad muy pequeña y luego vaya aumentándola progresivamente. También debe tener presente la calidad de los alimentos, porque lo que adquiere como remedio contra las pulgas (pulicífugo) no siempre resulta adecuado.

Tierra de diatomeas

Consejo: Una medida preventiva muy eficaz para los caballos es complementar su alimentación, por ejemplo, con hojas de nogal

Para los perros recomiendo de una cucharadita a una cucharada de tierra de diatomeas al día, dependiendo del tamaño.

10.3 Garrapatas y pulgas

Las pipetas y los collares antiparasitarios contienen una neurotoxina que puede tener efectos secundarios de consideración

Consejo: Especialmente en el caso de los perros, écheles un poco de aceite de coco en el cuello y en la base de la cola, copos de coco en la comida o varios productos herbales

En lo concerniente a los temas «vacunas» y «tratamiento con vermífugos» se ha dejado claro que la mayoría de las veces existen alternativas a los remedios químicos: no debemos aceptar lo primero que se nos ofrezca. Lo mismo sucede con los remedios contra las garrapatas y las pulgas. Estos remedios (que casi todo el mundo conoce por la publicidad), conocidos como pipetas o collares, contienen una neurotoxina que penetra en la sangre del animal y puede tener efectos secundarios de consideración. Para mí ya resulta aterrador que para tocar un producto así tenga que ponerme guantes de goma y se me advierta que los niños pequeños no deben entrar en contacto con él. Entonces, ¿por qué siguen vendiéndose estos productos? Es evidente que son tóxicos, ¡y no solo para los seres humanos, sino también para nuestros animales! Pueden provocar graves daños cerebrales.

La dueña de un perro me contó recientemente lo siguiente sobre este asunto:

Le había puesto a su perro una pipeta que le había sido prescrita por su veterinario. Poco después había estado jugando con el perro y abrazándolo, lo que la hizo sentir como si tuviese la mitad de la cara paralizada. ¡Estos fueron los efectos del medicamento! La dueña de este perro, como ella misma dijo, ¡no volverá a hacer pasar a su perro por algo así!

!

Otro remedio muy eficaz contra las garrapatas y las pulgas es el aceite de ajenuz. Unas pocas gotas en la comida mantendrán alejadas de nuestras queridas mascotas a estas pelmazas.

El DMSO también resulta muy eficaz. En este sentido, durante los tratamientos con DMSO se ha observado como efecto secundario la ausencia de garrapatas.

Durante el tratamiento con DMSO no aparecieron garrapatas

Si nuestro animal volviese a tener pulgas, se las puede espolvorear con tierra de diatomeas.

Pero existen otras muchas maneras de proteger a su animal de compañeros indeseados. Busque un buen veterinario o terapeuta que pueda ofrecerle alternativas a la medicina convencional.

Para protegerse de las pulgas se puede poner a hervir en una olla un poco de ajedrea con agua durante unos minutos. Luego se deja enfriar, se cuela y se vierte en un envase con un atomizador. Rocíe al animal con ese líquido. A las pulgas no les gusta y se marcharán.

Mi querida amiga Margret me dio este consejo y yo lo difundo con mucho gusto. ¡Gracias!

11

Resultados de investigaciones científicas

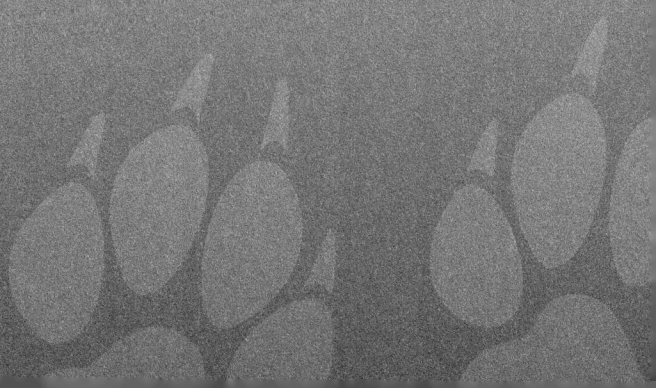

Para muchas personas, las investigaciones científicas, los estudios y las patentes son muy importantes. Pero más vale reconocer la propia voz interior, escucharla y confiar en ella. Sobre el MMS y el dióxido de cloro se han escrito muchos artículos positivos, pero también muchos negativos. Parece que los efectos curativos del dióxido de cloro provocan lo mismo que muchos descubrimientos e invenciones cuando fueron nuevos: primero la mofa, luego se los combate y finalmente, al cabo de muchos años, se consideran evidentes.

En este sentido, me gustaría llamar su atención sobre los numerosos informes de experiencias positivas que aparecen en el capítulo 7. Para mí es conveniente disponer de un remedio como el MMS para poder curar.

Existen resultados de investigaciones, estudios y patentes sobre el dióxido de cloro que apenas se publican —o se publican raramente— y que pueden demostrar su efecto curativo. En las siguientes páginas he anotado algunos, pero me gustaría pedirle que, si el tema le interesa, siga investigando por su cuenta. ¡Todo el mundo es libre de sentir curiosidad y utilizar internet para hacer sus propias búsquedas!

11.1 La Cruz Roja de Uganda, el estudio de la malaria con MMS

El Water Referend Center de Uganda —una organización que pertenece a la Cruz Roja y que trabaja en nombre de esta bajo la dirección de Klaas Proesmans (el presidente del Water Referend Center)— organizó un estudio sobre el efecto del principio activo dióxido de cloro (MMS) en la malaria en Uganda. Este proyecto se difundió a través de la radio y se pidió a aquellas personas que tuviesen síntomas de malaria que se apuntaran. A continuación se presentaron varios cientos de personas, a las que se les efectuó un análisis de sangre.

A 154 participantes se les detectó malaria. A estas 154 personas se les administró una única dosis de 18 gotas de MMS a los adultos, 8 gotas de MMS a los niños y 2 gotas de MMS a los bebés. El MMS se activó con ácido cítrico al 35 % y se diluyó en medio vaso de agua (menos agua para los bebés). Transcurridas 24 horas, volvió a examinarse a estas 154 personas y, por medio de un análisis de sangre, se determinó que, después de un único tratamiento, 150 de las 154 personas estaban libres de malaria. A las otras cuatro personas aquejadas de malaria se les administró una nueva dosis igual a la del día anterior y también se curaron. Esto se demostró mediante análisis de sangre y también quedó registrado por escrito.[1]

Conclusión de este estudio: ¡un éxito del 100 %!

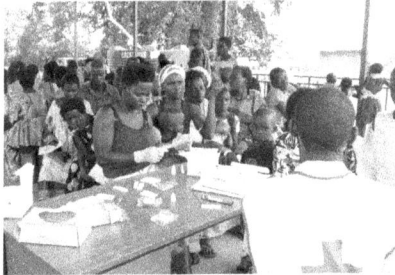

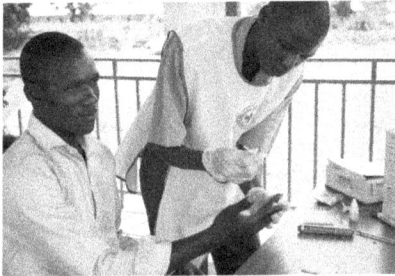

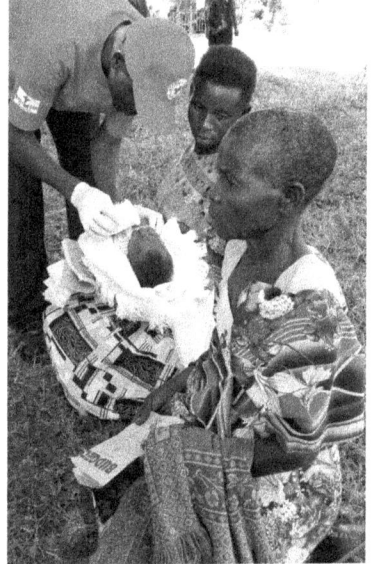

---

1 **Nota sobre la dosificación**
Se eligió una dosis tan alta deliberadamente porque, por razones de organización, no era posible ir aumentándola paulatinamente. Para la mayoría de los europeos, esta dosis inicial resultaría excesivamente alta y podría causar náuseas y vómitos entre uno y tres días. Cuando el tiempo lo permita, siempre debería empezarse por una dosis que sea lo más baja posible e ir aumentándola lentamente.

Lamentablemente, este estudio se organizó más o menos «desde abajo», lo que hizo que al final, cuando se conoció el éxito del MMS, algunos médicos fueran despedidos y el director del estudio, que había comentado el éxito incluso en el vídeo, posteriormente desmintiera su propio estudio. Al igual que en los tiempos de la caza de brujas, es probable que se le ofreciera la exculpación si retiraba todo lo que había dicho.

¡En este estudio se curaron el 100 % de los 154 casos de malaria en apenas 48 horas!

En el documental de Leo Koehof (con traducción al alemán de Andreas Kalcker), todo quedó grabado en palabras e imágenes: http://youtu.be/ZOO3U7PkXOw.

Aquí encontrará otro documental sobre este estudio: http://www.youtube.com/watch?v=FvzuS9RqUl4.

La Cruz Roja suprimió este vídeo, cuyo contenido llegó incluso a negar posteriormente, aunque los resultados positivos quedaron claramente registrados en imagen y sonido. El vídeo fue hecho público por el cineasta ugandés a quien la Cruz Roja había encargado que lo hiciera. ¡Hay que descubrirse ante la valentía moral de este hombre!

La Cruz Roja quiso impedir que este vídeo se divulgase

11.2 Los estudios científicos sobre el dióxido de cloro en el agua potable demuestran su inocuidad

¿La ingesta de MMS tiene consecuencias negativas para el organismo? ¡No! Según un estudio público de la EPA (la Agencia de Protección Ambiental de los Estados Unidos), una concentración de ClO_2 en nuestra agua potable que fuese incluso 100 veces superior a la autorizada y permitida no tendría efectos negativos.

Una concentración 100 veces superior es inocua

Así, por ejemplo, en un estudio llevado a cabo en seres humanos se demostró que una única toma de 24 miligramos de dióxido de cloro en 1 litro de agua o de 2,5 miligramos de clorito en 500 mililitros de agua no provocó ninguna alteración negativa en 10 hombres sanos

Los organismos superiores son relativamente inmunes a la toma de dióxido de cloro por ingestión. Por ejemplo, en un estudio llevado a cabo con 10 individuos sanos se determinó que una única toma de 24 miligramos de dióxido de cloro en 1 litro de agua o 2,5 miligramos de clorito en 500 mililitros de agua no produjo ningún efecto negativo sobre ninguno de ellos. Se trata de un factor diez o cien veces superior a los valores máximos para el tratamiento del agua potable en Alemania, de 0,2 miligramos por litro de agua potable.[8]

11.3 El estudio de la OMS sobre el dióxido de cloro

El estudio de la OMS sobre el dióxido de cloro: no produce efectos secundarios significativos

No se observaron efectos secundarios significativos provocados por el dióxido de cloro

En una serie de extensos estudios llevados a cabo en sujetos humanos con dióxido de cloro como agente para el tratamiento del agua potable, se administró una solución acuosa de dióxido de cloro a grupos de 10 hombres siguiendo varios protocolos diferentes (una secuencia de concentraciones crecientes hasta llegar a unos 0,34 miligramos por kilogramo de peso corporal a lo largo de un período de 16 días y a unos 0,035 miligramos por kilogramo de peso corporal cada tercer día durante 12 semanas o unas 3,6 dosis de 105 miligramos de solución acuosa de dióxido de cloro por kilogramo de peso corporal al día durante 12 semanas). (Lubbers y cols., 1982, 1984; Lubbers & Bianchine, 1984)

Las observaciones incluyeron un reconocimiento físico (presión arterial, frecuencia respiratoria, pulso, temperatura de la cavidad oral y ECG), un amplio análisis de la bioquímica sanguínea, hematología y análisis de orina, así como un registro subjetivo del gusto. **No pudieron detectarse efectos secundarios significativos en ninguno de los parámetros registrados.**[9]

11.3.1 La muerte como efecto secundario

Como puede verse en las siguientes cifras, en el mundo mueren oficialmente más personas a causa de los efectos secundarios de la medicina convencional que, por ejemplo, de cáncer. Hasta la fecha no se ha diagnosticado ni una sola muerte como consecuencia del tratamiento con MMS.

La muerte como efecto secundario: medicina convencional en contraposición al MMS

Usted puede formarse su propia opinión al respecto y seguir investigando las cifras, los hechos y las relaciones en internet.

Unas 800 000 muertes anuales en el mundo debido a tratamientos médicos convencionales

Primer puesto: Muertes a consecuencia de tratamientos médicos convencionales (enfermedades yatrogénicas):
783 936 muertes anuales en el mundo.

Segundo puesto: Enfermedades cardiovasculares:
699 697 muertes anuales.

Tercer puesto: Cáncer:
553 251 muertes anuales.

Fuente: DEATH BY MEDICINE, 12 /2003; Dr. Gary Null, Dra. Carolyn Dean, Dr. Martin Feldman, Dra. Debora Rasio, Dra. Dorothy Smith.[10]

¡La Aspirina y el paracetamol por sí solos provocan muchas muertes anualmente! Por ejemplo, en el portal especializado en medicina naturista puede leerse lo siguiente: el profesor Kay Brune, de la Universidad de Erlangen, afirma que una sobredosis de paracetamol puede provocar desde daño hepático hasta insuficiencia hepática. Según el profesor, «en el mercado tenemos un medicamento cuya sobredosis puede ser letal, incluso aunque sea pequeña. Y no es una buena muerte; puede prolongarse varios días». El experto en fármacos también advierte contra la Aspirina, cuyo principio activo, el ácido acetilsalicílico (AAS), solo es recomendable para aquellas personas que padezcan enfermedades cardiovasculares graves. Si la Aspirina solo es recomendable para las dolencias del corazón, ¿cómo debo interpretarlo?

El paracetamol y la Aspirina: medicamentos comunes pero peligrosos

Platz X: MMS

En 25 años de uso no ha podido demostrarse que haya provocado ninguna muerte.

Sin embargo, el dióxido de cloro (MMS) ha sido capaz de curar muchas cosas, desde enfermedades infecciosas de todo tipo hasta la malaria, el cáncer y el autismo.

A menudo, la finalidad de los tratamientos farmacológicos de la medicina convencional no es curar una enfermedad, sino solo tratar un síntoma.

Por ejemplo, si usted padece hipertensión, le recetarán medicamentos antihipertensores de por vida. La presión arterial nunca se normaliza permanentemente. A su vez, se recetan comprimidos de por vida para tratar los efectos secundarios provocados por los medicamentos. Este ciclo interminable genera un negocio de miles de millones de dólares. El daño que este tratamiento de los síntomas provoca a los seres humanos es inmenso. Según las estadísticas, mueren más personas a causa de los efectos secundarios de los medicamentos que de cáncer.

El Dr. Helmut Wagner, naturópata, afirma lo siguiente en el portal especializado Naturarzt (12/90):

En más de 60 años de ejercicio de la medicina, he visto ir y venir miles de medicamentos, por ejemplo, el Atophan, un medicamento para tratar el reumatismo, y la aminofenazona, un analgésico. Se prescribieron en todo el mundo durante décadas, hasta que se demostró que eran tóxicos para el hígado y la sangre, y fueron prohibidos. La talidomida se consideraba un tranquilizante inofensivo que pronto produjo las deformidades más graves a los hijos de las madres que la habían tomado de buena fe. Durante décadas, la butazolidina, con 180 millones de comprimidos, fue considerada el mejor remedio del mercado contra el reumatismo, hasta que en diciembre de 1983 la televisión alemana tuvo que informar de que, solo en Inglaterra, se habían producido más de mil muertes por daños en los órganos hematopoyéticos.

> El hecho de que el medicamento hubiera podido recetarse en todo el mundo durante más de 30 años es un ejemplo de cuánto tiempo pueden pasar desapercibidos los efectos secundarios, incluso aquellos que son graves y mortales. Solo en los Estados Unidos, en los últimos años se han registrado en torno a 140 000 muertes producidas por medicamentos, lo que ciertamente es solo una parte de todas las que realmente se han producido.

Según la Oficina Federal de Sanidad, en el mercado alemán hay unos 24 000 medicamentos que no han demostrado ser eficaces desde el punto de vista terapéutico. Estos incluyen, por ejemplo, estimulantes del riego sanguíneo, medicamentos para flebopatías, reumatismo y dolor neurálgico, así como mucolíticos. El hecho de que los seguros de enfermedad deban asumir sus costes a pesar de ello se debe a un período de gracia para con los denominados medicamentos antiguos.

Alemania: hay 24 000 medicamentos cuya eficacia terapéutica no está demostrada

(Fuente: AOK Stuttgart, información para socios 4/98)

Según los datos del Vaccine Adverse Events Reporting System (el sistema de notificación de acontecimientos adversos relacionados con las vacunas) de los EE. UU., en los últimos 20 años han muerto hasta 145 000 niños a causa de este procedimiento de vacunación polivalente. Pocos padres conocen estas alarmantes cifras (VAERS: sistema de notificación de los acontecimientos adversos relacionados con las vacunas).

EE. UU.: 145 000 niños fallecidos por vacunas polivalentes en los últimos 20 años

El 70 % de los medicamentos que recetan los pediatras se prescriben casi a ciegas; ya no hay datos científicos.[11]

Además de tener unos efectos secundarios alarmantes, también pueden cuestionarse los efectos terapéuticos de todos los medicamentos. Según información proveniente de numerosas clínicas psicosomáticas (medicina convencional), en Alemania solo pueden curarse en torno al 5 % de todos los casos de alergia. La tasa de éxito para otras enfermedades psicosomáticas no es muy superior. Aproximadamente el 75 % de los casos se clasifican como psicosomáticos.

... la industria farmacéutica no quiere que enseñemos a los médicos jóvenes...

Los médicos hacen lo que pueden, pero no reciben una formación amplia y completa... La industria farmacéutica no quiere que enseñemos a los médicos jóvenes ni que les enseñemos cómo puede curarse uno mismo.[12]

Hasta el lenguaje popular ha asumido esta valoración de la medicina convencional:

«Un resfriado dura una semana sin medicación y siete días con medicación».
Esta es una afirmación que la mayoría de la gente puede confirmar por propia experiencia.

Parece que en todas las corrientes terapéuticas convencionales o científicamente «reconocidas» hay una tasa de curación muy baja. Solo puede hablarse de auténtica curación cuando un síntoma ha desaparecido permanentemente sin tener que hacer uso de tratamiento ni medicación adicionales.

11.3.2 Las noticias de la ARD

Informe de la ARD sobre la malaria
En octubre de 2013, el programa informativo Tagesschau, de la cadena ARD, abordó el tema de la malaria indicando que todavía no existía un remedio que fuese realmente efectivo contra esta enfermedad.[13]
Como estalló una tormenta de indignación entre los espectadores y estos aludieron al MMS, el programa invitó al día siguiente al Prof. Jürgen May, del Instituto Bernhard Nocht de Medicina Tropical.

Este reiteró que no existía ningún remedio efectivo y que no había pruebas de que el MMS fuese efectivo contra la malaria. Además, ¡argumentó que no podían hacerse pruebas con MMS por razones éticas!

¿Cómo es esto posible? Normalmente, en un programa de entrevistas se dan los pros y los contras de las opiniones que se presentan. Sin embargo, en este caso solo se presentó el contra. ¿Esto no suscita preguntas? ¿Por qué no se invita a participar en estos programas a personas a las que el producto haya ayudado? ¿Por qué no hablaron acerca de los estudios (que, como he podido saber, se ofrecieron e incluso mostraron a la emisora) en los que se demostraba claramente que no había ningún patógeno que pudiera resistirse al dióxido de cloro? ¿Que el dióxido de cloro es un agente oxidante y, por lo tanto, representa un proceso natural del cuerpo y que el organismo humano puede manejar la oxidación?

Un enfoque nada objetivo del MMS por parte de los medios de comunicación

Y aún quedan otras preguntas: ¿qué tiene esta investigación de poco ética?, ¿es ético dejar que la gente muera de malaria?, ¿es ético administrar a los animales y a los seres humanos antibióticos tóxicos, que cada vez son menos eficaces? Como ya sabemos desde hace mucho tiempo, los agentes patógenos desarrollan resistencia a los antibióticos. ¿Es ético ignorar e incluso negar un estudio como el de la Cruz Roja y, por lo tanto, aceptar la muerte de muchas personas a causa de la malaria? ¿Es ético matar a miles de personas por los efectos secundarios de los medicamentos convencionales? ¿Es ético que la OMS considere justificable el uso de medicamentos no probados contra el ébola sin que sus efectos o efectos secundarios hayan sido investigados?

La «moral» de los medios de comunicación

11.3.3 El ébola

A día de hoy, el ébola es oficial-mente incurable.

El ébola es una enfermedad vírica que causa fiebre alta y puede provocar hemorragias. Este virus se transmite de persona a persona a través de los fluidos corporales. El período de incubación es de 2 a 21 días. La primera epidemia conocida de ébola estalló en África en 1976, en el antiguo Zaire. Hasta la fecha no existe ningún tratamiento de la medicina convencional con medicamentos o vacunas que tenga éxito.

Sobre el problema actual del ébola, el 12 de agosto de 2014 la revista Spiegel en línea escribía lo siguiente en el apartado de salud: «¡La OMS considera que el uso de medicamentos no probados es aceptable!».

La eficacia y los efectos secundarios de los fármacos son inciertos.

Del artículo de Spiegel:

> Los médicos y auxiliares siguen estando muy indefensos en África Occidental: no tienen ningún remedio, ya sea vacuna o medicamento, para luchar contra la epidemia de ébola que se está extendiendo. Actualmente lo único que puede hacerse para detener la propagación del virus mortal es adoptar medidas de protección, aplicar medidas restrictivas para viajar y aislar a los pacientes.
> Sin embargo, se han realizado algunos avances científicos en lo concerniente el desarrollo de vacunas y tratamientos contra el ébola. El problema: las sustancias todavía se encuentran oficialmente en fase de experimentación animal. Solo a un puñado de pacientes —incluyendo dos misioneros de los EE. UU. y un sacerdote de España— se les han administrado dosis experimentales del cóctel de anticuerpos no autorizado ZMapp. Las cantidades disponibles de suero también deberán enviarse a Liberia.

El uso de este tipo de remedios plantea un dilema a los expertos: ¿a qué pacientes hay que administrar el medicamento? ¿Y qué riesgos conlleva su aplicación?

La Organización Mundial de la Salud (OMS) ha tomado una decisión al respecto y la anunció el martes tras consultarla con especialistas en ética médica en Ginebra: según la declaración de la OMS, la epidemia que se está extendiendo en África Occidental justifica el uso de medicamentos no autorizados. «El anterior comité ha acordado que, dadas las circunstancias concretas de este brote y bajo el cumplimiento de ciertas condiciones, es ético ofrecer remedios no probados cuyos efectos secundarios se desconocen hasta el momento como posible tratamiento o medida de prevención».

Todo es «éticamente aceptable», excepto el MMS

Observación: Entonces, en lo concerniente a las vacunas que Bill Gates ha subvencionado, cuya efectividad es del 30 % y, entre otras cosas, provocan parálisis, ¿la ética no es un problema?

11.3.4 Estudio del dióxido de cloro en las picaduras de mosquitos

Los estudios de los japoneses Hiroyuki Matsuoka, Norio Ogata y Takashi Shibata han aportado más pruebas sobre la eficacia del dióxido de cloro. En 2011 ya demostraron, patentaron y publicaron su eficacia.[14]

Este estudio abordó un tema que provoca un gran sufrimiento a millones de personas en todo el mundo y que transmite muchas enfermedades graves: las picaduras de mosquito. El resultado del estudio debería haberse extendido como un tsunami por todo el mundo, pero véalo usted mismo.

Los investigadores anteriormente citados han llevado a cabo amplias investigaciones para prevenir la infección por malaria desde su fase inicial.

Como resultado descubrieron que una solución acuosa con dióxido de cloro aplicada sobre la piel previene las picaduras de mosquito.

El estudio confirma el siguiente resultado:
Con solo rociar una solución de dióxido de cloro sobre la piel, ¡las tasas de picadura de mosquito bajaron del 54,5 % al 7,7 %!

Esto supone millones de enfermedades, millones de muertes, millones de personas con incapacidad laboral: ¡podría evitarse que hubiese países económicamente deprimidos a causa de las epidemias simplemente haciendo que el MMS en aerosol fuese accesible para todo el mundo y pudiera adquirirse legalmente!

11.3.5 La historia del Dr. Kurt-Wilhelm Stahl

Al infierno para curar las heridas
El médico de Friburgo Kurt-Wilhelm Stahl lleva seis años viajando por la zona de guerra afgana y proporcionando ayuda médica a los más pobres.[15]

Un pequeño extracto del artículo anteriormente citado:

Uno de cada cuatro afganos padece leishmaniosis cutánea

... Hay mucho sufrimiento en Afganistán. Uno de cada cuatro afganos padece leishmaniosis cutánea. El flebótomo transmite los parásitos de la leishmania, que invaden la piel. El que se infecta no se muere, pero está amenazado de muerte social. Las heridas, que permanecen abiertas durante años, dejan cicatrices y mutilaciones. Las víctimas son marginadas. Hay remedios que aliviarían esta miseria, pero apenas se aprovechan.

Stahl acusa a los grupos farmacéuticos. Los principales fabricantes de medicamentos descuidaron la investigación de nuevos medicamentos para combatir las enfermedades tropicales, ya que con los pacientes pobres no se puede ganar dinero. Las enfermedades desatendidas se convierten en personas desatendidas. En este punto, Stahl alza la voz:

Crecimiento continuo = cáncer

> Detesto esa mentalidad competitiva. Para mí, una sociedad en la que la maximización de los beneficios domina todos los ámbitos de la vida es una sociedad moribunda. Nosotros, los médicos, solo conocemos un término para el crecimiento continuo: el cáncer.

Las organizaciones no gubernamentales como la asociación Waisenmedizin, fundada por Stahl, intentan contrarrestar esta evolución. En colaboración con colegas afganos del Servicio Médico Alemán en Kabul y con el Laboratorio de la Leishmania en Alemania, Stahl ha desarrollado un nuevo tratamiento que cuesta 15 céntimos por paciente y día. Las heridas se tratan con Natrium chlorosum, una solución antiséptica. Las cicatrices apenas pueden verse.
El año pasado se curaron 3000 pacientes aplicando este método en el Hospital Masav-i-Sharif.

3000 pacientes curados con clorito sódico en Masav-i-Sharif

El Natrium chlorosum es un clorito sódico farmacéutico cuyos efectos antisépticos y regeneradores del tejido ya han sido probados. Se utiliza especialmente en los países en vías de desarrollo para tratar la leishmaniosis cutánea, ya que en estos países los medicamentos son demasiado caros.

Una vez más, se da el caso de que no consigo entender determinadas prácticas. ¿Cuál es la diferencia entre el clorito sódico farmacéutico y el MMS? ¡El producto farmacéutico también está únicamente autorizado para la desinfección del agua! El MMS es clorito sódico, igual que el Natrium chlorosum. El MMS está «demonizado» y se está intentando prohibir, y, sin embargo, leí sobre este médico y no puedo creer lo que ven mis ojos cuando veo la lista de patrocinadores de su asociación. Las mismas organizaciones que simultáneamente prohíben o ignoran el MMS (¡por ejemplo, la OMS!) apoyan el tratamiento con Natrium chlorosum. A este respecto surgen muchas preguntas.

Lista de patrocinadores de la asociación Waisenmedizin e. V., fundada por el Dr. Kurt-W. Stahl:

i

1. La Organización Mundial de la Salud (OMS).
2. El Ministerio Federal de Asuntos Exteriores de Alemania (AA).
3. La Embajada de Alemania en Kabul (Afganistán).
4. El Ministerio Federal de Educación e Investigación de Alemania (BMBF, por sus siglas en alemán).
5. El Ministerio Federal Alemán de Cooperación (BMZ, por sus siglas en alemán).
6. El Servicio Alemán de Intercambio Académico (DAAD, por sus siglas en alemán).
7. Caritas International.
8. Pierre Fabre GmbH.
9. B. Braun AG, Centro de Excelencia Sempach (Suiza).
10. Universidad de Erlangen.
11. Universidad de Heidelberg.
12. Universidad de Friburgo.
13. Hospital Universitario de Ginebra (HUG).
14. Jérémie Gent Consulting.
15. Ticuna Apps.
16. Instituto Pasteur de Argel.

Da que pensar...

Otro producto interesante que se emplea en el ámbito dental es SOLUMIUM Dental, un desinfectante odontológico y para la higiene bucal.

He aquí un extracto de las instrucciones de uso:

INSTRUCCIÓN DE USO DE SOLUMIUM®
SOLUCIÓN DENTAL 30 mililitros
Desinfectante odontológico y para la higiene bucal.
¿Qué debe saber sobre la solución SOLUMIUM® DENTAL?
SOLUMIUM® es una solución acuosa amarilla diluida que debe su color y su olor, similar al del cloro, a su contenido de dióxido de cloro (ClO_2) de alta pureza. No contiene ningún otro componente. La solución puede entrar en contacto con los dientes, las mucosas y la piel, pero, si entra en contacto con prendas de color, puede decolorarlas.

El dióxido de cloro mata eficazmente todos los microbios patógenos, incluyendo las bacterias, los hongos, los protozoos y los virus. Además, no tiene efectos nocivos sobre el cuerpo humano. Su uso como desinfectante de la piel y las mucosas se ha evitado hasta el momento por el hecho de que no estaba disponible en la forma pura y estable requerida. SOLUMIUM® contiene dióxido de cloro con un grado de pureza bastante elevado gracias a un nuevo descubrimiento húngaro, por lo que la solución de ClO_2 puede almacenarse en esta forma durante mucho tiempo. Otra propiedad beneficiosa es que el dióxido de cloro puede penetrar varias décimas de milímetro en la piel y las mucosas, por lo que no se limita a desinfectar la superficie.

Eficacia e inocuidad del dióxido de cloro en odontología

El dióxido de cloro es volátil, por lo que el frasco deberá cerrarse cuidadosamente después de su uso; de este modo, la solución conservará su eficacia durante mucho tiempo una vez que haya sido abierta. El empobrecimiento de la solución podrá percibirse por el tono pálido que irá adquiriendo. Una solución incolora es ineficaz.

El dióxido de cloro no deja residuos

La volatilidad del dióxido de cloro también constituye una ventaja, ya que desaparece después del tratamiento sin dejar rastro.

La solución de SOLUMIUM® contiene un 0,12 % de dióxido de cloro y un 99,88 % de agua.

La siguiente declaración es ciertamente notable: **«Además, no tiene efectos nocivos sobre el cuerpo humano».**

12

Patentes con dióxido de cloro

*T*odas las patentes que se enumeran a continuación han sido tomadas del libro La salud es posible, de Andreas Kalcker. Encontrará más patentes a partir de la página 89.

i

Patente US 2,70 1,781 de 08/02/ 1955, relativa a la comercialización de una solución antiséptica que contiene dióxido de cloro como principio activo para el **uso clínico general.**

Patente US 4,03 5,483 de 12/07/ 1977 para el uso del clorito sódico **como antiséptico no tóxico**. Según el texto, es beneficioso en el tratamiento de quemaduras y otras heridas, y en el tratamiento de infecciones, sin interferir con el proceso natural de regeneración.

Patente 4,29 6,102 de 20/10/ 1981 sobre la comercialización de un producto para el **tratamiento de la disentería amebiana** en seres humanos mediante la administración oral de dióxido de cloro, patente otorgada a Felipe Lazo, Ciudad de México.

Patente US 4,31 7,814 de 02/03/ 1982 otorgada a Felipe Lazo, de México, para la comercialización de un fármaco para el **tratamiento de quemaduras cutáneas**.

Patente US 4,72 5,437 de 16/02/ 1988, otorgada a la empresa Oxo Chemie, de Alemania, relativa a una sustancia que contiene dióxido de cloro como principio activo, desarrollada por el Dr. Friedrich W. Kühne, de Heidelberg, denominada Oxoferin. **La empresa pudo venderla por 45 millones de dólares a una empresa estadounidense que cambió su nombre por el de WF-10 y fue aprobada por la FDA.**

i Continuación: Patentes

Patente US 4,73 7,307 de 02/04/1988 para la comercialización de un producto para el tratamiento de bacterias, hongos y virus **en enfermedades cutáneas**.

Patente US 4,85 1,222 de 25/07/1989, concedida a la empresa Oxo para la comercialización de un producto que contiene dióxido de cloro para la **regeneración de la médula ósea**.

Patente US 5,01 9,402 de 28/05/1991 concedida a la empresa Alcide para la comercialización de un producto con dióxido de cloro para la **desinfección de sangre y sangre almacenada**. Hoy en día se utiliza principalmente en el ámbito de las transfusiones para evitar enfermedades infecciosas.

Patente US 5,25 2,343 de 12/10/1993, otorgada a Alcide para la comercialización de un producto para la prevención y el **tratamiento de infecciones bacterianas**, en particular la mastitis, utilizando hasta 1000 p. p. m. de dióxido de cloro.

Patente 5,83 0,511 de 03/11/1998 para la comercialización de un producto que también contiene clorito de sodio y está destinado a **estimular el sistema inmunitario**. Fue otorgada a la empresa Bioxy Inc., se utiliza como suplemento alimenticio para animales y **reduce la tasa de mortalidad, la excreción de nitrógeno, la dependencia de los antibióticos y las vacunas, y mejora el estado de salud de los animales gracias a su contribución a reforzar el sistema inmunitario**.

Patente 5,85 5,922 de 05/01/1999, otorgada a la empresa BioCide International para la comercialización de un producto que contiene dióxido de cloro como principio activo que se utiliza en el **tratamiento terapéutico de heridas crónicas que curan mal o que no cicatrizan, así como de otras enfermedades de la piel**.

Continuación: Patentes

Patente 6,09 9,855 de 08/08/2000 para la comercialización de un producto que se utiliza como **estimulante del sistema inmunitario**, otorgada a la empresa Bioxy Inc. **Este producto está destinado a mejorar la salud de los animales y el aprovechamiento de los alimentos, reducir la mortalidad, reducir la dependencia de los antibióticos y las vacunas, y mejorar el estado de salud general en virtud de la mejora del estado inmunitario.**

13

El puente del arcoíris

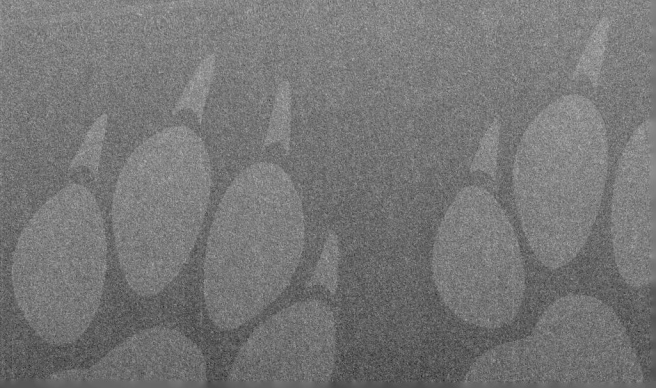

«El punto sin retorno»

Por desgracia, en algunos casos el MMS tampoco puede ayudar ya, y es cuando el alma del animal ha tomado la decisión de partir. Una vez que ha tomado esta decisión, es muy difícil hacer que el animal regrese. Por lo general, sucede muy rápidamente y tenemos que despedirnos. A menudo no es nada fácil hacerlo. En mi consulta procuro preparar a los dueños desde el principio del tratamiento.

En algunos animales, la posibilidad es del 50 %: en estos casos, con ayuda del dueño, hacemos todo cuanto está en nuestra mano para que la balanza se incline hacia el lado positivo.

En cualquier caso, el animal es el que decide lo que ha de suceder. En ese caso, también respeto esa decisión. Si el animal decide marcharse, ayudo a los dueños en este último paso según sus deseos y dentro de mis posibilidades.

Para mí es muy importante tratar al ser vivo con respeto y respetar también su decisión.

A continuación encontrará algunas reflexiones e historias de mi trabajo como comunicadora de animales.

13.1 Cuando los animales eligen marcharse o Saludos desde el puente del arcoíris

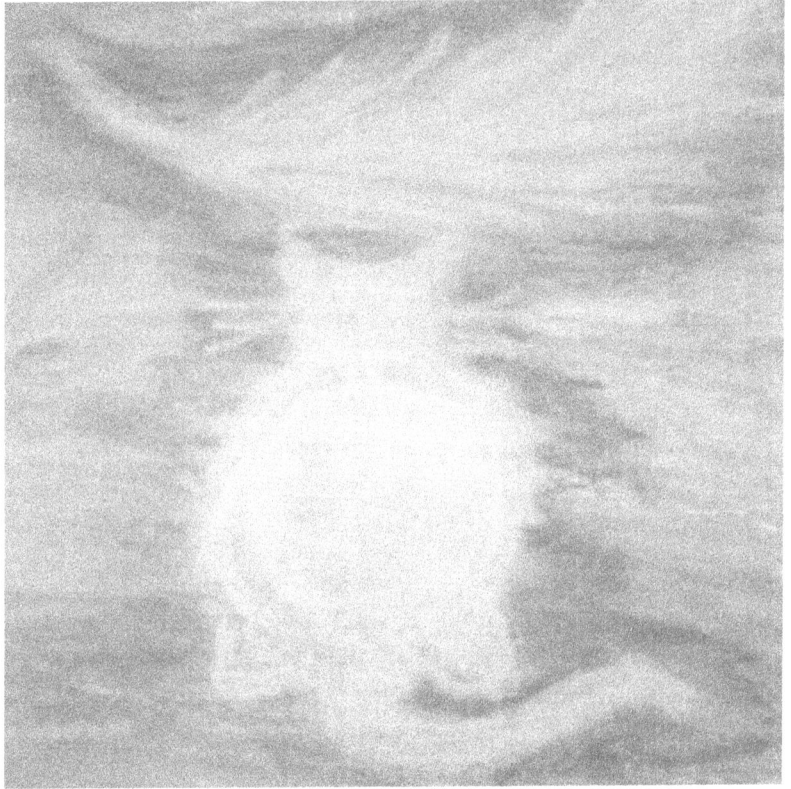

A través de mis conversaciones con los animales también entro reiteradamente en contacto con la muerte.

En esos casos suelo sentir el miedo de las personas y su inseguridad. Entonces hacen preguntas y más preguntas, como «¿debo hacer que mi perro deje de sufrir?», «¿mi gato está sufriendo?», «¿ha sido correcta mi decisión de sacrificar al animal?».

Estas son preguntas humanas y surgen de nuestros temores ancestrales.

Pero ¿de dónde provienen esos miedos e inseguridades?

Cuando somos niños, otras personas toman las decisiones por nosotros, ya sean los padres, los parientes o los profesores. Las decisiones que tomamos intuitivamente y que para nosotros son correctas a menudo se corrigen por considerarse incorrectas.

Entonces empezamos a preguntarnos cada vez con mayor frecuencia qué está bien y qué está mal. Nos vamos volviendo cada vez más inseguros.

La prensa, la televisión, la política y la Iglesia también ejercen una influencia determinante. Durante décadas, las noticias y las decisiones apenas se cuestionaban o se adoptaban de inmediato. Esta fue otra manera de quitarnos la responsabilidad.
Hay profesiones en las que hemos depositado toda nuestra confianza, como, por ejemplo, en los médicos y los veterinarios. Como la mayoría de las personas, yo incluida, apenas se ocupaban de las enfermedades y de nuestro cuerpo, y de las enfermedades y del cuerpo de nuestros animales, era más fácil confiar en estas personas de «blanco»: después de todo, habían estudiado y sabían lo que tenían que hacer. Esto es lo que hemos aprendido desde que éramos niños.

Pero entonces llega el día X.

De repente, inesperadamente y a menudo sin preparación alguna, el veterinario nos da el diagnóstico: «... No se puede hacer nada más, ya solo podemos sacrificar al pobre animal».

O bien: «Su perro tiene 14 años y hay que operarlo, pero con esta edad, y dado que de todos modos no tiene cura, sería mejor sacrificarlo inmediatamente».

Estos son solo dos ejemplos, pero son cosas que ocurren. Entonces, el miedo, el pánico y el dolor de los dueños afloran con toda su intensidad.

13 • *El puente del arcoíris*

¿De repente hay que tomar una decisión tan seria?

¿Y si se da la respuesta equivocada?

¿Y si hay otra alternativa?

En cuestión de segundos nos pasan por la cabeza infinidad de preguntas. Entonces la confianza que se ha aprendido a tener en los veterinarios se presenta como un ancla a la que aferrarse y la decisión se delega gustosamente en aquellos que tienen que saber...

Sacrifican a nuestro ser querido y lo enterramos en el jardín de casa o lo incineramos.

Los días siguientes.

Por lo general, estamos a solas con nuestro dolor. A menudo, nuestros familiares, amigos y conocidos se mofan de nuestro dolor. Solo era un animal. ¿A qué vienen tantos aspavientos? Pero para la mayoría era un miembro muy querido de la familia.
Pasan semanas, e incluso años, y nos atormentan las mismas preguntas: ¿fue la decisión correcta?, ¿fue el momento adecuado?

Pero hay una cosa que sabemos a ciencia cierta: ya no podemos dar marcha atrás.

Por mis conversaciones con los animales puedo tranquilizarle: los animales viven el aquí y el ahora... No preguntan por qué. No cuestionan su decisión y con toda seguridad jamás se la echarán en cara.
Un perro me preguntó una vez qué pasaría si yo dijese que había sido la decisión equivocada. La respuesta, por supuesto, es ¡NADA!

Cuando un gato decide «hoy es el día, hoy me sentaré en la calle y dejaré que me atropellen», va y lo hace. También sabe que si quiere, cuando se presente la ocasión, volverá a la tierra en otro cuerpo. Los animales no temen a la muerte por causas naturales. Este miedo solo está en las cabezas de los seres humanos y ha sido alimentado durante cientos de años. A menudo trasladamos el miedo, el pánico y la inseguridad a nuestro animal.

Una buena manera de ver cómo se enfrentan los animales a la proximidad de la muerte es observarlos en la naturaleza. ¿Qué hacen un perro salvaje, un lobo o un gato salvaje cuando están enfermos o viejos? Se esconden en una cueva o en un arbusto seguro y esperan pacientemente a morir. Dejan de tomar alimentos y agua, y finalmente se duermen. A nuestros animales también les gustaría hacer esto. Buscar un lugar tranquilo, negarse a comer y a beber, y esperar.

Pero ahí están las personas. Les entra pánico, agarran al pobre animal y van corriendo al veterinario. Piensan que tienen que hacer algo. No pueden dejar al pobre animal ahí tirado. Nos sentimos totalmente desamparados. Nuestro ser querido sufre visiblemente. Pero ¿quién sufre realmente? Nosotros.

El animal ha tomado su propia decisión. Pero nuestras propias decisiones son cuestionadas con mucha frecuencia, así es que ¿por qué íbamos a respetar la decisión de nuestro animal? ¿Respeto por una criatura de Dios?

¿Acaso no desearíamos que nos trataran con respeto? Comencemos por nuestros seres queridos de cuatro patas y cambiemos algo en nuestras vidas. Dar este paso no suele ser fácil, pero hay algo que puedo decir por propia experiencia: es una sensación agradable y sienta bien.

¿Qué debemos hacer si a pesar de todo tenemos que tomar la decisión de sacrificar a nuestro animal?

Tome esta decisión de corazón y despídase conscientemente. Su animal lo entenderá y no se enfadará con usted. Mire al animal a los ojos. Con frecuencia ya están muy lejos y su mirada está dirigida hacia su interior. Cuando esto sucede, los animales también están tranquilos en el veterinario. ¡Si usted ha tomado esta decisión es porque fue y es la correcta!

Una niña no podía soportar la muerte de su amada gata, que había chocado contra un coche ante sus ojos. Cada vez que se mencionaba el nombre de la gata, reaccionaba con auténtica histeria. Con el consentimiento de su madre, la enseñé a comunicarse con los animales. La gata le dijo a la niña que no tenía que tener miedo, que cada noche se deslizaba en su cama y la cuidaba como hacía antes. La niña pudo ver y sentir lo feliz que estaba la gata. También pudo ver a una anciana que estaba junto a la gata y reconoció a su difunta abuela. Para gran alegría de la niña, la gata le mostró la imagen de un perro en cuyo cuerpo regresaría junto a ella. A partir de ese momento, la niña pudo hablar de la gata sin problemas.

En los cursos que imparto sobre comunicación con animales, cada participante trae fotos de los animales con los que le gustaría hablar. Estas fotos se distribuyen en una mesa situada en el centro del círculo. A continuación, cada participante elige una foto. Como entre ellas también hay fotos de animales que ya han muerto, los participantes reciben una foto de este tipo con mucha frecuencia. Mantienen estas fotos algo cubiertas o prefieren dármelas. Pero yo se las devuelvo y dejo que se intercambien estas fotos entre ellos. También suelo mezclar fotos de mis animales ya fallecidos sin decírselo a los participantes, salvo el nombre. Cuando hablan con el animal, a menudo sienten incredulidad o fascinación. Les sorprende lo fácil que puede ser hablar con animales que han muerto. También hace que hablar sobre la muerte y la tristeza resulte más fácil. Muchas veces, en conversaciones privadas, surge esta pregunta: «... ¿También puede hacerse con las personas fallecidas?». Hay personas que pueden hacerlo. Para mantener una de estas conversaciones, uno debería buscar un médium de confianza.

En uno de mis seminarios sobre comunicación con los animales le di a una de las participantes del seminario una foto de mi gato fallecido. Me gustaría señalar que esta mujer albergaba grandes dudas sobre sí misma y sobre su capacidad para aprender a comunicarse con los animales. El gato le dijo una y otra vez en la conversación que él era una gata y no un gato. Me miró decepcionada y me dijo que nunca aprendería a comunicarse con los animales. No pude evitar sonreír y le enseñé la foto de mi gata, Sheela. Entonces le expliqué que ella era la encarnación de mi gato y que el gato era ahora una gata. Se quedó sin palabras. Sí, a veces no tenemos claro inmediatamente qué es lo que los animales quieren decirnos. Lo bueno de esto es que esta mujer ahora busca animales extraviados y ya no tiene problemas para comunicarse con ellos.

En algunas conversaciones con almas de animales me transmiten mentalmente una imagen que luego pinto. La primera imagen fue de mi gato Schnaxl. Le dio el nombre de pincel de las almas. También me pidió que se lo ofreciera a muchas personas. No son pinturas al óleo artísticas. A menudo pinto los dibujos con tiza. Yo actúo, sirvo de herramienta, por así decirlo, ya que las almas de los animales pintan a través de mí. Cuando el dibujo está terminado, suelo pensar: «¿Qué se supone que es esto?». Para mi sorpresa, los dueños siempre saben exactamente qué es lo que su animal quiere decirles.

En el transcurso de una conversación con una gata, la vi sentada junto a la ventana. Luego pensé que debía pintarla. Pero en la imagen apareció lo siguiente: una mujer está acostada frente a la ventana, una manta amarilla la cubre hasta el cuello y hay una gata acostada en su cabecera. Bueno, veamos qué dicen los dueños al respecto... La pareja miró brevemente el dibujo y ambos sacudieron la cabeza. «¡Esto no puede ser!», exclamaron. La mujer me dijo que durante algún tiempo había estado haciendo yoga y ejercicios de respiración frente a la ventana. A menudo, durante la relajación, permanecía tumbaba y tapada. Entonces la gata se acostaba junto a su cabeza, tal y como aparecía en la imagen. Últimamente había estado pensando con frecuencia en volver a hacer estos ejercicios. ¿Hay una petición que pueda ser más bonita? Desde luego, no hay ninguna que pueda hacerse con más amor.

Para mí es un trabajo muy hermoso y cada día doy gracias por ello. Por eso, en mi consulta las lágrimas fluyen con frecuencia. Sin embargo, raramente son de dolor; en su mayoría son de alivio y liberación. ¿Qué puede ser más hermoso que ver a tu animal correr felizmente por un prado cubierto de flores?

Un día recibí la llamada de una amiga que estaba deshecha en llanto. Su amado caballo había muerto. La tranquilicé un poco y le prometí que buscaría al caballo. La yegua me envió mentalmente una imagen maravillosa: corría con un semental por un prado cubierto de flores y al fondo había un arcoíris. El segundo caballo tenía unas crines muy largas. Le envié el dibujo a mi amiga y le hablé del segundo caballo. Ella dijo: «Sí, ese fue el gran amor de mi yegua. Pero al cabo de un año el semental tuvo que regresar a su establo de origen. Allí se negó a comer por mal de amores y acabó muriendo. Pero eso no lo supimos hasta mucho tiempo después. El semental, o mejor dicho su alma, ha permanecido junto a su amada yegua todos estos años y ahora están juntos en la tierra del arcoíris».

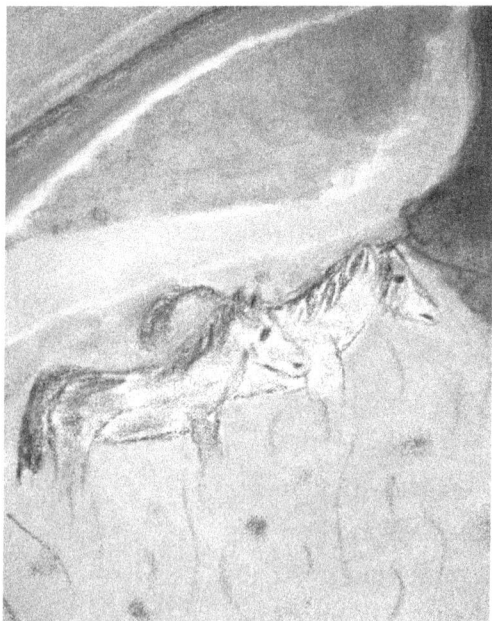

Algunas veces, con su muerte, nuestros animales quieren llamar nuestra atención sobre algo. Por ejemplo, quieren mostrarnos nuestro temor a la pérdida. A menudo también se trata de nuestro miedo a no poder seguir controlando algo. Cuando nuestro querido amigo de cuatro patas muere, es algo sobre lo que normalmente no tenemos control. Nos pilla completamente desprevenidos. No podemos ni queremos entenderlo. Entonces solemos enfadarnos con nuestro ser querido. ¿Por qué ahora precisamente? ¿Por qué no podía quedarse? ¿Por qué me deja solo/a? Estas son preguntas sobre nosotros y nuestra situación actual.

El perro de una conocida mía murió. Aunque pudo ponerse en contacto con él, no era capaz de enfrentarse a la nueva situación. Un buen día, el perro me envió una imagen mental sin habérselo pedido. Mostraba a una mujer acurrucada en una roca y a su alrededor había una brillante luz amarilla. Mi intuición espontánea fue ¿cuándo va a levantarse y romper la roca que rodea su corazón? Cuando coincidí con mi conocida en una reunión, le di el dibujo. Ella lo miró, asintió con la cabeza y las primeras lágrimas de alivio empezaron a caer silenciosamente. Se lo agradeció mucho a su perro.

Para mí, poder hablar con las almas es un regalo maravilloso. Cuando las personas no son capaces de dejar marchar a su animal después de su muerte, con frecuencia tienen profundas cicatrices mentales bajo las que hay heridas. Cuando eso sucede, suelo recomendar que acudan a un terapeuta. Que lo hagan o no depende de ellos.

En mi consulta me rijo por una regla que considero importante: puedo sugerir y explicar muchas cosas a las personas,

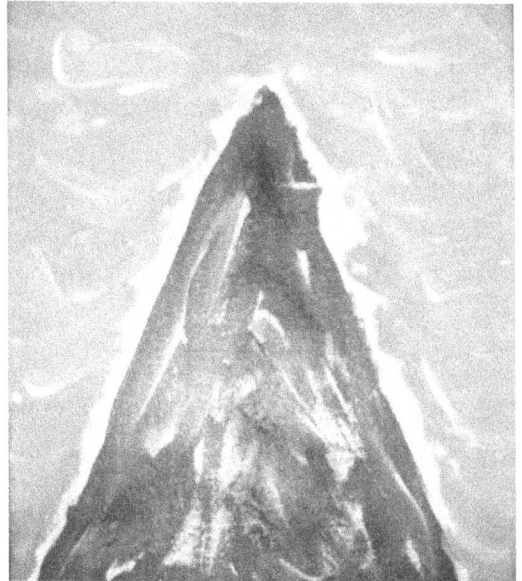

pero solo ellas pueden obrar y tomar la decisión de actuar. Por encima de todo está el respeto a todos los seres vivos.

Hay dos palabras que deberían eliminarse del vocabulario: TE-NER QUE. No importa de qué ámbito se trate, ya sea privado o profesional, muchas veces se dice «tienes que hacer esto» o «tienes que hacer aquello». Me digo a mí misma que no tengo que hacer nada, que puedo hacerlo o que puedo optar por no querer hacerlo. Por ejemplo, uno puede observar su propio cuerpo o a sus mascotas cuando una y otra vez hacen algo que realmente no quieren hacer. Una amiga mía, por ejemplo, solía tener dolor de espalda cuando actuaba en contra de su voluntad.

Pero volviendo a nuestros animales: ¿por qué nos agobiamos cuando sacrificamos a nuestro animal? ¿Es que acaso en nuestro fuero interno nos decimos «no» y aun así dejamos que los argumentos del veterinario nos convenzan? En modo alguno pretendo criticar o cuestionar su decisión. Tal vez le resulte de ayuda encontrar una nueva forma de pensar y bajarse del viejo carrusel de ideas. Usted decide todo lo que hace, como, por ejemplo, comprar el libro MMS para animales o, ahora mismo, leer este libro.

La vida puede ser muy hermosa. Como dijo Charles Darwin:
«A la larga, todo aquello que va contra la naturaleza no perdura».

Un día, una mujer vino a verme y me pidió que me pusiera en contacto con su perro muerto. Él me mostró mentalmente la imagen de su alma y yo pinté un camino. Este camino era muy pedregoso; a la derecha y a la izquierda los árboles habían sido talados y solo se veían los tocones. Al final, después de una curva, se veía una pequeña luz amarilla brillante. Mi interpretación fue que la mujer todavía tenía un trecho de camino pedregoso por delante, pero que, tras una curva, todo se volvería brillante y bello, aunque todavía no pudiera verlo.

La mujer vio la imagen y se puso muy contenta. «Solía pasear con mi perro por aquí. Lo reconozco y sé dónde está».

Dos puntos de vista y ambos son correctos a su manera; depende del ojo del observador: qué quiere verse y desde qué punto se observan las cosas. Claro que desde fuera veo las cosas de otra manera. Si mis clientes quieren que lo haga, les doy mi punto de vista. Pero cada uno toma la decisión por sí mismo.

En uno de mis dibujos del alma aparecía un gato en un velero. Parece que todo es posible en el país del arcoíris. A un lado había una nube y una luz amarilla. Así es como pensé que debía pintar el dibujo. Se lo llevé a la clienta. Cuando me llamó para hablar del dibujo, lo que ella había visto en él me dejó totalmente sorprendida. Me dijo que, al igual que su gato, en ese momento estaba sintiendo una intensa brisa en la nariz. Yo le pregunté: «¿Qué viento?». No tenía ni idea de lo que me estaba hablando. La conversación continuó. La próxima vez que la visité, el dibujo estaba en la sala de estar. Lo estuve observando sorprendida durante un rato porque ahora yo también veía el viento.

Una y otra vez me fascina cómo funciona. Ni puedo ni quiero tratar de explicarlo. Solo una cosa: me siento muy agradecida por este don. Así también aprendo una manera diferente de abordar la muerte; el miedo a ella se va resquebrajando y uno puede despedirse. Una gran ayuda fue y sigue siendo mi gato Schnaxl. Él me mostró la vía de acceso a las almas de los animales y me quitó el miedo. Di el primer paso cuando mi gato Félix murió y se me permitió ver el otro lado. Sin embargo, en aquel momento todavía no estaba preparada para ver la belle-

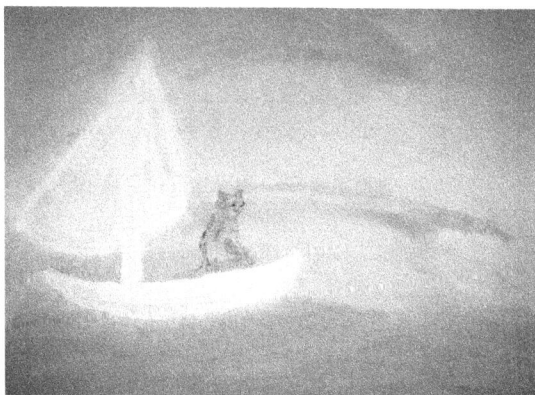

za que había en ello. Me limité a permitirme sentir el dolor y eso fue algo bueno.

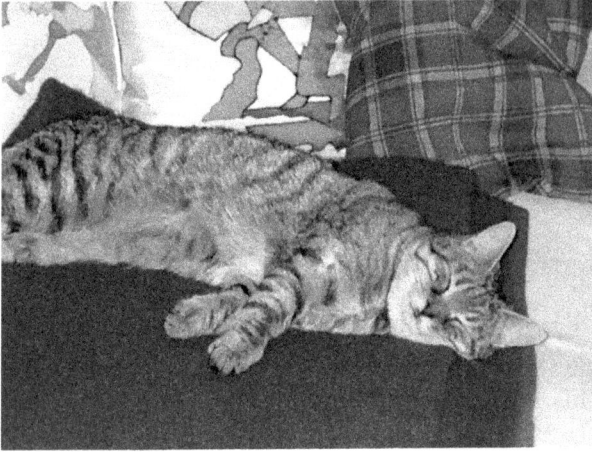

Una amiga me pidió que hablara con su amado perro, que había muerto hacía años. Ella podía haberlo hecho por sí misma, pero le daba miedo. Me ofrecí a recorrer el camino con ella. Él vino a su encuentro saltando alegremente. Ella se alegró tanto de verlo que empezó a llorar. Le hice notar lo bien que estaba y lo contento que se sentía de verla y de poder hablar con ella al fin. Al cabo de un tiempo dijo que iba a volver con ella. Al principio no lo reconocería. Tendría un aspecto muy diferente.

Sí, y así fue: acabábamos de trabajar en algo nuestro cuando nuestra vieja perra, Maggie, habló. Cuando mi amiga vio enérgicamente a la vieja perra pastor, una bola de luz apareció de repente. Solo se sentía amor; un hermoso amor incondicional. Mi amiga me preguntó si había venido uno de mis gatos. En un primer momento pensé que se trataba de su perro. Ella empezó a llorar de nuevo porque él le estaba trayendo el regalo del sentimiento del amor incondicional. Luego se despidió por tiempo indefinido. Pero, si necesitaba su ayuda, podía llamarlo en cualquier momento.

14

Comunicación con los animales

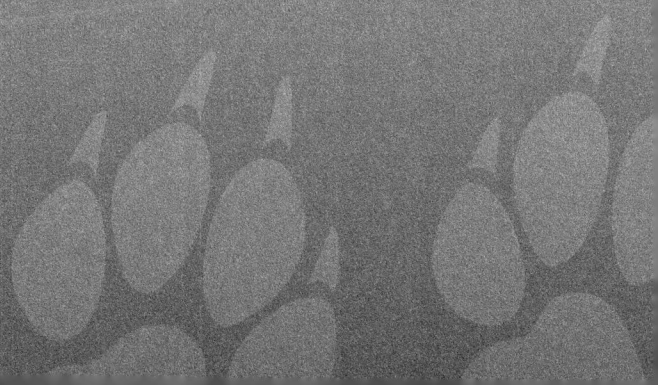

El tema de la comunicación con los animales es algo que me interesa muchísimo. Son muchas las personas que todavía desconfían de ella. Uno no se lo puede imaginar porque los perros se limitan a ladrar y los gatos a maullar. ¿Cómo van a decirnos algo? Esto funciona a través de la telepatía. Es una conexión de corazón a corazón.

¿Qué pinta aquí la comunicación con los animales? Estoy segura de que mucha gente se lo preguntará. Para mí, la comunicación con los animales es una forma de averiguar la causa del problema existente, ya sea físico o mental, es decir, de averiguar el origen de la enfermedad; por ejemplo, una deposición blanda puede significar muchas cosas en el caso de un caballo. Si el caballo me muestra que una experiencia traumática ha sido el desencadenante y también le trato el nivel psicológico, en poco tiempo conseguiré un buen resultado.

Los animales tienen problemas anímicos con mucha frecuencia. Como muchas veces provienen de un refugio para animales o de la protectora, los dueños no saben qué es lo que previamente ha sucedido en la vida del animal. En estas situaciones, comunicarme con el animal me permite averiguar cuál es la dolencia. Esto me ayuda al aplicar el tratamiento con MMS, ya que me permite reforzar la administración de MMS con otras sustancias y tinturas.

Lo que siempre me sorprende es la inmensa sabiduría de los animales. A menudo mencionan remedios de los que nunca antes había oído hablar ni de los que había leído. Lo sorprendente de esto es que, cuando consulto mis libros, siempre coinciden al cien por cien. Me

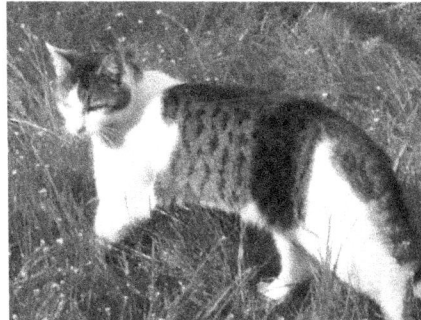

gustaría animarle citándole algunos ejemplos de mi trabajo. Puede que ilustren la diversidad de usos posibles que ofrece este tipo de comunicación.

14.1 ¿Qué quieren enseñar los animales al ser humano?

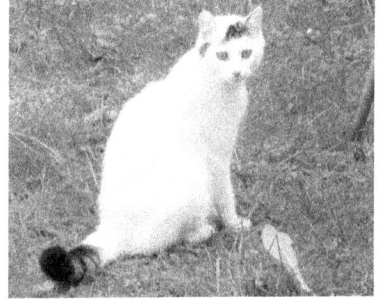

Seres humanos y animales: una coexistencia basada en el aprecio y el respeto

Hoy he leído un hermoso párrafo del libro Anastasia: cedros resonantes de Rusia.

... pregunta a Dios: «¿Qué es lo que deseas por encima de todo?».
Respuesta: «La creación conjunta y la subsiguiente alegría para todos al contemplar nuestra creación».

Esto me ha animado a escribir estas líneas. Veamos qué puedo crear con ayuda de los animales. ¡Espero que nos traiga alegría a usted y a mí!

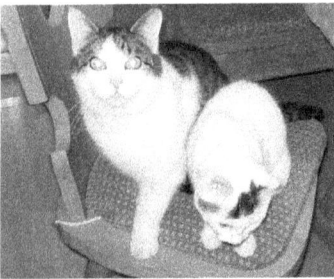

Mi pequeña Sunshine apenas tiene medio año. Cuando les decía a mis conocidos que un segundo gato había venido a vivir conmigo, lo primero que solían preguntarme era: «¿Qué tal se llevan?». Se llevan muy bien, claro. Forman un gran equipo y mi Schnaxl ya le ha enseñado muchas cosas. También les gusta mucho jugar entre ellos.

Sin embargo, cuando un gato nuevo llega a un hogar en el que ya viven uno o más gatos, suele haber problemas. Cuando digo que primero pregunté a mi gato si Sunshine podía venirse a vivir con nosotros, me miran con escepticismo. Para mí, en cambio, es algo perfectamente natural.

¿Qué sucede cuando una nueva pareja entra en la vida de una persona? Unas semanas antes de que Sunshine viniera, entró en mi vida una nueva pareja y también se lo conté a mi gato. Tampoco supuso problema alguno.

Me pregunto si no será que nosotros también tenemos miedo a lo nuevo. Cuando vemos un gatito y pensamos: «Me gustaría quedármelo», ¿qué sucede por lo general en nuestra mente? Surgen preguntas como «Por el amor de Dios, ¿cómo reaccionará mi gato?» o «¿Defenderá sus dominios?».

¿Por qué?

Una idea más bonita sería, por ejemplo, imaginarse a los dos juntos acurrucados y jugando. Luego, llévese a casa esa imagen mental. Además, uno conserva la hermosa sensación que se siente con esos pensamientos. Me imagino que el ambiente en la casa será armonioso desde el principio.

Deberíamos prestar más atención a nuestros pensamientos.

Mis dos dulces gatos me dieron un ejemplo de ello. Cuando Sunshine hizo sus primeras excursiones al jardín, el mayor se ocupó de ella. Solía decirme a mí misma: «¿Cómo puedo enseñar a la pequeña a que la comida viva, como los ratones y todo eso, no debe entrar en casa?». Con mi Schnaxl fue todo muy bien. ¿Cómo irán las cosas con la pequeña? Ya la veía jugar con los ratones dentro de la casa. Pero como no podía salir ni entrar sola, todavía no había ningún problema. Pero me equivoqué. Aquí es donde Schnaxl echó una mano. Sencillamente le trajo un ratón de sus correrías. Sunshine se divirtió mucho con él. Hizo tres intentos que yo impedí —tras la sorpresa inicial— salvando al ratón y llevándolo afuera. Tuve que mantener algunas charlas con los dos, pero el viejo orden ha sido restablecido. ¡Los dos son muy especiales!

También me daba mucho miedo que uno de mis gatos trajera una serpiente a casa. Siento una enorme aversión a esos animales. Y, claro, una noche Sunshine me concedió ese «deseo». Para mí fue un sobresalto muy educativo. En adelante tendré más cuidado con tales pensamientos.

Hay otro tema que también me interesa mucho: ¿las personas damos a los animales que viven con nosotros la libertad de ser animales o los humanizamos demasiado?

Ahora mismo aquí es invierno. Vivo en una zona rural. Cuando viajo en coche, a menudo veo caballos en los pastos. Lo que me asombra es que a muchos les han puesto mantas por encima. ¿Por qué? Un caballo tolera muy bien el frío sin necesidad de una manta. Supongo que podría explicarse diciendo que la dueña es muy friolera.

Por desgracia, suele tratarse de una mera «cuestión de belleza». Al cubrirlos, los dueños evitan el poco atractivo cambio de pelaje que tiene lugar en primavera.

Mi amiga tiene un gato que está algo gordo. Muchas veces he sonreído cuando los he visitado. De vez en cuando sale al balcón a fumar. A Missy le encanta salir fuera con ella. Cuando mi amiga ha terminado y tiene frío, le pide a Missy que entre porque cree que ella también se estará congelando. He llamado su atención sobre el hecho de que Missy es un gato y tiene un abrigo de piel natural. Luego nos reímos de todo corazón.

Otro ejemplo me lo dio un conocido. Él tiene varios gatos. Por detrás de su casa pasa un riachuelo. Una vez me dijo que había visto horrorizado como uno de sus gatos solía beber el agua sucia del riachuelo. Dijo que compraba especialmente un agua de manantial muy buena y fresca para él y para los demás gatos. Se la ponía a sus amados gatos en distintos puntos de la vivienda. Pero los gatos también beben el agua sucia de los canalones y los charcos. No cabe duda de que el agua de manantial es muy buena para los seres humanos, pero ¿para los gatos?

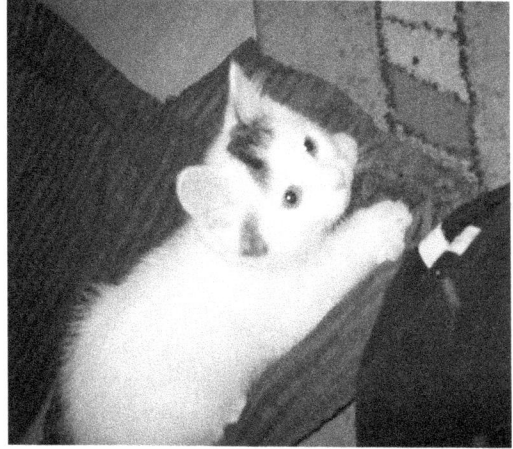

A menudo compruebo que los animales saben instintivamente lo que necesitan y lo que no. En el caso del agua, también deciden qué minerales necesitan. No puedo evitar sonreír cuando recomiendo a los dueños que prueben este o aquel remedio para su animal. A menudo me responden con espanto: «¡Estoy seguro de que mi gato o mi perro no se comerá eso! ¡Tiene un olor muy fuerte!».

He aquí otro ejemplo de mi amiga. Tenía que dar MMS a su gata Missy y, como usted ya sabe, tiene un intenso olor a cloro. Mi amiga tomó las gotas una vez y le dieron mucho asco. Como Missy es muy particular con la comida, mi amiga no creía que fuera a tomarse el remedio. Pero he aquí que Missy se lo tomó sin dudarlo. El segundo día se lo pidió de verdad. Ella consideraba que lo necesitaba y se lo hizo saber claramente a su dueña.

Mi amiga empezó a darle vueltas. ¿Acaso su gata le estaba mostrando su actitud ante la comida y los remedios? Ella es tan exigente con la comida como su gata. He oído contar cosas similares de vegetarianos que intentan enseñar a sus seres queridos a adoptar su misma actitud ante la carne, lo que, por supuesto, no funciona o hace que el animal enferme a consecuencia de estados carenciales.

He aquí un hermoso poema de mi amiga Algiz, que también sigue una dieta vegetariana:

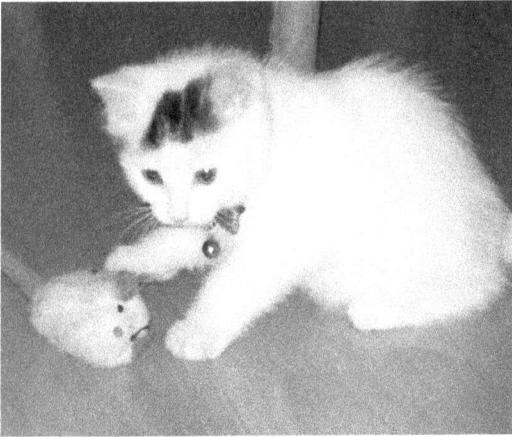

Sueño felino

El gato emite un maullido lastimero
desde su camita.
No le gusta su comidita.
Preferiría saborear una salchicha.
Pero la amita solo come frutas, verduras
y algunas hierbas de las praderas.
Así es que el gato tiene que seguir soñando
con un delicioso árbol de salchichones.

Algiz

La «niñera» de mis dos gatos tiene 12 años y a veces viene a decirme que mi gato ha cazado un pájaro o un ratón. Cuando eso sucede, se siente profundamente horrorizada y es algo que la saca de sus casillas. Yo intento explicarle que eso es perfectamente natural. Los gatos son depredadores por naturaleza. También estoy firmemente convencida de que estos animales han decidido estar a disposición del gato como alimento. Entonces también le resulta obvio. Le encantan los animales y quiere salvarlos a todos.

Otro tema que es objeto de acalorados debates es el de la reencarnación y la muerte que antecede.

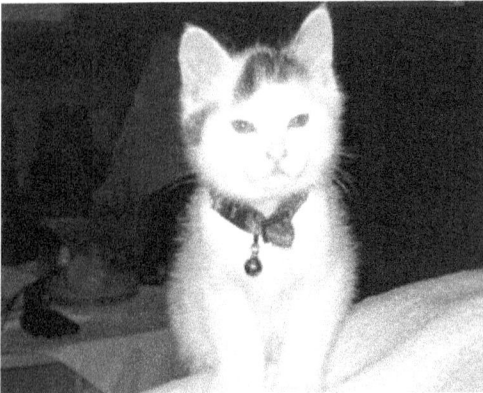

Mi Sunshine se me presentó una noche. Yo le pregunté: «¿Qué quieres decirme?», y me enseñó una película. Al principio corría como una loca, saltó sobre el alféizar y luego se cayó. Bajé inmediatamente para ver qué le había sucedido. La gente decía que ya no estaba viva. Cuando la miré más de cerca, pude ver que se movía. Pero sus movimientos eran extraños. Su parte trasera estaba paralizada.

Primero me quedé sorprendida y luego reflexioné. Entonces se me ocurrió una idea y le pregunté: «¿Eres Batzi?». Ella respondió un claro: «Sí».

Batzi era el degú favorito de mi hijo. Se cayó por la ventana y se quedó paralizado desde la cadera. A pesar de su discapacidad, vivió mucho tiempo e incluso pudo disfrutar del placer de ser padre con una nueva hembra joven y preñada. Me alegré mucho al saber de su decisión de haberse reencarnado en mi Sunshine y volver a casa. Ambos han decidido estar junto a mí como mis maestros.

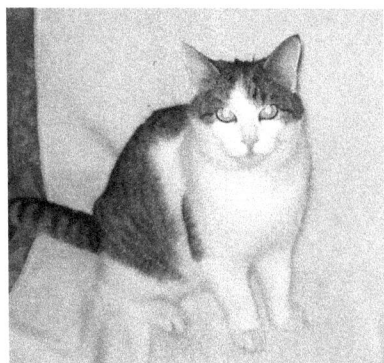

Un día, mi dulce Schnaxl no volvió a casa. Era primavera y supuse que habría salido para desfogarse con sus amigos. Al cabo de dos días, le pregunté: «¿Dónde estás?». A lo que respondió escuetamente que estaba por ahí. Bueno, pensé, eso ya lo había notado. Unos días después me mostró un zorro y una cueva. Pensé que era bueno que tuviera una cueva a modo de refugio en el que poder dormir. Pero ¡nada más lejos de la realidad!

Unos días después me mostró que los gusanos y otros bichos habían eliminado su cuerpo. Comprendí dolorosamente que el zorro lo había atrapado y lo había escondido en su cueva a modo de presa.

Al mismo tiempo, mi pequeño me mostró que estaba bien y me dijo que volvería pronto.

Me envió otra hermosa imagen del alma y me dijo que también debería hacer esto para que otras personas pudieran despedirse de su animal amado.

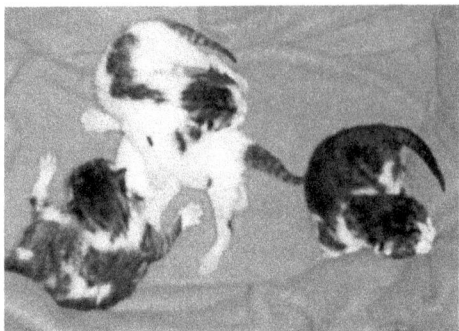

Lo he hecho con mucha frecuencia y siempre es una experiencia maravillosa. Desde aquí me gustaría dar las gracias a los animales que con tanto amor han hecho que pueda hacer esto por haberme permitido sentir este amor.

Mi Sunshine fue mamá. Unas semanas antes del parto me mostró que había cuatro almas que estaban esperando a reencarnarse. Poco tiempo después me di cuenta de que estaba preñada. Comenzó un período emocionante. ¿Cuándo y cómo comenzaría la existencia de estas pequeñas criaturitas en el mundo?

Sunshine lo hizo estupendamente. Ella sola trajo a los gatitos al mundo y desde entonces ha sido una mamá maravillosa.

Mi gato Schnaxl se reencarnó en la pequeña Sheela; en Timi, un gatito, el perro de una amiga. Resulta muy hermoso poder experimentarlo de esta manera.

A menudo me preguntan si no me da miedo entrar en contacto con las almas de los animales. Solo puedo responder que no. Es tan hermoso... y me permite experimentar mucho amor y gratitud.

Un gatito fue bautizado como Kosmo. Es muy especial. ¿Cómo puede ponérsele ese nombre a un gato? Me lo preguntan muy a menudo o «... ¡Qué nombres tan raros tienen tus gatos!».

A mis gatos y a muchos otros animales simplemente se les pregunta por sus nombres. El pequeño Kosmo explicó que venía del cosmos y que por eso se llamaba así. Otra gata le dijo a su dueña con gran seguridad en sí misma que su nombre era Cleopatra. Su dueña solo le pidió que le permitiera llamarla Cleo.

Ambas estuvieron de acuerdo. Ayer oí hablar de un perro callejero de España que le había dicho a la dueña que eligió que se llamaba Vishnu.

Cuando enseño a la gente a comunicarse con los animales, siempre me satisface ver sus miradas de asombro y escucharlos decir: «Esto funciona de verdad ¡y es tan fácil!».

Hace poco se lo enseñé a un niño. Estaba totalmente fuera de sí y dijo: «¡He visto a la gata y estaba dormida!». Al cabo del rato volvió a entrar con la gata en brazos. Estaba muy emocionado y llamó a su mamá:

«¡Mira, mamá, la he encontrado justo donde la vi y también estaba dormida!». Estaba muy feliz. Sonreí y le dije: «¡Supongo que no te lo creías y que ahora has comprobado que es verdad!». «¡Claro!», dijo sonriendo. «Esto es genial. ¡Voy a hacerlo más a menudo!».

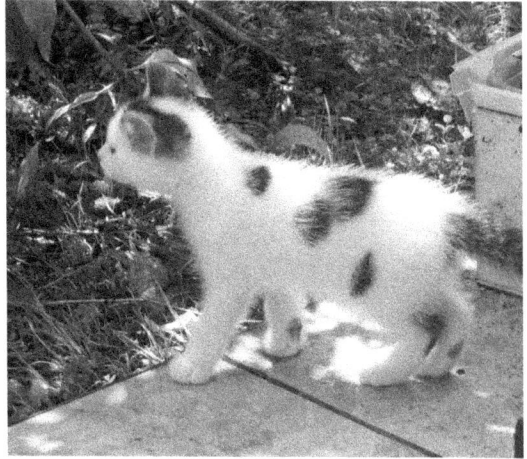

Como es natural, una reacción así me produce una gran satisfacción.

Lo que me preocupa es la confianza que la gente deposita en los médicos y veterinarios. Debido a sus estudios, ponen a los médicos en un pedestal. En los casos prácticos encontrará algunos ejemplos al respecto.

Una amiga mía que tenía un animal me llamó para pedirme ayuda. Su amiga estaba deshecha en lágrimas y su perra estaba muy alterada. Fui hacía allí inmediatamente. Cuando pregunté qué estaba pasando, la dueña de la perra me dijo que habían ido al veterinario. El diagnóstico había sido cáncer de mama y un tumor en la glándula linfática. Sin embargo, tras realizar una exploración inicial no pude confirmarlo. La dueña aseguraba una y otra vez que el veterinario estaba seguro al cien por cien.

¿Qué es el «cien por cien»? La fecha de la operación en la clínica veterinaria se había fijado en el plazo de una semana. Le aseguré que podría volver a casa sin necesidad de cirugía, lo que le provocó una incredulidad absoluta.

Acordé con la querida perra —con una sonrisa de satisfacción en la cara— enseñarle a todo el mundo lo que debería ser el cien por cien.

¿Qué puedo decir? La intervención no tuvo lugar. La veterinaria de la clínica no pudo confirmar el diagnóstico. Volvieron a casa tan contentas.

Podría seguir ofreciendo informes de este tipo, pero únicamente me gustaría pedir que también se reflexione acerca de los diagnósticos veterinarios y, cuando sea necesario, se verifiquen.

En uno de mis talleres me topé con un tema nuevo e interesante.

¿Qué sienten los animales cuando la gente se separa? ¿Cómo se enfrentan a la nueva situación?

Una mujer se había separado de su marido. El perro se quedó con el hombre porque pensó que le pertenecía (le ruego que lea más adelante acerca del tema de la «posesión»).

La separación hizo que la autoestima de esta mujer se redujera a cero. Como sentía que había dejado al perro en la estacada, también tenía un hondo sentimiento de culpa. Pensaba que el perro tenía que sentirse muy mal porque se pasaba todo el día solo en la vivienda. El hombre se iba a trabajar tranquilamente. Por eso, todas las tardes ella iba a casa del hombre para sacar al perro a pasear.

Cuando pudo ponerse en contacto con el perro, la conversación que mantuvo con él la hizo sonreír. El perro opinaba que estaba satisfecho con la situación. En aquel momento, el hombre lo necesitaba más y ella solía ir para dar un paseo con él. Así es que todo estaba bien y en orden.

¿Acaso no será nuestro orgullo o nuestro ego herido lo que nos hace pensar así?

Y ahora llegamos al siguiente tema de interés para nosotros: la posesión.

¿Debemos y podemos poseer un animal?

Sé que son nuestros animales quienes han decidido vivir con nosotros durante un período de tiempo.

Pero ¿qué sucede si un animal decide vivir en otro lugar? ¿Respetamos esa decisión u obligamos al animal a que vuelva con nosotros? Creo que en la mayoría de los casos sucede lo segundo. Creemos que tenemos derecho a hacerlo y obramos en consecuencia.

Lo mismo sucede especialmente con los gatitos pequeños y los cachorros de perros. Nacen ¿y luego qué? En el caso de «mis bebés», algunas personas acudieron a mí y me pidieron que les diera uno. Entonces les expliqué que no sería yo quien lo decidiese, sino los propios gatitos. Ellos serían quienes escogerían su propio lugar.

Eso es lo que sucedió. Mika encontró su lugar en una casa muy bonita con muchos prados, bosques y campos. Desde el principio fue una pequeña solitaria y en su nuevo hogar puede vivir de ese modo.

Media hora antes de partir, la joven gatita se sentó en el transportín sin que nadie se lo pidiera y allí se quedó. No hubo quejas ni gemidos y es muy feliz en su hogar.

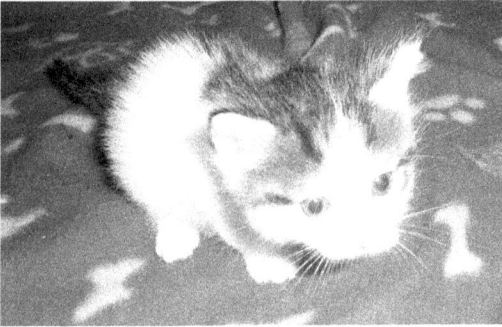

El siguiente que decidió marcharse fue el pequeño Kosmo. Eligió la granja de la que procedía su madre. También me mostró que quería engendrar unos bebés encantadores con la bella Cleopatra. Bueno, veamos lo que la gente de la finca equina tiene que decir al respecto. Se pasa el día alborotando por la finca y sus alrededores en compañía de sus nuevos amigos. El viejo gato también le ha dado a conocer a los ratones. Una hermosa vida para un gato. Bueno, y por supuesto también ha engendrado unos gatitos muy hermosos. Tras haber cumplido con su trabajo se buscó un lugar nuevo en el pueblo.

Timi, nuestro pequeño Speedy, optó por Holanda. Lo apodamos Speedy cariñosamente porque corría como un loco por toda la casa.

Hizo un trayecto de ocho horas sin quejarse. Se pasó todo el camino durmiendo en el suelo del coche.

Era nuestro hijito problemático y habíamos pensado que sería mejor que se quedara con nosotros. No quería hacer sus cositas en el cajón de arena como lo hacían sus hermanos. Cuando le dije que así no podría irse a su nuevo hogar, funcionó.

Uno o dos días antes de la fecha prevista para la partida, fue al cajón de arena como si fuese lo más natural del mundo. Es un granujilla muy listo.

También se lleva muy bien con la señora gata de la casa. Sigue siendo un pequeño torbellino y un gato muy dulce.
Sheela se quedó con nosotros y con su mamá. Mi querido gato Schnaxl se reencarnó en ella. Es un verdadero solete.

La pequeña Sheela ya me está ayudando en mi trabajo.

Ella actúa como mi transmisor, mi amplificador, cuando no consigo hablar fácilmente con animales que están asustados o se sienten inseguros. Ella me ayuda y refuerza la conexión. No sé cómo funciona, pero es algo estupendo y sumamente divertido.

Pasemos ahora al encabezamiento de este capítulo. ¿Qué es lo que los animales enseñan al ser humano?

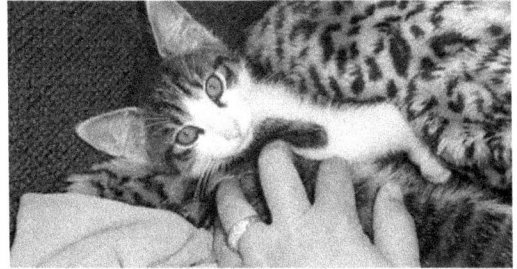

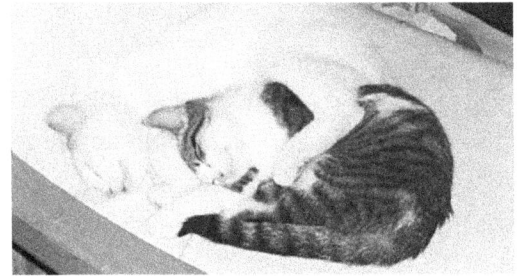

Un ejemplo para responder a esta pregunta:
El perro de una clienta era inseguro y tenía miedo a quedarse solo. Al hablar con la clienta, resultó que la mujer tenía la misma inseguridad y muy poca confianza en sí misma. Así que el perro, con su comportamiento, llamaba su atención sobre su «problema».

A menudo, en la conversación con el dueño del animal se encuentra la solución al problema.

Mientras escribía, acabo de darme cuenta de que hasta el momento mi Sunshine reflejaba mi viejo comportamiento. Cuando la atacaban, se retiraba y dejaba el campo libre a la otra parte. Resulta interesante observarlo.
¡Usted también debería intentarlo!

Lo otro son nuestros miedos. En todas partes oímos hablar del cáncer. Anteriormente he hablado sobre la perra a la que le habían diagnosticado un carcinoma de mama. La pareja de la dueña murió de esa misma enfermedad. ¿Por qué debería ser diferente con la perra?

Su mayor temor era que la perra contrajera la enfermedad. La perra cumplió este «deseo» en forma de diagnóstico. Esta vez fue la perra la que le enseñó que no era inevitable que la cosa terminase de ese modo. Le mostré que había muchas otras posibilidades.

Los gatos son animales muy inteligentes. Como ya escribí en el capítulo donde se habla de contaminación electromagnética, los gatos buscan la radiación y los perros, por ejemplo, la rehúyen.

Si una vena de agua u otro campo perturbador de radiación discurre por debajo de su cama, su gato seguramente siempre se acostará allí para dormir.

Si tiene un perro, observe dónde le gusta acostarse, porque allí dormirá bien, ya que no habrá alteraciones.

Esto también puede verse en la naturaleza.

Una cigüeña nunca construirá su nido en un tejado por el que pase una radiación intensa.

Los animales huyen del fuego y si un terremoto amenaza, lo hacen notar. Los peces, especialmente los delfines, por supuesto, perciben las alteraciones geológicas como los maremotos y los tsunamis.

Pero ¿qué hace la humanidad «civilizada»? Está ocupada trabajando y acumulando cosas materiales. ¿Qué debería pasar para que esto cambiase?

Un primer paso positivo sería que todo el mundo empezara por su mascota, sin importar lo grande sea. Observar a nuestros amigos de dos y cuatro patas, y quizás también comunicarnos con ellos, puede hacer que la convivencia sea más armoniosa.

¿Involucrarse en algo nuevo, descubrir algo más de uno mismo? Esta es una decisión que debemos tomar nosotros mismos. ¡Espero que todos aquellos que tengan el valor de hacerlo disfruten del descubrimiento!
Los animales son criaturas maravillosas. Confían en las personas a pesar de que con frecuencia no los traten bien y abusen de su confianza, o tal vez precisamente por ello.

¡Intente hablar usted mismo con los animales! No importa si es con sus propios animales, con los de sus amigos o conocidos, o con animales salvajes. ¡Entonces es posible que vea a estas criaturas de un modo diferente! Conéctese con el corazón y deje que lo sorprendan. ¡Es posible que estas líneas hayan suscitado su curiosidad! ¡Espero que disfrute intentándolo!

14.2 ¿Cómo funciona la comunicación con los animales? Una introducción

A modo de agradecimiento, me gustaría ofrecerles a ustedes, las lectoras y los lectores de este libro, y por supuesto a Daniel Peter en particular, una introducción a la comunicación con los animales. Para empezar, lo más importante es que se tome su tiempo y esté relajado. No tiene sentido intentarlo de forma apresurada después de un día estresante en el trabajo o a toda prisa. Opino que el animal merece respeto y debemos dedicarle tiempo para hablar con él. Tampoco funciona cuando la televisión o la radio están funcionando de fondo. Así es que deberá asegurarse de que haya paz y tranquilidad en su interior y en el exterior. También es importante que los propios animales no estén en la habitación. En caso contrario, suelen provocar cierto alboroto.

Consejo: Si usted habla con los animales de sus amigos, no evalúe las respuestas ni trate de explicarlas. Dé las respuestas a su dueño tal y como las haya recibido

En los primeros intentos suelo aconsejar que primero se pruebe con animales de amigos, conocidos o vecinos. Si es necesario, también se les puede preguntar si desean dar algún mensaje. Si no se conoce personalmente al animal, también puede ponerse en contacto con él a través de una fotografía.

Primero, siéntese o acuéstese cómodamente (lo que le resulte más cómodo). Luego cierre los ojos y tome unas cuantas respiraciones profundas. Respire muy hondamente, llenando la barriga y más abajo. Si tiene muchos pensamientos en la cabeza, pregúntese a sí mismo: «¿De dónde vendrá mi próximo pensamiento? ¿Viene de la derecha o de la izquierda?». Entonces, por lo general, se dará cuenta de que ya no hay ningún pensamiento. De esta manera se crea una paz maravillosa.

El siguiente paso consiste en visualizar al animal con el que queremos hablar a través de nuestra visión interna. Se establecerá una conexión entre nuestro corazón y el corazón del animal. Uno puede imaginarse esta conexión como una manguera

Continuación: Comunicación con los animales, así funciona

i

de jardín o un túnel de luz. A menudo les digo a las y los participantes en mi curso que deben imaginarse la conexión como una conexión a internet: aunque realmente no pueda verse, las palabras se envían de un lado a otro. Haga aquello que le resulte más conveniente. También puede probar nuevas formas. Lo único importante es la conexión de corazón a corazón. Esto también es importante cuando se conecta a través de una fotografía, porque al conectarse con ella se obtienen respuestas que eran verdaderas en el momento en que se tomó la fotografía y que hoy en día no lo son. Así es que en este caso también hay que conectarse con el corazón del animal.

La primera pregunta que siempre hago es «¿Quieres, (nombre del animal, si lo conoce), hablar conmigo?». Como ya he dicho, estas preguntas y respuestas tienen lugar en la mente.

¡Y ahora es cuando se pone emocionante! ¿Ha sido un sí o fue un no? En este sentido, es muy importante saber que lo primero que aparezca como pensamiento, sentimiento o palabra ¡siempre es lo correcto! En el momento en que empiece a pensar, su cabeza se activa. Pues bien: ¡el primer pensamiento es el correcto!

Ahora pueden hacerse más preguntas. Si la respuesta no le satisface, siga haciendo preguntas, indague y, si es necesario, cambie la pregunta. A veces la gente se siente decepcionada porque piensa o espera que el animal hable como usted y como yo, pero no es así. A veces oigo hablar a los animales con claridad, pero por lo general percibo imágenes, pensamientos, sentimientos y olores. Así es que ¡a ver qué percibe usted!

Finalmente, dele las gracias al animal y despídase de él. De este modo se pone fin a la conexión.

Me gustaría pedirle una cosa más: hágalo con alegría y disfrútelo. Es algo maravilloso que puede enriquecer su vida. Lo mejor es hacerlo sin expectativas ni presión, porque esto solo dificulta la comunicación.

14.3 ¿Cómo comenzó en mi caso la comunicación con los animales?

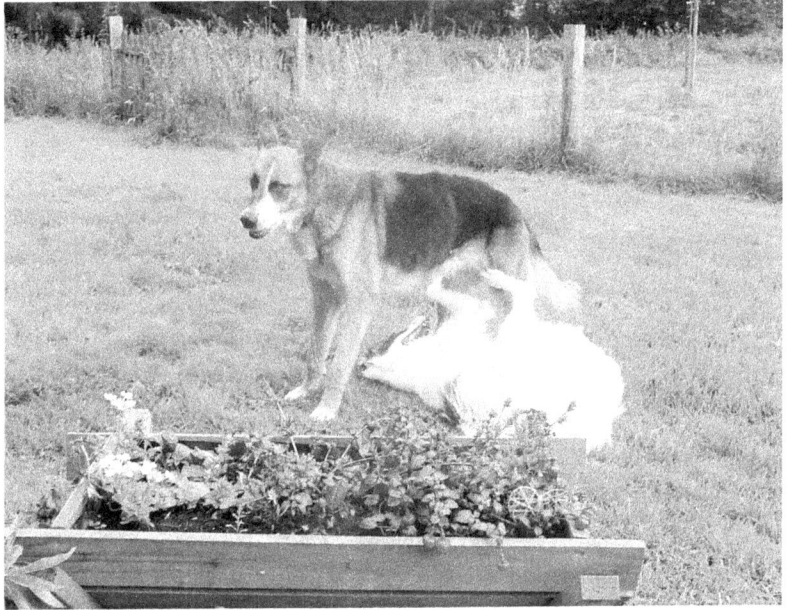

Hace algunos años resumí y escribí un primer librito describiendo mis experiencias sobre el tema de la «comunicación con los animales». Se titula Wie die Tiere die Welt mit ihren Augen sehen («Cómo ven los animales el mundo con sus ojos») y está disponible en la editorial Engelsdorfer.

15 Fuentes

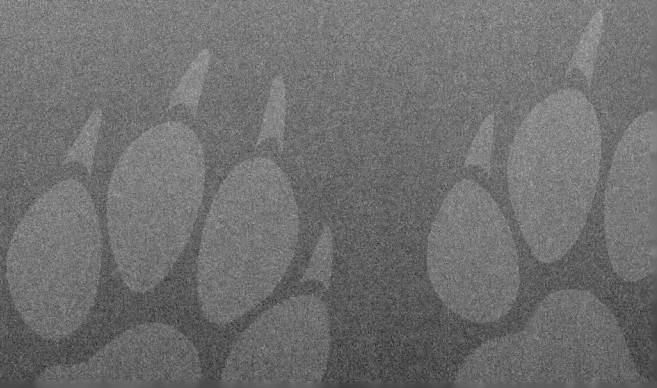

Becvar, Dr. Wolfgang, Naturheilkunde für Hunde: Grundlagen, Methoden, Krankheitsbilder, Stuttgart, 2003.

Becvar, Dr. Wolfgang, Naturheilkunde für Katzen: Grundlagen, Methoden, Krankheitsbilder, Stuttgart, 2003.

Daubenmerkl, Wolfgang, Tierkrankheiten und ihre Behandlung: Hund, Katze, Pferd, Schwein, Rind, Stuttgart, 2011.

Fischer, Hartmut P. A., La guía del DMSO: el conocimiento oculto de la naturaleza para la sanación, Editorial Daniel Peter, 2016.

Franz, Robert, OPC – Das Fundament menschlicher Gesundheit, Rottendorf, 2014.

Grimm, Hans-Ulrich, Katzen würden Mäuse kaufen: Schwarzbuch Tierfutter, Múnich, 2009.

Humble, Jim, Máster Mineral Solución del Tercer Milenio, editorial Voedia, 2011.

Kalcker, Dr. Andreas, Salud prohibida, editorial Voedia, 2016.

Oswald, Dra. Antje, La guía del MMS: asumir la responsabilidad de la salud propia, Editorial Daniel Peter, 2016.

Treben, Mary, La salud de la botica del Señor: consejos y experiencias con hierbas medicinales, Ennsthaler, 2016.

Yoda, Peter, Ein medizinischer Insider packt aus: Ein Dokumentarroman, Kernen, 2007 (también traducido al francés: Confessions dʼun médecin révolté, Editions Labussière).

Ziegler, Dra. Jutta, Libro negro de los veterinarios: La medicina que enferma a los animales, Macro Ediciones, 2018.

[1] www.seegartenklinik.ch/search=dixychlor, visto por última vez el 15 de enero de 2015.

[2] http://mobile.medicaltribune.de/index.php?id=446&tx_ ttnews%5Btt_news%5D=17962&cHash=dc53028ed0f46ed fe7791bb484618dae

[3] Puede leerse en http://www.abendblatt.de/vermischtes/ article753670/Tod nachSchokoPudding.html.

[4] http://www.jimhumblemms.de/erfolgsfaelle/ lebensbedrohlicherabszessbeimkaninchen.php

[5] http://www.zentrumdergesundheit.de/schwermetalleausleitenia. html#ixzz313dBRRfi, consultado por última vez el 27 de enero de 2015.

[6] http://www.zentrumdergesundheit.de/bentonitwahrheitia. html#ixzz313eja9FG, consultado por última vez el 17 de enero de 2015.

[7] Dra. Danja Klüver, http://www.heiltierarzt.de/hundeimpfen/ neueimpfpraxishundewelpenschutzimpfungen.htm, consultado por última vez el 12 de junio de 2015.

[8] http://de.wikipedia.org/wiki/Chlordioxid, consultado por última vez el 28 de enero de 2015.

[9] http://www.who.int/ipcs/publications/cicad/en/cicad37.pdf, consultado por última vez el 17 de enero de 2015.

[10] http://www.secondopinions.co.uk/deathbymedicine.pdf, consultado por última vez el 17 de enero de 2015.

[11] Ernst Singer, presidente del Comité de Ética de la Facultad de Medicina de Viena, http://www.intelligenzdeslebens.de/seite19.html.

[12] Prof. Dr. Bruce Lipton, biólogo celular, tras 20 años de actividad lectiva en una facultad de Medicina, http:// www.intelligenzdeslebens.de/seite19.html.

[13] http://www.youtube.com/watch?v=FvzuS9RqUl4, consultado por última vez el 17 de enero de 2015.

[14] http://docdroid.net/dg8x, consultado por última vez el 3 de marzo de 2015.

[15] http://www.badischezeitung.de/ausland1/ zumwundenheilenindiehoelle4219501.html.

16

Abreviaturas y fórmulas empleadas

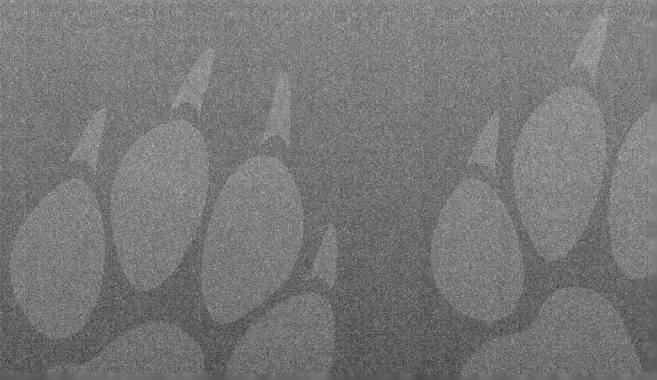

p. p. m.: partes de un millón (3000 p. p. m. = 0,3 %)

$NaClO_2$: clorito sódico

$NaCl$: cloruro sódico

C_2H_6OS: DMSO, dimetil sulfóxido

IDC: inyección de dióxido de cloro

CDL/SDC: ClO_2 en estado gaseoso disuelto en agua
(SDC = solución de dióxido de cloro/CDL = Chlordioxidlösung, en alemán)

CDLplus: CDL que puede conservarse durante cierto tiempo

OPC: proantocianidinas oligoméricas

ClO_2: dióxido de cloro

HCl: ácido clorhídrico

$C_4H_6O_6$: ácido tartárico

$C_6H_8O_7$: ácido cítrico

$C_3H_6O_3$: ácido láctico

17
Agradecimientos

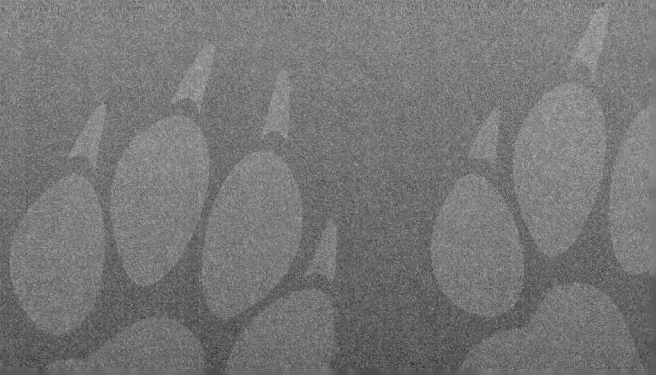

Siento la necesidad de expresar mi agradecimiento a algunas personas muy queridas que me han acompañado en este camino. Escribir este libro ha me ha llevado cierto tiempo. Así es que, en casa, en ocasiones he relegado determinadas cosas a un segundo plano o simplemente las he dejado a un lado. Por este motivo me gustaría darle las gracias a una persona maravillosa: mi esposo, René. A veces se quedaba con ganas de hacer alguna cosa. Pero desde un primer momento me ha apoyado en mi trabajo y en todos mis proyectos, como este libro. Siempre es un gran apoyo para mí. También fue el primero al que le dejé leer las distintas partes del libro y le estoy muy agradecida por su opinión sincera.

También me gustaría darle las gracias a otra persona muy querida: se trata de Daniel Peter, que confió en mí, puso este proyecto en marcha y me dio un apoyo que fue determinante.

También me gustaría dar las gracias a mi querida Gabriela, con quien me puse en contacto por primera vez en la editorial. ¡Sois unas personas maravillosas!

Un agradecimiento muy especial también a los animales que, llenos de confianza, se han puesto en mis manos como pacientes. Y naturalmente también a nuestros propios animales, a quienes posiblemente en algún momento también privé de hacer algo que les hubiese gustado y algunos de cuyos paseos fueron algo más cortos de lo habitual.

Me gustaría dedicar un agradecimiento muy especial a mi amiga Helga. Con ella viví una época turbulenta como miembro del comité de empresa, gracias a lo cual pude aprender muchas cosas positivas por mí misma.

Todavía no puedo evitar sonreír ante sus numerosas frases largas repletas de comas. Espero que pronto pueda hacer realidad su sueño de escribir un libro y que encuentre tiempo para hacerlo.

Un agradecimiento especial también para mi amiga Petra. Me enseñó a «caminar» en el ámbito de la comunicación con los animales y me dio la seguridad necesaria cuando fue preciso. ¡Gracias por estar ahí!

Me gustaría dar las gracias a otras tres personas maravillosas y creativas: la editora y autora Monika Stolina-Wolf, la maquetadora y diseñadora gráfica Eva Saarbourg y el diseñador gráfico Markus Hoffmann. ¡Gracias por no perder los nervios y por haber dado forma a esta gran obra!

Les estoy muy agradecida por su trabajo y por la experiencia que me han aportado. Gracias al trabajo de este libro he leído e investigado mucho, lo que también me ha aportado mucho para mi propio desarrollo.

Gracias también a usted, querida lectora y querido lector, porque el libro le haya interesado y gustado, y por haberlo comprado por ese motivo. Espero que haya disfrutado de la lectura y que el contenido le sea de utilidad.

Monika Rekelhof,
febrero de 2015

18

Lista de terapeutas

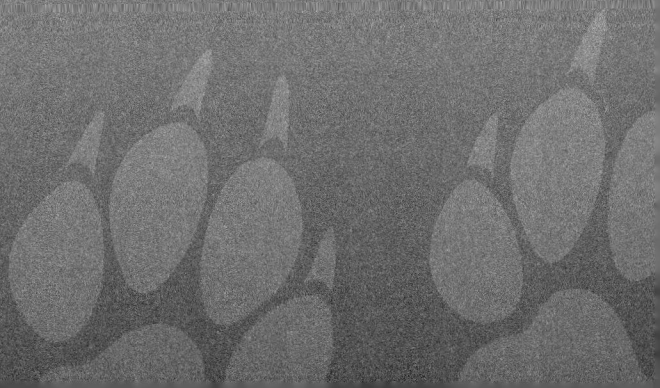

A continuación encontrará algunos naturópatas y terapeutas que trabajan con animales y tienen experiencia con el MMS y que estarán encantados de acompañar a aquellos dueños de animales que hayan decidido tratar con él a sus animales bajo su propia responsabilidad. Ellos estarán encantados de informarle sobre el MMS y de explicarle sus posibilidades y sus riesgos.

Estas son las advertencias legales: no se puede ni se debe hacer ninguna promesa de curación. El MMS está aprobado exclusivamente para la desinfección del agua. No se puede recetar ni prescribir. El MMS no es un «medicamento» aprobado oficialmente. Sin embargo, nadie puede prohibirle que lo use usted mismo, de la misma manera que nadie puede prohibirle hacer cataplasmas de vinagre con el «medicamento» oficialmente no aprobado.

Puede ponerse en contacto con estas personas y concertar una cita.

Si usted es veterinario, naturópata de animales o terapeuta y desea ser incluido en esta lista en las próximas ediciones, póngase en contacto con el editor.

Alemania

Naturópata de personas y animales
Sylke Georgoulis
Baden Württemberg
Consultorio de homeopatía
clásica y naturopatía
sg@heilpraxiskarlsruhe.de
Tfno. móvil: 01 77 / 421 55 48

Sanadora de animales y
comunicadora para animales
Susanne Robers-Gerigk
Remedios alternativos para
personas y animales
46325 Borken
s-r-g@web.de
Tfno. móvil: 01 76 / 32 07 10 17

Sanadora
Claudia Bornschein
Spyckweg 3, 46495 Rees
www.REIKI-NRW.net
Info@reiki-nrw.net
Tfno. móvil: 01 74 / 059 03 04

**Consultorio naturópata para
animales Angel Ranch**
Michaela von Jähnichen
Seulbitzerstr. 7
95466 Weidenberg/Neunkirchen

Tfno. móvil: 01 70 / 2 86 16 56
mail@angel-ranch.de

**Consultorio naturópata para
animales móvil Schiller para
animales grandes y pequeños
Naturópata de personas y animales**
Stefanie Schiller
Archfelder Straße 16, 99817 Eisenach
Tfno. móvil: 01 62 / 945 32 28
Naturópata de personas y animales

**Consultorio para la salud de personas
y animales de Karin Rutka**
Ingoldinger Str. 3, 88427 Bad Schussenried
Tfno.: 07583-2227
karin.rutka@freenet.de
www.karin-rutka.de

Austria

Terapeuta
Eva Hautz
Bradl 321, A – 6210 Wiesing
Tfno.: 00 43 / 650-303 31 13
info@healing-horses.at
www.healing-horses.at

19

Calcetines azules

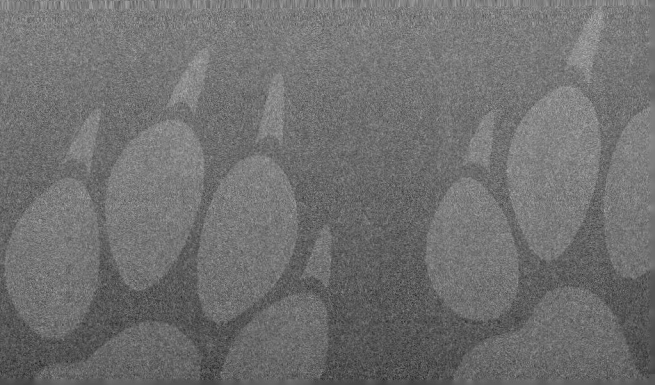

Cuando leí la siguiente historia, ya había terminado el libro y había comenzado la primera corrección de este. Ya no pude olvidarme de ella. Me da que pensar y me entristece el modo en que nos manipulan y cómo solemos permitir que suceda.

Lo mismo pasa con nuestros animales. Cuando veo algunos anuncios de huesos masticables contra el sarro, pienso para combatir tal problema y aditivos para tal otro, no puedo evitar sacudir la cabeza. ¿Cuándo llegará la manta roja contra la laminitis, el collar de perro amarillo contra la displasia de cadera o la mantita azul de peluche contra la neumonitis felina?

Es posible que se esté riendo y pensando: ¡qué tontería! Pero ¿es realmente tan inimaginable?

He aquí una historia del libro Ein medizinischer Insider packt aus, de Peter Yoda:

Calcetines azules contra el cáncer

Imagínese que quiere lanzar al mercado unos «calcetines para la salud». Tendrá que empezar por encargar que se lleve a cabo un estudio. A todos los hombres que, por ejemplo, padezcan cáncer de próstata se les preguntará de qué color son sus calcetines. Independientemente de lo que investigue, siempre habrá un grupo que tendrá más éxito que otro. Supongamos que en el grupo que usa calcetines azules ha sobrevivido el 6 % y que en el grupo de los calcetines rojos solo el 3 %. Entonces, su publicidad (por supuesto, en papel satinado, y la profesión médica presentará el estudio en un hotel de cinco estrellas) dirá lo siguiente: «¡Los calcetines azules mejoran en un 50 % el tiempo de supervivencia!». Ahora solo necesitará un científico (en nuestros círculos también llamado boca de alquiler) que explique POR QUÉ viven más tiempo aquellos que llevan calcetines azules. Podría decirse, por ejemplo, que los calcetines azules brillan en un rango de longitud de onda de 490-450 nanómetros y que las investigaciones más recientes de los EE. UU. (esto siempre suena bien) muestran claramente que las células cancerosas de la próstata —que son sometidas a dichas longitudes de onda en el laboratorio— pueden destruirse más rápidamente. No hay que olvidar la frase «Por supuesto, todavía hay que profundizar en estas investigaciones, pero los resultados iniciales son tan prometedores que en los próximos años esperamos poder lanzar al mercado los «calcetines contra el cáncer» óptimos».

Lo más demencial de todo esto es que no fue necesario falsear la investigación, los datos ni las conclusiones de un estudio de este tipo, ya que todo lo que se dijo era casi cierto.

Eso es lo que se ha endosado a los pacientes de cáncer durante años. Ahora, todo lo que tiene que hacer es cambiar el término calcetines por los términos quimioterapia, radiación, antagonista del calcio, betabloqueantes, ingeniería genética, etc.

¿Ahora ya entiende el principio básico?

*Administrar un remedio para tratar
una enfermedad es todo un arte,
pero el mayor arte es saber
cuándo renunciar a un tratamiento.*

Philippe Pinel

20

Índice de contenidos

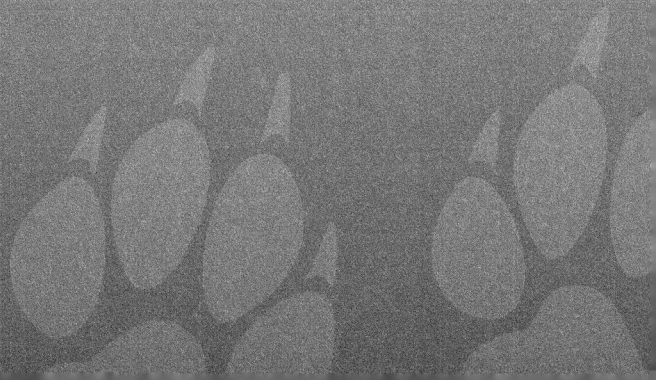

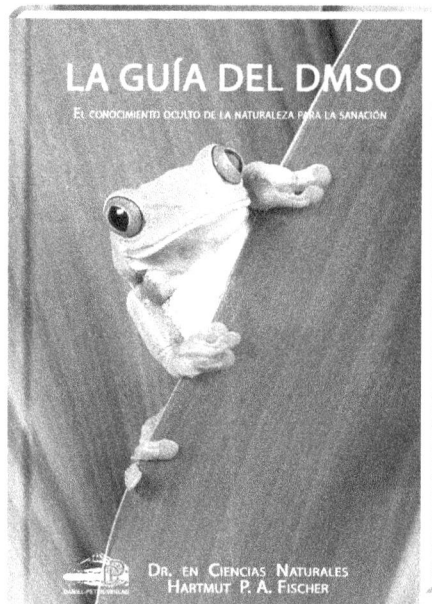

La guía del DMSO:
El conocimiento oculto de la naturaleza para la sanación

por el Dr. Hartmut Fischer

Tras haber sido «guardado» por los iniciados durante muchos años, actualmente el DMSO experimenta un retorno a la medicina alternativa como un accesible remedio universal. Entretanto, se ha dado a conocer principalmente por ser un remedio de rápida efectividad y excelente tolerancia en el tratamiento de enfermedades agudas, inflamatorias y traumáticas. Ejerce un efecto antiinflamatorio, calma inmediatamente el dolor, proporciona una rápida reabsorción de hinchazones o derrames y favorece la cicatrización. ¡Y el DMSO puede hacer mucho más! Este remedio natural constituye una pieza fundamental extremadamente útil para alcanzar la autonomía terapéutica y un gran paso hacia la independencia médica de los fármacos tradicionales con sus numerosos efectos secundarios.

Se trata de algo que no solo cirujanos plásticos, traumatólogos, especialistas en medicina deportiva o veterinarios han descubierto, sino también las incontables personas que buscan tratamientos alternativos para sus padecimientos crónicos. Pero, hasta ahora, para muchos de los que buscaban, la forma segura de emplear este líquido y sus numerosos posibles ámbitos de aplicación, no estaban claros. Pese a que el número de publicaciones científicas sobre la aplicación terapéutica del DMSO es casi incalculable, pese a que la cantidad y la calidad de los datos relativos a pacientes curados por medio de las medicinas alternativas no tiene parangón, resulta sorprendente que hasta la fecha no exista ninguna guía detallada dirigida a usuarios y terapeutas. En pocas palabras, falta una obra de consulta específica para la aplicación práctica del DMSO. Con *La guía del DMSO*, que en breve será publicada, se dispondrá de una obra modelo orientada a su utilización. Con ella pueden explorar su espectro de actividad y aprender a utilizar el DMSO con seguridad tanto aquellos que se tratan a sí mismos como médicos, naturópatas u otros terapeutas. Además, esta obra constituye también un entretenido «libro de lectura» en el que son muchos los pasajes que van «más allá» del DMSO y proporcionan, de paso, gran cantidad de información.

El Dr. Hartmut Fischer, científico y naturópata, cuenta con una dilatada experiencia en la aplicación del DMSO desde una perspectiva química, científica y práctica.

294 páginas, ISBN 978-3-9815255-4-0

Para más información, visite www.daniel-peter-verlag.de

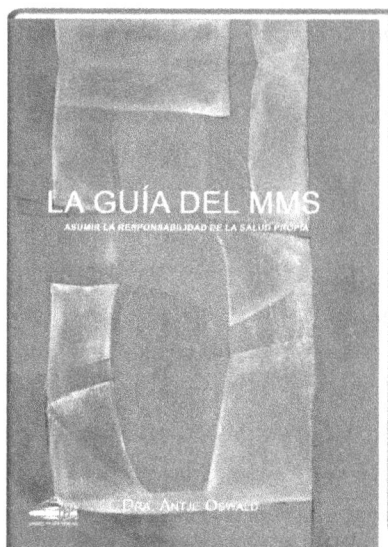

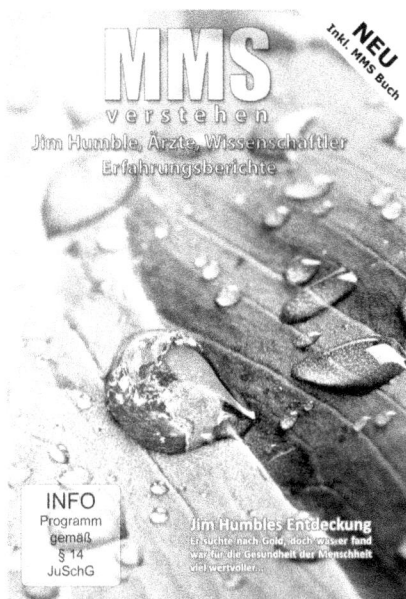

www.ingramcontent.com/pod-product-compliance
Lightning Source LLC
Chambersburg PA
CBHW081800200326

41597CB00023B/4096